上、下消化道 内镜诊断

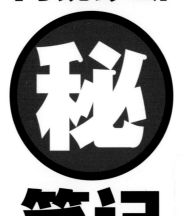

秘 笔记

U0198629

编 著

（日）野中康一
埼玉医科大学国际医疗中心消化内科　副教授

（日）市原　真
札幌厚生医院病理诊断科　医长

（日）滨本英刚
手稻溪仁会医院消化内科　医长

（日）田沼德真
手稻溪仁会医院消化内科　主任医长

主 译

宫 健 刘 石

主 审

凌 亭 生

审 校

徐 勤 伟　陈 振 煜　胡 晓

北方联合出版传媒（集团）股份有限公司
辽宁科学技术出版社

Authorized translation from the Japanese Journal, entitled
上部・下部消化管内視鏡診断マル秘ノート 2
もっと伝えたい上部のウラ技，これだけは知ってほしい下部のキホン
ISBN: 978-4-260-03670-2
著：野中 康一 /市原 真 /濱本 英剛/田沼 德真
Published by Igaku-Shoin LTD., Tokyo Copyright © 2018

Simplified Chinese Characters published by Liaoning Science and Technology Publishing
House, Copyright© 2025

© 2025 ，辽宁科学技术出版社。
著作权合同登记号：第06-2020-14号。

图书在版编目（CIP）数据

上、下消化道内镜诊断笔记/(日)野中康一等编著；
宫健，刘石主译 . — 沈阳：辽宁科学技术出版社，2025.1(2025.3 重印).
ISBN 978-7-5591-3833-0

Ⅰ . R570.4

中国国家版本馆 CIP 数据核字第 2024XG5557 号

出版发行：辽宁科学技术出版社
　　　　　（地址：沈阳市和平区十一纬路 25 号　邮编：110003）
印　刷　者：沈阳丰泽彩色包装印刷有限公司
经　销　者：各地新华书店
幅面尺寸：145 mm × 210 mm
印　　张：10.375
字　　数：320 千字
出版时间：2025 年 1 月第 1 版
印刷时间：2025 年 3 月第 2 次印刷
责任编辑：丁　一　卢山秀
封面设计：顾　娜
版式设计：袁　舒
责任校对：赵淑新　刘　庶

书　　号：ISBN　978-7-5591-3833-0
定　　价：178.00 元

编辑电话：15998252182
E-mail：191811768@qq.com
邮购热线：024-23284502
http：//www.lnkj.com.cn

编译者名单

编 著

（日）野中康一　埼玉医科大学国际医疗中心消化内科
（日）市原　真　札幌厚生医院病理诊断科
（日）滨本英刚　手稻溪仁会医院消化内科
（日）田诏德真　手稻溪仁会医院消化内科

主 译

宫　健　大连医科大学附属第一医院
刘　石　大连医科大学附属第一医院

副主译

白启轩　民航总医院
魏　志　山东省第二人民医院

主 审

凌亭生　南京大学医学院附属鼓楼医院

审 校

徐勤伟　同济大学附属东方医院
陈振煜　南方医科大学南方医院
胡　晓　四川省人民医院

参 译（排名不分先后）

祝建红　苏州大学附属第二医院
刘　强　苏州大学附属第一医院
刘国伟　上海皓康医疗

赵国刚　天津市第五中心医院

李雪松　齐齐哈尔医学院附属第三医院

王维学　大连市中心医院

石婷婷　福建医科大学附属第二医院

范合璋　成都市公共卫生临床医疗中心

吴　斌　安徽省池州市第二人民医院

王　平　四川省康定市人民医院

李焕友　河北省清河县中心医院

李仁君　安徽医科大学附属巢湖医院

阮开学　广东省东莞市滨海湾中心医院

吴文明　解放军第 960 医院消化科

张耀文　济宁医学院附属医院

闫　磊　西安航天总医院消化内科

关　佳　北京市顺义区空港医院

杨喜洋　周口人合医院

张　妍　皖南医学院第一附属医院（弋矶山医院）

刘　玺　重庆医科大学附属第三医院

金　鑫　广西医科大学第一附属医院

潘勤学　北京理工大学

张　燃　株式会社 Umeken

宫爱霞　大连医科大学附属第一医院

郭世斌　大连医科大学附属第一医院

梁莉莉　大连医科大学附属第一医院

包海东　大连医科大学附属第一医院

张经文　大连医科大学附属第一医院

宫　颖　大连医科大学附属第一医院

沈　会　大连医科大学附属第一医院

孙忠良　大连医科大学附属第一医院

作者序

在 2016 年 11 月召开的"日本消化病周（2016 神户）"学术大会上，我自己积累了十年的讨论会精华和滨本、田沼、市原医生的经验一起汇编而成的《上消化道内镜诊断秘籍》（又称"酷"书）首发了。所幸备受关注和好评。

我自己感觉也已经把所知的一切都呈现给了大家。

"医学书院"（日本出版方）的各位也没有想到这本书会如此的受欢迎。所以据说"酷"书的编辑也因为这个出乎意料的结果，在单位里被称作了"刚出场就打出了场外本垒打的男人"（笑）……然而，也正因为如此的出人意料，烦恼的事情也随之而至了……

一般而言，热卖后就会出续集，这不仅是影视界的规律，在出版界也不例外。"酷"书首发两个月后，也就是 2017 年 1 月前后，关于本书的下一部何时面世的呼声就越来越大了。我也从编辑那里感受到了"无言"的压力，不对，也不是"无言"，而是"你什么时候开始写下一部啊？"

我几次三番地断然拒绝，理由一是我确实已经把全部所学都呈现给读者了，另一个理由是不论《虎某龙威》还是《碟某谍》，多数的电影在第二部登场时都会让人失望，在这种状态下让我开始写续集，"酷"书的结果应该也不会例外。这也是我最犹豫的地方。于是我拜托编辑给我一些"充电时间"之后再考虑第二部的问题，结果对方"爽快地"给了我"好的，那么就休息一下，4 月份再开始写作吧"的答复……既然无法回避，只好把 4 名作者又聚到一起开始了"酷"书（秘籍）2 的企划。

在企划过程中，我非常想寻求 4 位跟我同一年龄段的内镜医生分担一部分写作内容，幸运的是这 4 位医生都同意成为本书的"酷顾问"（合著者）。

不但如此，对于年轻内镜医生而言，超级大腕儿斋藤丰老师（日本国立癌研究中心中央医院内镜科）竟然也成为这本书的"超级酷顾问"

（合著者＋评论员）。在此也特别感谢我的上司良沢昭铭教授（埼玉医科大学国际医疗中心消化内科）为我所做的引荐。

完成"酷"书（秘籍 2）需要一定的时间，不完整的内容，出版了也会让人失望。买过前面"酷"书（秘籍）的很多医生都在问："下一本什么时候出来啊？"而常年参加我的讨论会的一些医生也在跟我建议："某部分内容还没有写呢，会写在下一本里吗？"

于是，我又整理了一遍 10 年间讨论会的幻灯片和我总结了《胃与肠》杂志的"秘术记录本"。发现确实有很多内容没有写在前面的"酷"书（秘籍）之中。

在和我的伙伴，也是我的老师病理科医生市原真通过邮件讨论的过程中，突然有一天，接到了令人惊讶的需要下载很长时间的文件，打开后立刻让我非常感动。

那是市原医生针对 NBI 放大内镜观察各种表现所绘制的组织示意图。而且，任何人都可以自由地使用、像玩游戏一样地学习。换句话说就仿佛超级马里奥制造（能够自己设计游戏关卡的游戏软件）一样，类似于可以把自己的病例图像变换成组织的示意图的 web app 构想的一部分内容。

现在正积极开发中的这个 web app 如果可以得以发布，对于我们这本"酷"书（秘籍）2 来说也算是一个巨大的亮点。

总而言之，我们的最终目标就是希望读者们读过此书后能够充分理解，接下来再灵活地使用这个 web app 的示意图（通过示意图再能够反过来推测出 NBI 放大内镜观察的表现）。

在现在不景气的经济状况下，虽然有很大的风险，还能让我们得到这样的机会，实在是荣幸之至。

最后，还有件事要反复强调。那就是上一本也经常提起的"酷"这个词。并不只是要在异性面前很"酷"，还要把内镜工作做得很"酷"（**为患者着想，得到患者的信任**）、在讨论会上很"酷"（**观点更有说服力**）、在下级医生面前很"酷"（**更受尊敬**）、在领导心中很"酷"（**无法被忽视**）。一个词包括了以上的所有内容。

野中康一

2018 年 9 月

译者序

翻译这本《上、下消化道内镜诊断笔记》（也可称作秘籍 2），颇费了一番周章。从开始到结束，断断续续经历了三四年。其间穿插翻译了其他几本书籍，又赶上了让世界巨变的新冠肺炎流行（不过这本书封面上野中康一老师摘掉了口罩，似乎也恰好契合了目前流行的结束），真称得上是"好事多磨"了。

由于中日内镜界的学术交流非常频繁，书中的一些颇具新意的理念和知识，经历这几年后，也被很多同行带回了国内。可以肯定的是，现在高手们看这本书并不会觉得新鲜，但正如《秘籍》系列一贯强调的一样，这本书的受众并不是内镜诊治的高手，而是想要变酷的年轻医生和初学内镜的新手们（我似乎也找不到其他能搪塞翻译过慢的借口了）。所以本书的出版依旧可以算是老宫和参译朋友们为我国基层内镜医生提高诊疗技术做出的些许贡献（算是上升了高度）。

另外，这本书也是我翻译的第七本专业书籍，也将是我专业书翻译生涯的最后一本。三本内镜、两本胆胰、两本病理，不知道这七本书读下来，能不能让从事消化内镜专业的各位"召唤出神龙"。但我相信，如果您理解了书中的知识点和理念，一定能够让您在工作中倍感自身的强大，也能在周围的同事和学生们面前尽情地"耍酷"（当然在师长们面前还要尽量低调）。同时，您也应该能充分感受到切实为老百姓的生命健康办了实事的责任感，体验到"发现一例早癌，拯救一个生命，幸福一个家庭"的成就感。

"大医精诚，弘道笃行"是我们大连医科大学附属第一医院的院训，也是我作为大医附一人心中的座右铭。期待这七本书在陪伴各位日常工作时能抛砖引玉，启发各位更多新的思考，也期待我们国内的同人们，能够辩证批判，归纳整理，总结孕育出更多的新知，为本专业的发展贡献各自的力量。

最后，特别感谢国内早癌界的超级高手"醋鱼""雨夜""胡导"能百忙中抽时间为本书进行审校，也感谢众多读者朋友们对本书的关注。我的专业书翻译生涯虽然画上了句号，但早癌路仍在脚下，我和朋友们将继续以其他方式和读者们沟通与交流，敬请期待！

大连医科大学附属第一医院　宫　健

2024 年 6 月 14 日于延误两小时的航程中

目录

Ⅰ 上消化道

Ⅱ　下消化道

大肠 -- 224

Ⅲ　活检

I

上消化道

① 解剖学的名词

内镜医生至少应该知道的咽部、食管名词

随着内镜画质越来越清晰,内镜医生也开始能够偶尔地发现咽部的浅表癌。发现咽部的浅表癌并且及时治疗,对患者来说是无比幸运的事情。

"很幸运,发现了早癌!介绍给耳鼻喉科吧!"

可该写病变描述的时候却犯了难,"病变怎么描述?不会写啊……"

如果在胃内发现早癌,可以描述为"胃体下部小弯侧直径约 15mm 的发红凹陷病变"。

可是在咽部 NBI 下观察到的 15mm 大小 BA(brownish area),你们又是如何描述的呢?

虽然有点不好意思说,我其实直到几年前脑袋里都只知道"梨状隐窝"这个词。因此,像图 1 黄色箭头所指左侧梨状隐窝 15mm 大小的 BA,我当然会正常描述,但是如果下咽后壁有病变时,我就只能描述成"靠近左侧梨状隐窝的部位……"

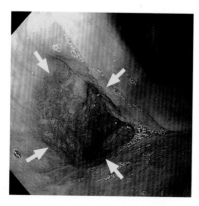

图 1 下咽部
可见左侧梨状隐窝 15mm 大小的 BA(黄箭头)

特别尴尬吧（一点也不酷）……

"酷" 文献《胃与肠》

田中雅樹. 咽頭・喉頭の解剖用語. 胃と腸 47（5）：615-618, 2012.
URL https://webview.isho.jp/journal/detail/abs/10.11477/mf.1403113238
☞ 针对经口内镜所能观察到的部位，分别讲解咽部和喉部。

现在我为了能正确描述，会把这篇"酷"文献缩印后贴在笔记本上，以备随时参考。

描述时最必要的解剖学名词和注意事项

下面，我就把发现下咽部区域的浅表癌后描述时最必要的解剖学名词简单总结一下，真的是非常必要的呦！

首先，我们先记住这些必要的解剖学名词，做到能够灵活组合运用（图2）。接下来，再介绍内镜检查时从下咽部到食管入口所要掌握的必要的注意事项。

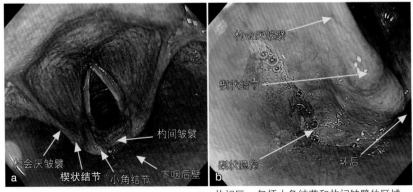

杓间区：包括小角结节和杓间皱襞的区域

图2　下咽部区域应该掌握的最必要的解剖学名词

> **"酷"知识点：咽部和食管的不同之处**
>
> - 下咽部没有黏膜肌层，由上皮和上皮下层构成。
> - 下咽部的浸润深度诊断，并不是像食管一样基于"层"去判断，而是使用"癌的最深浸润部位到表面的距离，也就是肿瘤的厚度（tumor thickness）"。
>   * 肿瘤的厚度如果超过 1000μm，则血管浸润的风险增高。
> - 下咽部、喉部的浅表癌定义为"癌细胞浸润至上皮下层，未达固有肌层"，且"不论是否有淋巴结转移"。
> - 浅表型的肉眼分型与《食管癌处理规范（第 11 版）》一致。即 0-Ⅰ型（0-Ⅰp，0-Ⅰs），0-Ⅱ型（0-Ⅱa，0-Ⅱb，0-Ⅱc），0-Ⅲ型。
> - 下咽部早癌的好发部位为梨状隐窝（约 70%）。

《食管癌处理规范（第 11 版）》中，食管入口的定义是"平环状软骨的下缘"，而颈部食管是"食管入口至平胸骨上缘"。

可要命的是，这些基本上在内镜下都是无法分辨的（要通过 X 线片才知道）。

所以，一般而言，把第一个生理狭窄作为食管入口，也就是内镜检查时距离门齿约 15cm 的地方。

那么，在内镜检查食管时经常能看到图 3 中黄色箭头所指的图像，那又是什么呢？

是的，那就是左主支气管的压迹。

在《食管癌处理规范（第 11 版）》中，胸部食管中部的定义是"气管分叉下缘至食管胃结合处的上 1/2"。

也就是说，从这个经常能看到的压迹开始，才是"食管中段"。偶尔，可以看到有报告描述明显位于压迹口侧的病变为"食管中段可见××cm 的碘染不染区域"，这就太不酷了吧！（笑）

内镜下完全可以清楚地判断出这个压迹，也就是大约距门齿 25cm 的地方。

想要了解得更详细，那就请去读《胃与肠》吧！

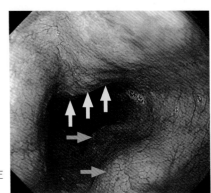

图 3 **食管**
内镜检查经常能看到的图像，黄色箭头是左
主支气管压迹，蓝色箭头是椎体压迹。

■ **文献**

[1] 日本頭頸部癌学会（編）. 頭頸部癌取扱い規約, 第 6 版. p 86, 金原出版, 2018.
[2] 日本食道学会（編）. 臨床・病理 食道癌取扱い規約, 第 11 版. p 8, 金原出版, 2015.
[3] 日本頭頸部癌学会（編）. 頭頸部癌取扱い規約, 第 6 版. p 66, 金原出版, 2018.
[4] 田中雅樹. 咽頭・喉頭の解剖用語. 胃と腸 47（5）：615-618, 2012.
[5] 今月の主題「咽頭・頸部食道癌の診断と治療」. 胃と腸 52（13）：1641-1738, 2017.
[6] Taniguchi M, Watanabe A, Tsujie H, et al. Predictors of cervical lymph node involvement in patients with pharyngeal carcinoma undergoing endoscopic mucosal resection. Auris Nasus Larynx 38（6）：710-717, 2011.
[7] 日本食道学会（編）. 臨床・病理 食道癌取扱い規約, 第 11 版. p 6, 金原出版, 2015.

❷ 从零开始理解食管 ESD 后狭窄的预防

食管的这种狭窄，难道是像用塑身衣勒成魔鬼身材的美女们那样从外部禁锢而成的吗？

截至目前为止我做了很多的内镜诊断和治疗（ESD），其中包括很多一般的内镜医生感觉困难的病例，我都通过 ESD 做了切除。

不过，倒不是谦虚，我还真的没觉得自己做得有多出色。因为还有像大圃研那样的医生存在，他做的很多高难度 ESD，连他的老师都没见过……

诊断也是如此，原本觉得在同龄医生中我还算是学得比较好的，可当听过来自北海道的滨本英刚老师的读片后，才气馁地发现，原来自己还差得好远……

然而，在同龄的内镜医生中我也有不输其他人的自信点，这个点就是食管 ESD 后狭窄的预防。

当然我可不是只做亚环周的 ESD，那种环周的 ESD 我也做过不少。可以很自豪地说，我在 ESD 术前都会很细致地做好预案，而且在我做过的那些病例中，近 4~5 年中都没有需要做多次球囊扩张的患者。

仅是这样倒还不至于非常自豪，在这些病例中其实大部分都没有做扩张，或者只是在术后两周时做了一次预防性的扩张。

而且，与独协医科大学琦玉医疗中心病理科伴慎一等老师合作的关于应用激素预防狭窄机制研究的论文也于 2013 年发表。随后也被多次引用。有很多的医生都跟我提及 "读了那篇论文……"。

原本是想让更多的医生了解，结果因为是英文的论文导致效果受了一定影响，如果是用日语来写这篇文章，可能就会把更多的细节问题介绍给更多的医生了吧！

笔者是日本人，如果我的那篇论文能在我心目中影响因子世界第一高的《胃与肠》发表的话，是不是就不会出现这样的问题了呢？

世界知名的 *Nature*，影响因子（IF）大概 41.577 吧，而我心目中《胃

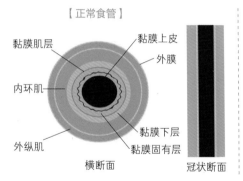

图 1　**正常食管和以前的食管狭窄印象示意图**
以前的食管狭窄印象示意图中，肌层因为纤维化而肥厚，像用塑身衣勒成魔鬼身材的美女们那样从外部禁锢。

与肠》的 IF 能有 86.394（虽说实际上并不是……）。年轻的时候我就一直努力想成为能在《胃与肠》上发表论文的内镜医生，当然现在也这样想。

首先，对于激素预防狭窄的机制，我想先用插图进行简单的说明。

不过，我是通过动物实验（猪）来研究的，请各位了解。

激素预防狭窄的机制

请先看图 1。

以前，对于食管 ESD 后的狭窄部位肌层纤维化导致肥厚的推测，其印象图大概是这个样子的……

但是，实际上肌层是菲薄的，而存在于它的上方真正肥厚的是肌成纤维细胞层（图 2）。

虽说用穿塑身衣的好身材美女来理解很形象，但是实际的狭窄部位并没有从外膜侧向内腔侧的凹陷啊！

［喂！医学书院的领导（我们都叫他"沃利"），图 1 右边那张示意图，你说说到底怎么回事？（愤怒）

首先，很难懂……虽然确实是我提出类似塑身衣那样的想法，并且让编辑做成一个示意图，但是完全用这个形象来说明整个食管狭窄，还

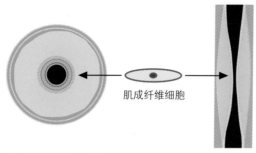

图 2　实际的食管狭窄示意图
不是从食管外侧勒紧，而是内侧的肌成纤维细胞（水蓝色）数量
增加。

是想象得有点过头了吧！（愤怒）

　　不过，反正这个"以前"的食管狭窄印象图也有些许问题，而且距
离开始出售也没多长时间了，就算了吧！ ］

　　肌成纤维细胞自身有伸缩性，很多研究都已经证明这种纺锤样的细
胞可以像图 3 所示那样在保持一定张力的情况下排列。

　　更重要的是，在食管 ESD 术后的狭窄部位，这些增加的肌成纤维细
胞可能是平行排列，然后一起形成牵拉导致狭窄。

　　那么，这些肌成纤维细胞是从哪儿出现的呢？

　　有人认为肌成纤维细胞是从骨髓由来的细胞，而我们推测固有肌层
肌细胞的去分化才是肌成纤维细胞的主要来源（图 4）。

　　这样考虑才能解释为什么肥厚的肌成纤维细胞层下方的肌层变得
菲薄。

　　"总是推测，推测……你野中靠不靠谱啊……"是不是有人会这
么想？

　　这是因为我们的动物实验，施行的例数还是相对比较少的，如果这
样就直接下结论，可能您会觉得我更不靠谱吧！

　　但是，可能还不止如此，支气管哮喘的支气管狭窄、Crohn 病导致的
小肠狭窄也可能是因为这个原因而形成的，说明这也不是单纯的偶然事
件，当然这也只是推测。

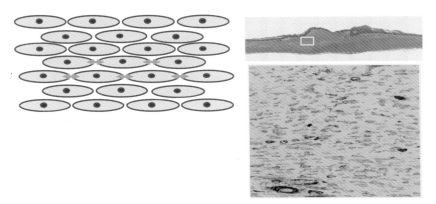

图 3　**有收缩功能的肌成纤维细胞**
〔Nonaka K, et al. Different healing process of esophageal large mucosal defects by endoscopic mucosal dissection between with and without steroid injection in an animal model. BMC Gastroenterology 13：72, 2013 部分修改后转载〕

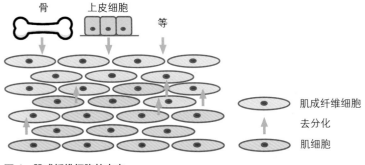

骨　上皮细胞　等

肌成纤维细胞
去分化
肌细胞

图 4　**肌成纤维细胞的由来**

　　坏了坏了……这虽然是用日语，可也仍旧变成了难懂的解释了。不赶紧做个简单的总结，恐怕……直接说个结论吧，我们对动物模型 ESD 术后溃疡激素局部注射的研究提示，肌成纤维细胞本身的数量减少，并且细胞的形态也变成了扭曲的多角形（图 5）。

　　因为是动物实验，所以还不能说 100% 就准确，但就目前各个研究领域的结论来看，激素可以使 ESD 术后溃疡愈合过程中出现的具有收缩力的肌成纤维细胞失去原有的功能，并且数目也会减少，从而起到预防

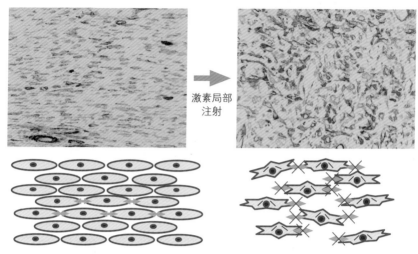

图5　ESD 术后溃疡处激素局部注射的动物模型

酷知识点！出现了收缩力较弱的多角形的肌成纤维细胞，并且肌成纤维细胞本身的数量也减少了。

〔Nonaka K, et al. Different healing process of esophageal large mucosal defects by endoscopic mucosal dissection between with and without steroid injection in an animal model. BMC Gastroenterology 13：72, 2013 转载〕

食管狭窄的作用……

通过实际的内镜病例来学会用激素预防狭窄吧！

　　我们来看看实际操作的内镜病例。【病例 1】（图 6）提示了激素的效果，估计今后就不会出现狭窄了。ESD 术后第 16 天出现了非常棒的溃疡底（超酷的溃疡治疗过程）。将ケナコルト－A（译者注：日本药名，成分为激素）调配成 5mg/mL 后于食管 ESD 术后创面残存的黏膜下层小心地局部注射，而并不需要涂遍整个溃疡底，局部注射后形成这种散在的白色小隆起即可（图 6b）。如果用普通长度的局部注射针一下子刺进去那可能不是刺入肌层，就是贯穿了食管壁……

　　像【病例 1】那样，能观察到发红的鲜嫩柔软的溃疡面愈合过程，才值得让我们露出得意的笑（图 6c）。

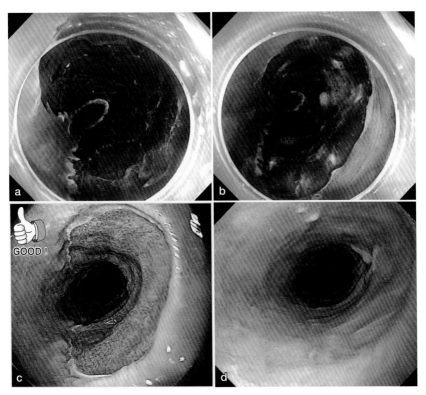

图 6 【病例 1】超酷的溃疡愈合过程

a，b：将ケナコルト－A（日本药名，成分为激素）调配成 5mg/mL 后于食管 ESD 术后创面局部注射。

c：食管 ESD 术后第 16 天，可以说是类似于吃神户牛时的最高级（A5 级别）一样的肉芽，这是最完美的治疗过程，如果确定是这样的状态并且无特殊症状，近期就不用再做内镜了。

d：食管 ESD 术后第 37 天。

　　然而，也有激素局部注射技术欠佳的病例，如【病例 2】(图 7)。

　　局部注射点过少。因此，即便是食管 ESD 手术很辛苦，也最好要重新调整心态耐心地进行多点注射。

　　最关键的是 ESD 术后第 16 天的内镜下表现（图 7c），这是个不酷的治疗过程（很僵硬，恐怕今后应该会发生狭窄的治疗过程）。

　　如果观察到了这样的表现，这个时段追加一些相对柔和的球囊扩张，再追加激素的局部注射，一般也可以恢复。

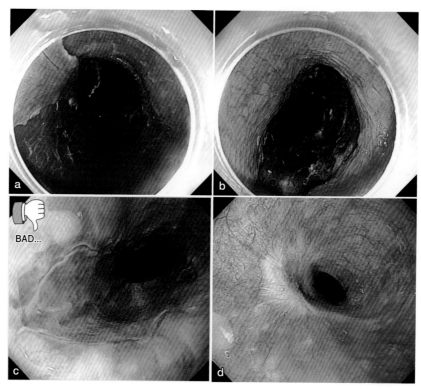

图7【病例2】不酷的溃疡愈合过程①

a，b: 局部注射的点过少。

c: 食管 ESD 术后第 16 天很僵硬，恐怕今后应该会狭窄的治疗过程。

d: 食管 ESD 术后第 37 天。

这种"超酷的溃疡治疗过程"和"不酷的溃疡治疗过程"请大家一定要记住。

像这样在恢复期一定要再确认一下的手段，就是 ESD 术后 2 周左右增加一次内镜的追踪观察。

另外，也有像【病例3】（图8）这样什么预防措施都不做的，经过约 3 周（提示的病例为 23 天）后，形成了坚硬的狭窄，当然相应的症状也已经出现（什么措施都不做的情况下，多在 2～3 周后各种症状就会逐渐出现），这个时候再开始进行球囊扩张治疗，就得要拿出相当大的勇

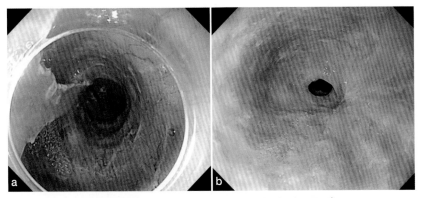

图 8【病例 3】不酷的溃疡愈合过程②（什么措施都没做，经过 3 周后）
a：食管 ESD 刚刚完成时。
b：什么预防措施都没做，食管 ESD 结束后第 23 天，已经形成了很坚硬的狭窄，也出现
　了相应的症状。

气，做到把瘢痕撕裂程度的扩张才行了。

　　所以，以后我们进行食管亚全周至全周的 ESD 手术后，最佳追踪观
察是 2 周后，这也是我们这一段内容的酷知识点。

　　【病例 4】（图 9）也是食管亚全周的 ESD 术后未做预防措施的病例。
当然也是不酷的愈合过程。约 2 周后患者出现了明显相应症状而来就诊。
不过，仅 2 周的时间，狭窄还没有变得很硬。该病例经过并不强烈的球
囊扩张，并且局部注射激素后，也避免了狭窄。

　　现在回过头来看，这最关键的一点还是 ESD 术后的 2 周啊！

　　而对于食管 ESD 术后瘢痕部位再次出现的表浅癌，再行 ESD 时则非
常危险，穿孔率极高。

　　这是一个更高级别的酷知识点，食管 ESD 术后激素局部注射的瘢痕
部位尽量不要再行 ESD 治疗（真要是做了，恐怕就无法收场了……）。

　　为什么这么说，因为该部位的肌层已经变得非常薄了。而且如前所
述，上皮和表浅癌下方的肌成纤维细胞已经没有了收缩力，变成了"废
物"，更糟的是这帮"废物"自身的数量也变少了。

　　我刚开始做这样部位手术的那段时间，有一例虽然也没有穿孔，但
刚刚持续给气，那些"废物"肌成纤维细胞形成的一层就因为太脆弱而

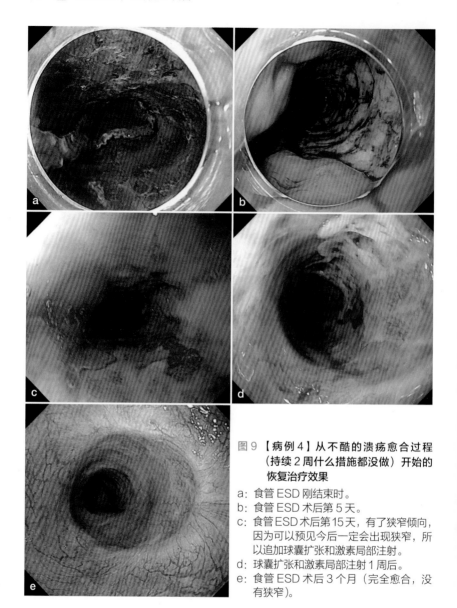

图 9 【病例 4】从不酷的溃疡愈合过程
（持续 2 周什么措施都没做）开始的
恢复治疗效果

a: 食管 ESD 刚结束时。
b: 食管 ESD 术后第 5 天。
c: 食管 ESD 术后第 15 天，有了狭窄倾向，
   因为可以预见今后一定会出现狭窄，所
   以追加球囊扩张和激素局部注射。
d: 球囊扩张和激素局部注射 1 周后。
e: 食管 ESD 术后 3 个月（完全愈合，没
   有狭窄）。

开始崩裂了，吓得我急忙终止了手术。

对食管 ESD 术后激素局部注射后部位进行球囊扩张时易引发穿孔也

是这个道理。这篇 Tsujii 等发表的论文让我大开眼界，是我非常喜欢的论文。大家也一定要读一下。

这部分的机制如果理解了，是不是就有了总算明白了的感觉了呢？

还有一点我忘说了。

我在做环周的 ESD 时，会在激素注射的基础上，加用激素口服，是不是有点奇怪？

实际上这种激素口服，也有早上中午服用或者特别的减量时段等窍门。我准备在《某书 3》中再详细介绍（笑）。

最后说一句：

还要向在激素实验和组织学分析等方面给予我诸多指导的独协医科大学埼玉医疗中心病理诊断科副教授伴慎一老师，以及在实验方面指导我的埼玉医科大学国际医疗中心肝胆胰外科副教授合川公康老师致以诚挚的谢意！

■ 文献

[1] Nonaka K, Miyazawa M, Ban S, et al. Different healing process of esophageal large mucosal defects by endoscopic mucosal dissection between with and without steroid injection in an animal model. BMC Gastroenterology 13：72, 2013.

[2] Abe S, Iyer PG, Oda I, et al. Approaches for stricture prevention after esophageal endoscopic resection. Gastrointest Endosc 86 (5)：779-791, 2017.

[3] Tsujii Y, Hayashi Y, Kawai N, et al. Risk of perforation in balloon dilation associated with steroid injection for preventing esophageal stricture after endoscopic submucosal dissection. Endosc Int Open 5 (7)：E573-579, 2017.

[4] Hinz B, Phan SH, Thannickal VJ, et al. The myofibroblast：one function, multiple origins. Am J Pathol 170 (6)：1807-1816, 2007.

[5] Kelly MM, O'Connor TM, Leigh R, et al. Effects of budesonide and formoterol on allergen-induced airway responses, inflammation, and airway remodeling in asthma. J Allergy Clin Immunol 125 (2)：349-356, 2010.

[6] Suekane T, Ikura Y, Watanabe K, et al. Phenotypic change and accumulation of smooth muscle cells in strictures in Crohn's disease：relevance to local angiotensin Ⅱ system. J Gastroenterol 45 (8)：821-830, 2010.

① 胃黏膜的萎缩化生和胃癌发生病理示意图 2018

用"超酷示意图"进行世界第二次通俗易懂的讲解! ——从正常胃黏膜开始，经过萎缩、肠上皮化生直到癌变的思考方法和基本理念 2 部分

上一本《秘籍》出版时间是 2016 年 11 月，我（市原）在那本《秘籍》的第 76～89 页向大家介绍了方便理解胃癌初期发生、发展的一系列示意图。

这个示意图被我称为"变态图"。是我用 PowerPoint 一个细胞一个细胞画上去的。整个过程花了我 30 个小时。是不是很变态？野中老师知道这件事后，都忍不住说我"变态"，我想想也是，就把这个图命名为"变态图"了。也因为太过于热衷做这个 Power Point，使得我作为人类的正常生活已经被完全破坏掉了（细节真是一言难尽）。所以我又把它称为"入魔图"。

每个人都有故事。

多余的话就不多说了，咱们回到主题。

这个示意图的主体是"萎缩化生黏膜容易发生分化型癌，没有萎缩的胃底腺黏膜容易发生未分化型癌"的理论。我想大家也知道，这原本是中村恭一教授的著名著作《胃癌的结构》中，以"胃癌三角"作为主题介绍的那部分。

1. "癌发生的场所（是胃的固有黏膜，还是肠上皮化生黏膜？）"

2. "癌的组织学类型（是未分化型，还是分化型？）"

3. "大体分型（是凹陷型，还是隆起型？）和转移方式"

把这样的三点作为顶点，互相关联，就是"胃癌的三角"。这种观点也非常适用于临床，在以往的《胃与肠》杂志（43 卷 12 号即 2008 年 11 月号）以及《早期胃癌发生发展的最新解析——内镜诊疗的溯源分析》详解等书中也被引用过。目前已经是"胃癌的常识"。

从萎缩化生黏膜一般出现分化型癌，以置换原有正常黏膜的方式增殖。

从非萎缩化生黏膜一般出现未分化型癌，破坏黏膜形成断崖凹陷。

　　这就是早期胃癌诊断入门要学的首要基础知识。

　　知道了这样的知识后，年轻时的我才理解了先辈们所做的工作。也为了把知识传递给更加年轻的一代，才将胃癌的三角做成了示意图。在"秘籍1"中登载的同时，也在"gastropedia"的网页上被多次用于内镜、病理对照和钡剂造影、病理对照等解说（幸运的是受到了好评）。

　　但是，我其实也留意到了一些问题。

　　我们不断探索修订消化道诊断学的 21 世纪 10 年代，可以说是"动荡的时代"。

"酷" 文献《胃与肠》

● 放大内镜、NBI 的普及

📖 「胃と腸」46 卷 6 号（2011 年 5 月号）「胃腫瘍の拡大内視鏡診断」
　URL https://webview.isho.jp/journal/toc/05362180/46/6

📖 「胃と腸」51 卷 5 号（2016 年増刊号）「消化管拡大内視鏡診断 2016」
　URL https://webview.isho.jp/journal/toc/05362180/51/5

● 增加微小胃癌的发现率

📖 「胃と腸」48 卷 6 号（2013 年 5 月号）「微小胃癌の診断限界に迫る」
　URL https://webview.isho.jp/journal/toc/05362180/48/6

● 幽门螺杆菌研究的发展、*H.pylori* 阴性胃癌和 *H.pylori* 除菌后发现胃癌的解析

📖 「胃と腸」51 卷 6 号（2016 年 5 月号）「*Helicobacter pylori* 除菌後発見胃癌の内視鏡の特徴」
　URL https://webview.isho.jp/journal/toc/05362180/51/6

随着内镜的发展，诊断学也达到了相当高的高度。在研讨会上内镜医生们提出的疑问也针锋相对。我的这些"变态图"也开始显得有点跟不上节奏。

- 分化型是从萎缩化生黏膜中出来的，未分化型是从萎缩少的胃底腺黏膜中出来的……虽然这么说，但即使在放大内镜时代的现在，也难以理解这种倾向。
- 但是，实际上，胃癌倒是在"F线上（萎缩边界附近）"会经常出现。
- 而且，用放大内镜观察到的背景胃黏膜，也不局限于萎缩化生黏膜或胃底腺黏膜这两种选择，而是两者的"中间"居多。
- 最近也有一些报告，提示幽门螺杆菌阴性胃里也会有小的未分化型癌出现……

把胃癌的三角变成"变态图"的时候那些省略掉的东西，还是得一点点地补画出来啊。

这种心情愈发强烈。

况且说起来，"通过变态图学习了"这种说法也不太好听。好不容易野中老师给了我一个"酷示意图"的标题，而且"秘籍"也已经进化到了"2"。

我也应该创作一种进化后的示意图，能反映出胃的背景黏膜、幽门螺杆菌的影响以及癌的初期表现等，真的需要再仔细考虑一下了！

注意!　我可是相当任性的！我认为光是看这个图，应该就能把上述那些都表达出来。请你们就当是被我骗着跟我谈恋爱一样相信我吧！

还有，各位病理老师们可不要太生气啊。我明白……对不起……

下面咱们赶紧开始吧！

■*H.pylori* 感染 - 壁细胞和主细胞进行性破坏 - 逐渐增加存在感的 MUC6 阳性细胞 - 完全型肠上皮化生

我们先看看没有萎缩的正常胃底腺黏膜。图 1 的上半部分是一个放大的腺管，如同"试管"的形状。

胃黏膜的最表层，是起防御作用的小凹上皮。免疫组化染色 MUC5AC

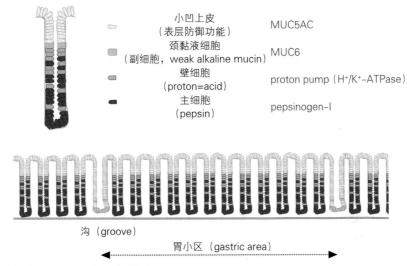

图 1 **没有萎缩的正常胃底腺黏膜**

阳性。可以应对食物的物理刺激和胃酸的化学刺激，起到"盾牌"的作用。

在这盾牌的下方，也就是黏膜的中层到深层，有壁细胞和主细胞。能够产生胃酸和胃蛋白酶，从"试管"中释放出来。

上方防御，下方攻击？还有分工啊！胃的系统还真是挺奇妙的吧！

不过，上方防御和下方攻击部分的中间，似乎还有一个"灰色地带"，你们注意到了吗？这里所存在的就是颈黏液细胞（也称为副细胞），免疫组化染色 MUC6 阳性。

这家伙是"候补部队""预备役"。当胃完全正常时，基本上没有登场的机会。

将这些"试管"并排排列，就可以提示出胃底腺黏膜的形态（图 1 下部）。当然，并不是简单地将试管密集排列就可以，有时候还有"沟（groove）"的结构。这个沟的部分并没有固有腺（如壁细胞和主细胞等），而是由小凹上皮一直向下延伸。这就是胃小沟，也被称为小区间沟。

满是试管的结构，是没有什么伸缩性的，如果没有沟的结构，胃伸缩的时候，黏膜就会都裂开了吧！（当然这都是我的设想）

而由这些小沟所圈画出来的单元，就称为胃小区，在日本也被称为

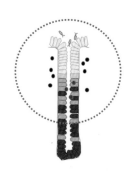

 幽门螺杆菌（东亚型）

● 中性粒细胞

● 淋巴细胞、浆细胞

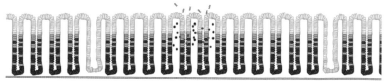

图2 （东亚型）幽门螺杆菌相关性胃炎

"アレア（阿簌阿）"……难道是 G 弦上的那个？哦，不对哈，又跑偏了……（注：巴赫的名曲《G 弦上的咏叹调》中"咏叹调"一词在日语中被称为アリア，与阿簌阿发音相近）

　　当然了，如果胃黏膜能一直保持现状，从来不萎缩，那也没问题。可是总会有捣乱分子出现，那就是幽门螺杆菌。

　　幽门螺杆菌，尤其是东亚型的，一般定殖于黏膜的表层附近（图2）。这里强调"东亚型"是有原因的。因为不同的幽门螺杆菌类型，对胃黏膜的影响也会有差异。最新我曾经因为被邀请讲解病理而到蒙古国出差，在蒙古国，一般是与日本不同（与巴基斯坦同一类型）的中亚型幽门螺杆菌感染率较高。也许是因为感染的类型不同，蒙古国胃黏膜萎缩的形态也和日本不一样。当然也存在一定的胆汁反流的影响，有待于今后进一步的研究。

　　因此，本书中后面的内容，我们都是针对"东亚型幽门螺杆菌感染的胃"来进行说明的。

　　那么，幽门螺杆菌感染会引发什么样的变化呢？首先，在"试管"的中层附近会出现中性粒细胞。"试管"周围也会有淋巴细胞和浆细胞，

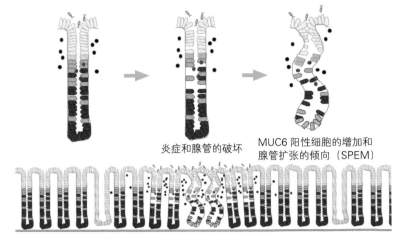

炎症和腺管的破坏

MUC6 阳性细胞的增加和
腺管扩张的倾向（SPEM）

图 3　炎症的影响导致腺管被进行性破坏，MUC6 阳性细胞也开始增殖
SPEM：spasmolytic polypeptide expressing metaplasia. 解痉多肽表达化生

会引发多个位置的炎症反应。

接下来，炎症会进一步引发……

"试管"中的壁细胞和主细胞会被"拔牙"（图 3 上的中央部分）。受炎症影响被破坏。小凹上皮也排列紊乱。"试管"内的细胞有的地方挤作一团，有的地方被"拔牙"，导致"试管"的形状变得扭曲，开口处的形态也开始发生了变化。有点像是跪地仰天哀嚎的感觉。《秘籍 1》第 149 页中田沼老师曾经用《蒙克的呐喊》来形容它，请读者们找找看，就是那个样子，那个插图特别形象。

对了，这个时候还有一件事情也在发生。反正我比较任性，讲解时思维奔逸一下也不要紧……

"MUC6 阳性细胞也在不断增加（图 3 上右）"，前面我也说了，它是候补队员。当首发的小凹上皮、壁细胞、主细胞等出问题时，它就会到处前去替补增殖。如图灰色的细胞数量明显增加。

这种替补细胞，可以产生含 MUC6 的中性黏液。然而其并没有什么特征（也许有，但是我们还不清楚）。就如同《足球小将》中的泽田，《灌篮高手》中的木暮（没看过灌篮高手的请一定看一下，很酷）。木暮并不具备"分泌胃酸或者胃蛋白酶"的攻击能力，也没有强大的防御能力，一直活在主力队员们的阴影之下。但是当主力队员出现状况时，替补上场的他却可以一点点地开始作出贡献……坚韧的"眼镜君"（木暮的绰号），有着与"筋肉人"和"山田太郎"同样声音的"眼镜君"（译者注：这几个知名动漫人物的日本配音演员均为田中秀幸）。

这些我们以后详聊，暂且书归正传。

幽门螺杆菌感染导致腺管扭曲的胃，然后又会怎么样呢？

首先，是被幽门螺杆菌欺负。

幽门螺杆菌比较奇特，一般细菌都无法生存的高酸环境（即胃内），它却可以乐在其中。

而被它感染的胃黏膜可能会想："反正细胞也已经被它破坏了，再生修复时干脆就变成幽门螺杆菌不喜欢的黏膜算了！"

这个时候，前面所说的替补们的存在感就体现出来了。也就是 MUC6 阳性，能分泌中性黏液的颈黏液细胞。MUC6 其实原本是由胃的幽门腺和十二指肠的布氏腺合成分泌的黏蛋白，原本也是分布在"想要中和胃酸的地方"。

"木暮"所分泌的就是这种黏液。对于喜欢酸性环境的幽门螺杆菌而言，这种中性黏液环境是它讨厌的。而且，被努力工作的"木暮"诱导而来的重要人物也即将登场，那就是我们熟知的"樱木花道……"，也就是肠上皮化生（图 4）。

因为肠上皮化生，胃内的 pH 更加接近中性。也就逐渐变成了小肠黏膜。这样一来，幽门螺杆菌就无法继续生存下去了。

跟肠上皮化生的名气相比，替补队员（颈黏液细胞）一直到现在都不怎么被重视。我查阅教科书，在这部分也没有什么记载。甚至假幽门腺化生这种有名的名词，里面的记载也非常少。

- UACL（ulcer associated cell lineage）〔Noffsinger AE. Fenoglio-Preiser's Gastrointestinal Pathology, 4th ed. p182, Wolters Kluwer, 2017〕
- SPEM（spasmolytic polypeptide expressing metaplasia）〔Goldenring JR, Nam KT, Wang TC, et al. SPEM and IM: Time for reevaluation of metaplasias and the origins of gastric cancer. Gastroenterology 138（7）:

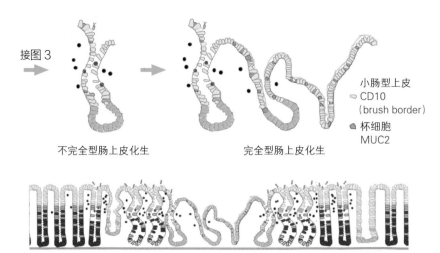

接图3

小肠型上皮
CD10
(brush border)

杯细胞
MUC2

不完全型肠上皮化生   完全型肠上皮化生

图4 **胃黏膜一直变成完全型肠上皮化生**

2207-2210, 2010〕

如果检索到上述文献，倒是可能有所收获。

讲得太难就不酷了，简单来说，其实就是当幽门螺杆菌刚刚到来时，胃黏膜并不是一下子就变成了完全型肠上皮化生。

而是经历了各种各样的演变，形态也是逐渐地发生变化。

先继续往下讲。

壁细胞和主细胞被破坏，"木暮"……MUC6阳性细胞不断增加其存在感，通过假幽门腺化生，进一步肠上皮化生，最终演变成完全型肠上皮化生。

想要完整地证明这个过程很难，记住像这样大体上的过程就可以了（当然 UACL 和 SPEM 的具体细节会更加复杂）。

请仔细看我前面精心绘制的图4。特意把完全型肠上皮化生的表面绘成了蓝色，是为了表示 CD10 阳性的刷状缘（brush border）。刷状缘就是亮蓝脊（light blue crest）形成的原因，一般在化生的最后阶段才会出现。

下面，我们做个简单的总结（图5）。

是不是很完美的总结？如果嫌前面的内容太过繁杂，从这里开始读起也是可以的！（译者老宫评语：原来前面的我都白翻译了，读者们也都白看了……）

幽门螺杆菌感染后，最开始是试管样结构，而挤满这种结构的胃黏膜……主力队员被……变得东倒西歪……"木暮"（MUC6 阳性细胞）和"樱木花道"（肠上皮化生）登场……最后只剩"樱木花道"的个人表演。

NBI 下综合考虑 white zone 的形状变化也很有意思。从 small round pit 开始到颗粒状、乳头状，黏膜是一点点变化的。所以我们也要综合考虑其中形态的改变。

对了，在靛胭脂染色或者钡剂造影时所看到的"胃小区的变化"，也可以用上述的理论来解释。试管倾斜了之后，沟的部分就打开变大了。

在考虑色调变化时，也必须要想到在图 5 中"血管"是如何变化的，还要想到在炎症状态下自身的血流也会有所增加。

■ 除菌治疗后胃黏膜可以恢复到原本的状态吗？

那么，"除菌治疗后胃黏膜可以恢复"这样的话也听过吧！其实如果进展到完全型肠上皮化生，是无法恢复到原本的状态的。不过，倒是存在"除菌后恢复到接近原本胃黏膜状态"的可能性，就是这个区域（图 6）。

完全型肠上皮化生的黏膜，无法恢复到原本胃底腺黏膜的状态。只有樱木花道自己，湘北队也是无法复活的（似乎有点理解了）。

然而，停留在不完全型肠上皮化生状态的黏膜，也就是伴有假幽门腺化生之类的有固有腺体残留的黏膜，倒是有可能恢复到原本的样子（当然这只是猜测，因为有不少病理医生跟我说过"可能是这样"）。"只要有木暮在，就有可能复活"，大家记住这样的话也未尝不可。

只有替补队员在，湘北队才能复苏。

是"木暮"（颈黏液细胞）分化后恢复到原来的黏膜结构，还是因为"木暮"（颈黏液细胞）的存在导致其他细胞增生其实我们依旧不清楚……

幽门螺杆菌感染后导致的背景黏膜萎缩、幽门腺化生和肠上皮化生，就是如上的形式进展。

下面我们再就"癌变"的节点继续说明……

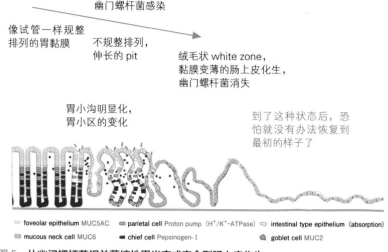

幽门螺杆菌感染

像试管一样规整
排列的胃黏膜

不规整排列，
伸长的 pit

绒毛状 white zone，
黏膜变薄的肠上皮化生，
幽门螺杆菌消失

胃小沟明显化，
胃小区的变化

到了这种状态后，恐
怕就没有办法恢复到
最初的样子了

- foveolar epithelium MUC5AC　■ parietal cell Proton pump (H⁺/K⁺-ATPase)　⬭ intestinal type epithelium（absorption）
- mucous neck cell MUC6　● chief cell Pepsinogen- I　⬭ goblet cell MUC2

图 5　从幽门螺杆菌相关萎缩性胃炎变成完全型肠上皮化生

▦ 癌细胞从何处产生?

　　首先，要考虑癌细胞是从哪儿开始产生的。有预测认为是"从生产正常细胞的工厂，混杂在正常细胞的中间产生的"。对这个观点要是较真的话，其实已经引发了激烈的讨论。我们暂且不考虑那些，继续往下讲。

　　生产正常细胞的工厂，在胃内俗称为"增殖带"。

　　在正常的"试管"形态中，增殖带，也就是细胞增殖为周围提供供给的地方，仅仅集中在非常狭小的区域。位于颈黏液细胞所在的地方（图 7 上部），称为"腺颈部"。大家知道在病理上有一种 Ki-67 的免疫染色吧，它能将"进入细胞分裂周期的细胞"染色。在对正常的胃黏膜进行 Ki-67 染色时，在腺颈部就可见散在的阳性区域。

　　在腺颈部，小凹上皮、壁细胞、主细胞等所有细胞都能被生产。图 7 中黏膜表层的小凹上皮频繁地被增殖替换，用 3 个向上的箭头表示。黏膜深层的壁细胞、主细胞以及神经内分泌细胞等缓慢逐渐地被增殖替换，用虚线的一个向下的箭头表示。这些都是在腺颈部产生，然后分别移动到各自的"工作岗位"。这种安排其实非常合理。如果把工厂放在其

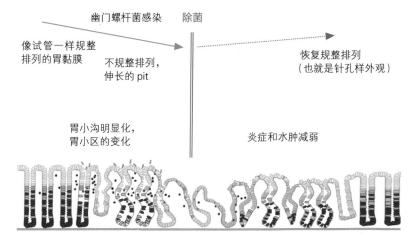

图6　黏膜萎缩和除菌后胃黏膜的变化

他的区域……比如像大肠一样把工厂放在最下方的话，小凹上皮的出货就会变得非常困难（不能将壁细胞和主细胞清除，就无法运送到位）。为能够便于生产配送多个种类的产品，还是把工厂设置在临界区域比较合理。

　　然而，随着胃黏膜的萎缩，必须要生产的细胞种类也发生了变化，相应地工厂的位置也会逐渐改变。请看图7下部。

　　是的，提示增殖带位置的笑脸标识，是在《秘籍1》的第78页跟我们就见过面的，请根据它的提示观察。

　　为什么总是"木暮"所在的地方有增殖带呢……

　　哎呀，还是别过度推测了，思绪都快跑丢了，赶紧刹车！

　　实际上，胃黏膜感染幽门螺杆菌后，随着炎症、破坏、萎缩等逐渐发展的过程，工厂的产量也会跟着变化（图8）。这个变化可以通过检测Ki-67阳性细胞的数量来证实。有破坏，就会有再生。

　　在没有炎症、萎缩的胃底腺黏膜，工厂的生产效率"低且稳定"，有防御作用的小凹上皮更新的还算频繁，深部的壁细胞、主细胞一般都会存在数年。更新得也不快。

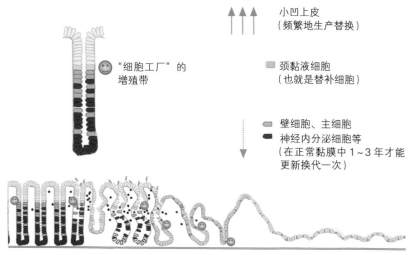

图7　胃的正常细胞制造工厂也就是增殖带的动向

　　然而，因为幽门螺杆菌感染导致炎症和破坏后，工厂的产量就会不断增加。

　　最后，进入到肠上皮化生的阶段，幽门螺杆菌没有了适宜居住的环境，炎症也随之消退，引发的破坏也逐渐消失，再生（工厂的产量）也会再次回归低且稳定的状态。

　　正因为如此。

　　在工厂的产量高时，发生错误的概率就会增加，也就是说，癌细胞的发生率会增加。

　　因此，才可以用图8中的箭头，推测出癌细胞的发生率和占比。

　　这也是未感染幽门螺杆菌的胃发现癌的概率极低的原因之一。没有被破坏，再生和发生错误的概率也就相对少。而活动性炎症的黏膜则再生的次数增多，发生癌的风险也就会相应增加。

　　当然还有一个与胃癌发生相关联的因素，那就是幽门螺杆菌自身（图9）。

　　幽门螺杆菌，特别是东亚型，除了通过引发胃炎加速细胞更新（间

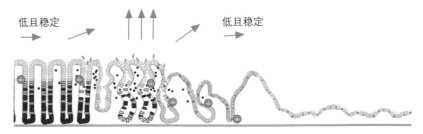

图 8　工厂生产效率（增殖带的细胞分裂次数）的变化

接地）导致发生癌的概率上升之外，还有可能直接与胃的细胞相关联，导致癌的发生或加快癌的进展和发育（CagA 的研究就是针对这个方面）。

　　另外，在东亚型幽门螺杆菌感染较少地区的研究表明，除了幽门螺杆菌之外，胃酸的刺激、胆汁反流、食管胃结合部癌时的一氧化氮（NO）等因素也会与癌发生或者发展相关联。这些在图 9 中也做了标注。

　　所以……本章开始阶段提出的"萎缩较少的胃底腺黏膜容易出现未分化型癌""萎缩化生黏膜容易出现分化型癌"现象。虽然从观察结果上看是这么回事儿，但是否真的就是癌发生初期的真实情况呢？您也一定会有这样的疑问吧！

　　因为不论是萎缩较少的胃底腺黏膜，还是高度萎缩的化生黏膜，它们都是"再生频率不怎么高的黏膜"。

　　癌容易出现的阶段不是两端，而是在它们之间。

　　把上述知识点再重新整理一下，再结合幽门螺杆菌阴性或者阳性的胃，想象一下"癌的初期情况"吧！

■ 幽门螺杆菌阴性/阳性的胃内"癌的初期情况"是什么？

　　首先，是没有幽门螺杆菌时的胃（图 10）。

　　在增殖带的细胞增殖活性较低，复制错误的发生率也相对较低，因此癌的发生率也相应地低下。

启动键是幽门螺杆菌（东亚型）
（与癌的发生和发展相关联？）

? 在其他方面也是启动键？（胃酸的刺激、胆汁反流、一氧化氮……等？）

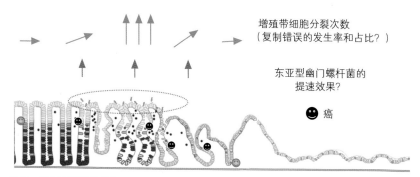

增殖带细胞分裂次数
（复制错误的发生率和占比？）

东亚型幽门螺杆菌的
提速效果？

☺ 癌

图9　癌在何时何地发生？

即便是发生的癌，也不存在幽门螺杆菌的启动键效果。

所以，不论是分化型还是未分化型，发育都相对较慢。那种"以肉眼可见的速度变大的癌的数量"也相对较少。

这就是高清内镜出现之前在幽门螺杆菌阴性胃中很难发现癌（其实现在也很难发现较大的癌）的一个原因。

接下来，再看看有幽门螺杆菌（*H.pylori* on）的胃。

因为在增殖带上的细胞分裂活跃，发生癌的风险也较高。如果再加上幽门螺杆菌的"启动键"效果。出现癌并且快速生长，达到肉眼可见（能够被发现，或者影响到生存）的癌的数量也相应增加。

这个时候，分化型和未分化型之间就会出现微妙的变化。

首先我们追踪分化型癌（图11～图14）。先从有炎症，但是萎缩还不严重的黏膜发生癌的部分开始（还不是高度萎缩化生的黏膜）。

这样的癌以后会如何发展，我们随着时针的转动追踪一下，请留意各图下方。

癌逐渐增大一些，期间幽门螺杆菌也一直存在。所以，不仅仅要关注癌的增大，也要重视萎缩的变化（图12）。

癌继续增大的同时，胃内也开始出现肠上皮化生（图13）。

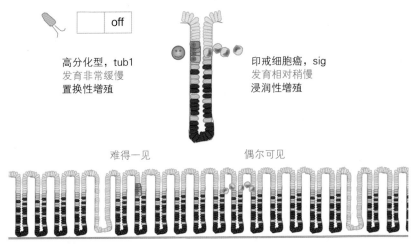

高分化型，tub1
发育非常缓慢
置换性增殖

印戒细胞癌，sig
发育相对稍慢
浸润性增殖

难得一见　　　　　　偶尔可见

图 10　**幽门螺杆菌阴性时癌的初期情况**

　　而达到能被我们发现的大小时，基本上黏膜也进入到了萎缩的状态（图 14）。

　　大家明白了吗？

　　"分化型癌最初发生的场所，是要萎缩还没有真正萎缩，而能被我们发现的阶段则是周围黏膜已经萎缩"。

　　这应该就是"仅观察最终阶段的消化道诊断学"中"如果背景黏膜萎缩化生，则容易出现高分化型腺癌"的过程吧！

　　即便是在没怎么萎缩的胃黏膜发生，在经过逐渐发育达到我们能看到的大小时，周围黏膜也萎缩了。

　　而如果是在萎缩的胃黏膜中发生，在发育成能被我们发现的大小时，周围黏膜当然也是萎缩的。

　　这样考虑的话，是不是就能理解了（如果不这么考虑，会出现很多不通的地方）？

　　那么，未分化型癌又是什么样的呢（图 15）？

　　我们也先把未分化型癌设定为在与分化型癌完全一致的黏膜中发生。

　　因为幽门螺杆菌的存在，导致炎症和破坏，再生活跃的黏膜是容易产生癌的。

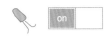

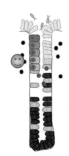

受幽门螺杆菌的影响，不仅仅是癌，还要注意萎缩的进展。

高分化型，tub1
发育相对缓慢
置换性增殖

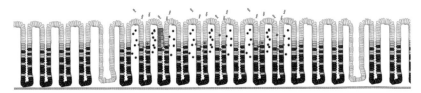

图 11　**有幽门螺杆菌时（*H.pylori* on）的胃（分化型的情况）①**

受幽门螺杆菌的影响，不仅仅是癌，还要注意萎缩的进展。

高分化型，tub1
发育相对缓慢
置换性增殖

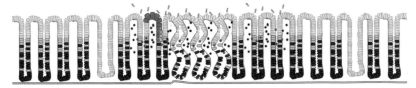

图 12　**有幽门螺杆菌时（*H.pylori* on）的胃（分化型的情况）②**

之后跟分化型癌一样，随时间变化来追踪。

未分化型癌相比较分化型癌，总体上增殖速度要更快。而且并不是置换性增殖，而是从初期就开始的间质浸润。这种恣意妄为地向侧方生长的方式，会加快疾病进展的速度（图16）。

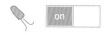

受幽门螺杆菌的影响，不仅仅是癌，还要注意萎缩的进展。

高分化型，tub1
发育相对缓慢
置换性增殖

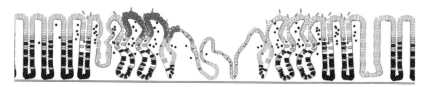

图 13　**有幽门螺杆菌时（*H.pylori* on）的胃（分化型的情况）③**

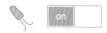

受幽门螺杆菌的影响，不仅仅是癌，还要注意萎缩的进展。

高分化型，tub1
发育相对缓慢
置换性增殖

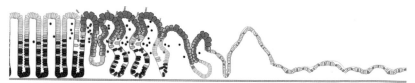

图 14　**有幽门螺杆菌时（*H.pylori* on）的胃（分化型的情况）④**

在还没有萎缩之前，周围的黏膜就会被突然破坏，从而变得"明显化"（图 17）。

当这样的癌被发现时，背景黏膜"还没有进入到萎缩的程度"。

在癌变高风险的黏膜中，无论是分化型癌还是未分化型癌，都应该是容易发生的。然而，萎缩明显的黏膜中容易出现分化型癌，这个理论在很多书中都有记载。

从观察结果看可能是这样。但是，我却一直无法真正领会。

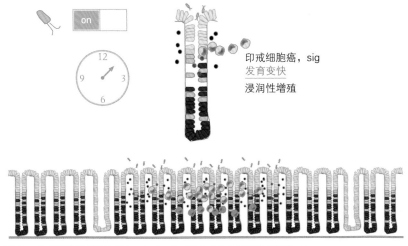

图 15　有幽门螺杆菌时（*H.pylori* on）的胃（未分化型的情况）①

加上最近在没有幽门螺杆菌感染的胃内非萎缩胃底腺黏膜中发现了 5mm 大小的印戒细胞癌，这也让我难以理解。

"当真是萎缩程度不同，出现癌的组织学类型也会不一样吗？"

根据很多的研究成果，癌自身的进展速度与黏膜随时间推移逐渐萎缩呈动态相关，并且，再加上幽门螺杆菌作为"启动键"的效果，以前不为我们所知的东西也渐渐地能让我们看到了。

所以，我在这里的推测是："并不是根据不同的萎缩程度产生不同组织学类型的癌，而是已经发生的不同组织学类型癌根据进展速度的不同，与周围不同萎缩程度的黏膜产生了多样的变化。"

当然这都是我的猜测，并不能得到证实。不过，虽然很多人看了可能会不认同，但对于我来说，这样的说法倒是更能让我接受。

内镜医生、病理医生、患者三方在某一时间点会合，为了搞清楚在会合之前胃内发生了什么，是如何进展的，已经进展到了什么程度，我们才创造了诊断学。

然而，在癌很小的时候就要用放大观察发现它，在很小的时候就要做出治疗，在幽门螺杆菌除菌治疗已经广泛开展的今天，目前的诊断学

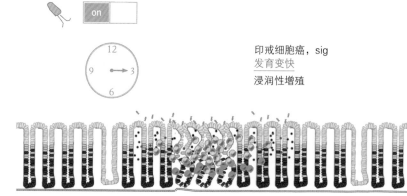

图 16　**有幽门螺杆菌时（*H.pylori* on）的胃（未分化型的情况）②**

是不是有点被要求过高了呢？

看《秘籍》的各位小伙伴儿，还在学习苦旅之中吧！

我也一样。

我从钡剂造影的时代开始就一直对消化道诊断学感兴趣。即便是内镜盛行的现在，我也一直坚持做着钡剂造影和病理的对比。"胃癌三角"还是最重要的概念之一，想要发现并治疗胃癌，这个概念就一定要牢记并理解。

不知道在各位当中，能有多少人还会逐渐变成需要面对"目前为止都不能发现的极早期的病变"或者"目前为止都没见过的幽门螺杆菌阴性的胃"的人，我反正以后估计肯定会一步步踏入"深渊"了。

癌的初期表现、胃黏膜受幽门螺杆菌影响后如何变化等，还是太过深奥了，无论如何也是难以搞清楚了……反正我是这么想的。顺便说一句，因为本章的示意图创作花了我 80 个小时，就叫它"超级变态图"吧。

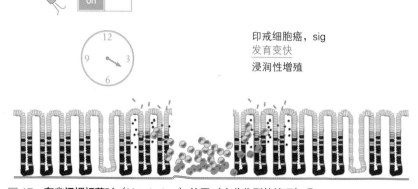

图17　有幽门螺杆菌时（*H.pylori* on）的胃（未分化型的情况）③

最强的线上福袋

■业界首次！可以变换组织学示意图和放大内镜图的"对比学习网络 App"（正在开发中）

⇒形态诊断学高手必备的"最强"示意图修炼工具正在研发中！
URL https://gastro.igaku-shoin.co.jp/article/category/fukurotoji_2

② 胃息肉和早期胃癌

不要到现在才问人家！增生性息肉和0-Ⅰ型早期胃癌的鉴别

野中：在进入本章之前……

　　大家是不是也经常会被患者问"每年的胃镜检查都说有很多息肉，真是担心啊！""以前取过息肉（可能就是内镜下切除过），今年就不管它了吗？"等这样的话呢？

　　患者检查后被告知胃中长了东西，一年都会惴惴不安，大家有这样想过吗？

　　我们作为医疗从业者，当然知道只是息肉，可对于一般的老百姓来说，这"长了东西"可能就约等于"长了癌"了，大家有这样想过吗？

　　我们内镜医生可绝对不能要这样的结果，要让患者们在检查后放心回家。通过检查后的详细交待，让他们继续正常的生活。这是我们作为内镜医生也是作为医生应尽的义务。我们要培养的是患者眼中的"酷"医生（被患者信赖）。这也是我所举办的研讨会的理念，在此要特别强调。

　　在进入正题之前，还是先复习一下我们研讨会上最初讲过的酷知识点吧！

❶ 胃息肉

　　息肉的概念在病理组织学上包括上皮性和非上皮性，换句话说是所有的隆起都应该包含在内。

　　增生性息肉最为常见，在胃息肉中占 30% ~ 93%，同时有报道称 1.5% ~ 4.5% 的增生性息肉与癌并存。

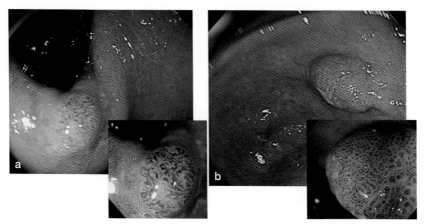

图 1　增生性息肉和 0-Ⅰ型早期胃癌的鉴别

"酷" 文献《胃与肠》

八尾隆史，三富弘之，日高康博，他．胃ポリープの病理学的分類・鑑
別診断と臨床の意義．胃と腸 47（8）：1192-1199, 2012.
URL https://webview.isho.jp/journal/detail/abs/10.11477/mf.1403113542

❷ 山田分型

　　本来在大肠使用的，反过来用于胃的记录方法也有，比如记录为
Ⅰ sp polyp。但山田分型并非如此，它是 1965 年由山田等首先提出的，
它把所有向胃内腔突出的病变通过肉眼形态分成 4 个分型。

❸ 胃底腺息肉和增生性息肉

　　胃底腺息肉基本上是在幽门螺杆菌阴性背景下多发，而胃增生性
息肉则是多发生在幽门螺杆菌阳性背景。

　　所以说，类似于"胃底腺息肉，那就不用担心了，幽门螺杆菌阴
性很漂亮的胃，基本上（当然不是完全）很难发生癌"这种能让患者
放心的话还是应该跟患者交待一下（我的个人见解）。

　　下面咱们言归正传。

　　图 1 的病例，哪个是增生性息肉，哪个是 0-Ⅰ型早期胃癌？

如果读过《秘籍1》第92页中关于0-Ⅰ型定义，一下子就能回答出来吧！高度超过2~3mm，对吧！那么食管的0-Ⅰ型呢？这么下去就没法继续话题了，大家还是复习《秘籍1》第15页的酷知识点吧！不断地复习才是成为最酷内镜医生的捷径。

回归主题，哪个是增生性息肉呢？这问题太简单了吧！可能有人会认为"你这是把我们当成了傻子吗（怒）？"其实《秘籍1》的封面宣传中写过"对于精通内镜诊断的内镜医生们，请不要购买"的话，像这种基础的知识点我当然还是要再一次跟年轻内镜医生们讲解一下的，这也是本书的理念嘛！如果这里不做讲解，现在在我这里学习的年轻内镜医生多年后可能就会有"这事儿，怎么从来没人跟我说过呢……"之类的情况发生了。

不过，各位，下面的【病例1~病例3】大家又感觉如何呢？是不是也会有人觉得诊断困难呢？

实际上，这些病例中包括因为每年复查发红的增生性息肉，今年偶然活检提示癌变的，也包括活检提示为增生性息肉，但贫血逐渐加重，为了进一步预防贫血而施行内镜下切除，结果是癌的。

因此，对于发红的隆起型病变，有时候会存在需要鉴别增生性息肉和0-Ⅰ型早期胃癌的问题。这下终于回到了本章的主题。

NBI放大观察不是必须的，对于一般观察就能简单区分的病例，直接诊断就可以了，所以这里不讨论。我想和市原老师讨论的是有点不好鉴别的病例。

下面就是鉴别的要点。

"酷"知识点：增生性息肉和0-Ⅰ型早期胃癌的鉴别要点

- 简单来说，增生性息肉一般都是表面结构类似于草莓的发红隆起。NBI放大观察倒不是必须的，因为表面结构和微血管都很容易观察。如果用NBI放大观察，可以看到白色区域（小凹边缘上皮）间隔变大也就是小凹间区增宽（图1a）。
- 肿瘤性病变（0-Ⅰ型早期胃癌）时，就可以观察到图1b那样的腺管结构密集的区域。

也就是说，想要在增生性息肉中寻找肿瘤性变化的部位，只需在增大的小凹间区中寻找腺管结构密集的区域就可以了。

这也是目前为止我每年举办的研讨会上都会强调的内容，是基本中的基本。

不过，这只是在比较典型的小病变中适用。

下面所提示的【病例 1 ~ 病例 3】的 3 个病例 6 处病变中相对棘手的息肉，就需要和市原老师商量一下了。

① 【病例 1】有瑕疵的小草莓

野中：先从【病例 1】开始。

这是胃癌术后定期复查的病例（图 2）。因为表面附着黏液，考虑幽门螺杆菌正在感染。对于幽门螺杆菌正在感染的内镜表现可参考"酷书"（秘籍 1）第 70 ~ 72 页中滨本老师所著的部分。

说到滨本老师，他好像自己开了家医院啊！

前几天听他本人说过 ~

医院的名字叫"永山消化·内镜内科"

网页是 https://www.nagayama-naishikyo.jp/

我这真是思维够奔逸吧（笑）！

又跑题了。像这样把跟市原老师 2 个人讨论的内容都记录下来的话，这本秘籍 2 恐怕会有广辞苑（译者注：日本著名的大字典，耐火砖那么厚）那么厚了吧……（市原画外音：那样的话也挺有意思啊！要不咱们计划一下？医学书院的沃利编辑？）

【病例 1】残胃上部可见约 7mm 的发红息肉。表面附着黏液，虽然难以看到全貌，但是表面结构类似草莓状，应该考虑为增生性息肉。因为一直口服拜阿司匹林，所以也一直没有活检，只是每年一次复查内镜。

我很欣赏的小林正典医生，专业是胆胰，但也在学习消化道方向。

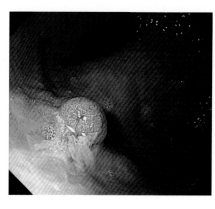

图 2 【病例 1】残胃的定期复查
残胃上部见发红息肉

　　他本能地对这个息肉有了怀疑。

　　在将黏液冲洗干净后进一步观察，可见在发红的息肉周围还有裙边样平坦隆起。而且，该部位的腺管结构比发红部位更加密集。

　　就这样，他确信这是个癌（0-I+IIa 型）！

　　图 3a 箭头所指部位为活检结果，也提示 Group 5。最终通过 ESD 治愈性切除（图 3）。

　　很想表扬他一下，不过，活检的话，不是应该在平坦的部分更加适合吗（笑）？

　　然而，表面草莓状花纹的发红隆起部位活检确实也是 Group 5。

　　如果没有周围的平坦隆起，虽说有点不好意思，被叫来看这图像的我，也绝对只会诊断为增生性息肉吧……

　　因为我在研讨会上就是这样给别人指导的……

　　病理的市原老师，想想听听你的意见。

　　隆起明显的地方也是癌吧？虽然表面上是草莓样的花纹？

市原：我来喽！隆起明显的地方也是癌。虽然表面上是草莓样的花纹。回答完毕！

　　……我要只是这样简单回答，是不是这本书就不"酷"了？也就没什么存在的意义了吧！接下来……我可要开讲了哈！

　　首先，是有疑问的草莓样隆起的部分。图 4a 是隆起的边缘，图

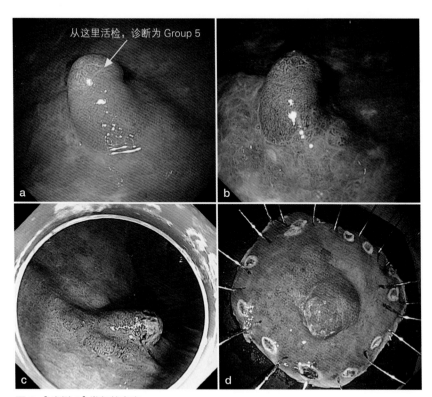

图3 【病例1】发红的息肉

a：白光观察。

b，c：NBI 观察。

d：切除标本。将黏液完全冲洗掉，从上方俯视观察，可见腺管结构密集的部位（近侧）以及远侧的草莓样隆起。我们医院的病例诊断：Type 0-Ⅱa 15mm×12mm，tub1≫tub2，pT1a（M）UL0，Ly0，V0，切缘阴性。

4b 是隆起的顶部。

　　草莓样的部分也是癌，具备如下特征：①腺管高度增加。②有间质血管增生。③可见表层缺损或肉芽形成。④伴有炎症。⑤所构成的细胞为癌细胞。

　　这个草莓样部分的特征中，前 4 项其实与增生性息肉的表现完全一致。

　　增生性息肉的病例表现：①小凹上皮高度增加。②间质水肿，伴

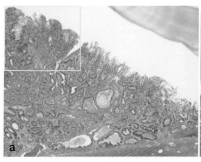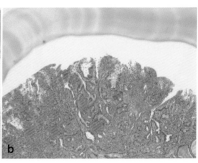

图 4 【病例 1】草莓样隆起的低倍放大图
a：隆起的边缘，b：隆起的顶部。

血管增生。③可见表层缺损或肉芽形成。④伴有不同程度的炎症。⑤所构成的细胞为非癌细胞。

　　除了最后一项，基本上都一样吧！这样看来，与增生性息肉的内镜下表现类似也就理所当然了。

　　图 5 所示为隆起部位的高倍放大图。细胞异型和核异型都具备，所以可以诊断为癌。是的，因为"提升放大倍数观察后可以确诊为癌"，内镜下如果也用 NBI 放大仔细观察的话，在隆起部分也可能会找到可以诊断癌的证据吧！

　　但是，"因为是草莓状，就不要紧"，或者凡是这样的病变都不要放过，都要做 NBI 放大观察。像这样一刀切的做法倒也不至于。

　　在研讨会上，有时也会有"充分仔细观察，就可以鉴别"的声音。当然，这样讲也无可厚非，不过，我们内镜医生在繁忙的临床工作中，难道每一次都必须要对"草莓"做最高倍的放大观察吗？

　　我是能躺着就绝对不坐着的人，于是我就思考了，不做最高倍放大就找不到特征了吗？低倍放大就没有能诊断为癌的提示了吗？

　　如果低倍放大就有癌的提示，发现可疑之处后，再进行 NBI 放大观察，或者从隆起部（？）活检，就可以施行后续的步骤了。

　　那么，这次我们的病例有能诊断癌的提示吗？实际上，如果只是观察草莓样隆起的部分，是没有什么提示的。此时观察裙边是要点。

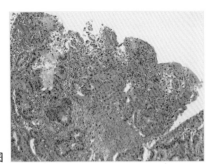

图 5 【病例 1】图 4a 中黄色框的高倍放大图

对这个裙边进行低倍放大观察，可见是非常扁平的隆起（图 6a），这里也是癌（tub 1）。

一眼看上去可能并不是特别清晰，但是如果仔细观察，即便是低倍放大，也可以看到腺管的密度有不一样的地方。当然，数一下腺管开口的数量也是可以的。小林和野中两位老师在冲洗掉黏液后，发现裙边处的腺管密度增加，于是怀疑是癌，跟我们病理的诊断方法也是一样的。

提高放大倍数观察后，细胞异型性、核异型性也都会很明显（图 6b）。

然而我们这次的重点是低倍放大观察。

根据隆起的位置，一点点地观察裙边。刚才视野稍稍向左横移，就是图 7 的位置。

腺管以及开口的形态多种多样，黏膜的厚度也不一致。虽说不是特别明显，但是有的地方厚一些，有的地方薄一些，同为裙边，这样的不均一还是比较明显了吧！

继续向左，就是刚才提示过的图 4a。

细胞结构与裙边处都一样，但是黏膜的厚度明显增加了。同一个癌，但隆起处和裙边无论从厚度还是腺管的形态，都有明显的不一致。

本病变整体都是癌，然而，虽然是同一个癌，病变内部还是很

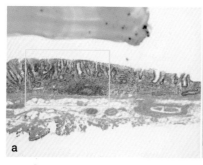 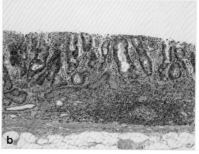

图 6 【病例 1】裙边
a: 裙边的低倍放大，b: a 中黄框的高倍放大。

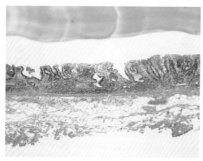 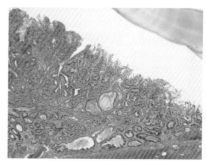

图 7 【病例 1】从图 6 稍稍向左横移部位　图 4a 【病例 1】草莓样隆起边缘的低倍放
　　 的低倍放大　　　　　　　　　　　　　大（前面提示过）

"不规则"。不只是隆起和裙边的不同，即便是只观察裙边，也会发现是多种多样的表现，比如黏膜的厚度、腺管以及开口的形态、颜色等……

　　说到这里，2 个重点出现了。

• 与非癌（本病例是与增生性息肉）鉴别困难。

• 病变内部不均匀，有"不规则"区域。

　　这下大家知道如何观察了吧！这就是"胃型腺癌"的特征嘛！多说一句，这个病例的题目可以定为"1 例具有增生性息肉草莓样外观的胃型腺癌"吧！

野中：市原老师的解释真是太到位了，竟然连病例报道的题目都帮我想好了（笑）。

市原：是吧（笑）！我可是很善于随随便便起个名的。毕竟是病理科医生嘛！

对于"胃型"或者"黏液性质"这样的说法，因为都是非常著名的话题，大家估计也一定听过。在此我再简单地总结一下要点。

要点 1：**胃型的腺癌就是"跟胃相似的这一类腺癌"！**

因此，很难和非癌的胃黏膜区分！

在涩谷街头行走的人群中要是有一个大猩猩，你一定可以发现它，因为在人群中的大猩猩非常醒目。同样道理，在胃黏膜中如果有"肠型的病变"，相对就容易被发现，而且病变范围也能被清楚地识别，浸润深度也容易判断。

而如果是野中教授行走在涩谷街头的人群中，您再找找试？恐怕就很难发现了吧！就像游戏《沃利在哪里》一样，在人群中想要找到一个人那实在是太难了。同样道理，在胃黏膜中的"胃型病变"也是这样。难以发现，并且病变范围也难以确定，浸润深度也难以判断。怎么看都是"和非癌的胃差不多"……

野中：这样的解说真是太容易理解了。哎呀！不对啊（怒）！市原老师，你这是说我是大猩猩啊！而且还是在涩谷街头四处游荡的那个（笑）？哦！不是这样啊……因为比喻得太有意思了，我自己都深陷其中了，不好意思啊！

市原：咱们先把让野中老师误会的比喻放在一边吧！书归正传。像这样"很难被发现的病变"，我们如何发现它呢？比如像本病例这样与增生性息肉类似的病变，有可能白光看一下就直接放过去了。会不会有这样的担心呢？如果有，请看下一个要点！

要点 2：**胃型的腺癌，病变内部多有不规则的区域！**

同一个病变内，伴有"不规则"的异型结构，"不规则"的厚度，"不规则"的异常色调。这些都是胃型腺癌的特征。

比如在本病例中，虽说看到了"草莓样的部分"，可能就直接放过去了，但草莓样病变的裙边是不是有什么……因为"不是草莓样的部

分"，所以才会有所怀疑。<u>这种不规则或者说不一致才是本病例怀疑癌</u>
<u>的最大的要点。</u>

　　过去曾经报道过的"与非癌极难鉴别的胃型腺癌"中很多病变内
部伴有不规则区域，应该也是这样的情况。

　　如果真的存在"病变内部没有任何不规则区域，与非癌极为相近
的癌"，那谁还能发现这种癌呢？因为发现不了这样的癌，相关的报道
也就不存在了吧……

野中：从内镜医生的视角来总结一下【病例1】，一看到草莓样病变就直
　　接"误诊"为增生性息肉，这倒也不是说明医生的水平如何低下。重
　　点是操作医生要首先将胃内充分冲洗干净，仔细观察包括裙边的部分，
　　确认是不是"有瑕疵（不规则）的小草莓"，如果是，就存在胃型腺
　　癌的可能性。我这样说对不对？市原老师？

市原：对，就是要找这个"有瑕疵（不规则）的小草莓"。也可以说寻
　　找让你心动的小草莓。（译者注：原文中形容有不规则区域的ムラのあ
　　る 和形容让异性心动的ムラムラする 在发音上比较接近，在这里可以
　　理解成日语里的谐音梗）

---

② 【病例2】草莓样？紧满感？ 增生性息肉真是太让人讨厌了！

野中：接下来看【病例2】（图8）。

　　患者因为逐渐加重的贫血而来行上消化道内镜检查，发现胃窦大
弯侧直径约30mm的轻度发红隆起型病变。表面局部腺管结构呈草莓
样，但整体并不是很典型。而且，并没有能怀疑诊断肿瘤的那种密集
腺管结构。

　　这样的病变很难吧！

　　在腺管结构相对最为密集的部位也就是图8c所示的位置进行了活
检，结果自然是增生性息肉。为了预防进一步的贫血，在向患者和家
属进行了充分地讲解和沟通后，最终选择了内镜下治疗。

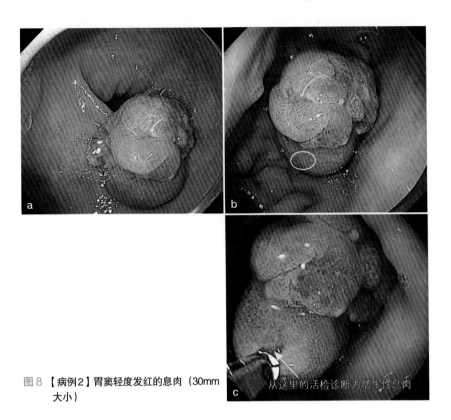

图8 【病例2】胃窦轻度发红的息肉（30mm
　　大小）

从这里的活检诊断为增生性息肉

　　图9是治疗当天内镜下的表现。大体分型应该还是山田Ⅳ型。息
肉根部的局部形态也可以观察到草莓样结构，基本上也可以确定考虑
诊断为增生性息肉了。NBI（非放大）观察虽说病变整体上有紧满感，
但是看上去还是觉得基本上就是增生性息肉。于是在根部用尼龙绳结
扎后进行了息肉电凝电切（图10）。

　　好尴尬啊（译者注：原著中用的是日本艺人波田阳区的常用口头
禅"遗憾！"，这里用咱中国艺人大潘的口头禅代替）！肛侧局部出现
了病变残留。

　　因为病变很大，且这种增生性质还是会有局部癌混杂其中的可能
性，如果追加EMR，类似于垂直切缘阳性这种让人抓狂的事再次发生
的话……开始了思想斗争……

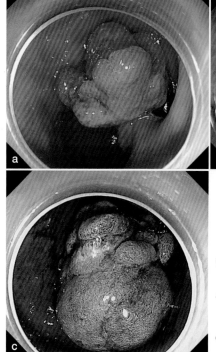

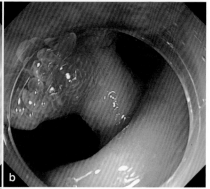

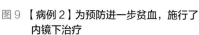

图9 【病例2】为预防进一步贫血，施行了
　　　内镜下治疗

a, b: 当时观察后判断为山田Ⅳ型，头蒂
　　　移行部呈草莓样结构，还是增生性息肉
　　　吧？
c: NBI 整体观察，这个增生性息肉有紧
　　满感。

　　　最终还是换成了 ESD，连同息肉切除处的残端，进行了整体剥离。
而病理结果也确定了是癌（图11）。

　　　"市原老师，内镜医生该怎么办啊？"

　　　"这竟然都是癌吗？"

　　　对于增生性息肉，我已经开始讨厌了……

市原：我市原又回来了！这个病变嘛，"并非全部是癌"。

　　　最终结果是"先发生的增生性息肉，局部癌变"。

　　　活检提示增生性息肉的原因是"刚好活检的部位是增生"。

　　　首先要考虑的是癌的范围。明确到底有多大的区域是癌。

　　　接下来要考虑是否在治疗前（尽可能在白光、非放大观察的阶段）
就可以预测是不是癌。

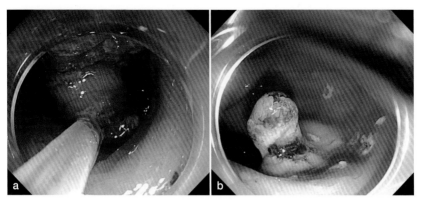

图 10 【病例 2】在根部用尼龙绳紧紧地结扎后进行了息肉电凝电切
肛侧可见少许残留，这个部分在内镜下观察，怎么看都应该是增生性息肉，然而……

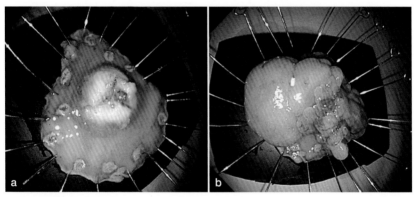

图 11 【病例 2】切除标本
a：增生性息肉如果合并了癌，就会很麻烦，所以连同息肉切除处残端周围黏膜，进行了整
　 体 ESD 切除。
b：将左侧残端上方切除掉的头部重新放在残端上的照片。我们医院的病理诊断：Type 0-
　 Ⅰ，pap > tub1，pT1a (M) UL0，Ly0，V0，切缘阴性。

　　下面我们先看非放大观察（图 12）。

　　这是借来的切片。图 12a 是息肉的头部，图 12b 是追加 ESD 切
下来的息肉根部。

　　可以看到，原医院病理医生用笔所标记的痕迹还在。用蓝笔圈出
来的部位，应该就是癌了。

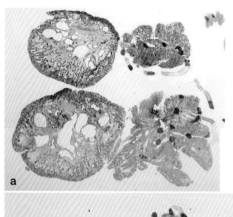

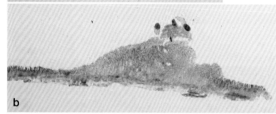

图 12　【病例 2】息肉头部
　　　　和根部的光镜图
a：息肉头部。
b：息肉根部。

癌与非癌是否有差别，光镜下能看出来吗？

"颜色深的地方，似乎有点感觉吧……"

不过，类似于很明显的结构不同，或者颜色深的地方都是癌等情况倒是也没看到，总体上区别不是很大。

很难吧！

我们继续仔细观察。在图 12a 中，与左边相比较，右侧的结构还是有所不同。左侧是稍显紧满的结节，而右侧则是像仙人掌或者多肉植物那样的分叶状隆起，换句话说，同一个病变之中还是存在着不同的结构。这种应该也算我们在【病例 1】中提到的"不规则"吧！

而正如【病例 1】时所强调的，有"不规则"就要怀疑（事出反常必有妖），就要考虑是不是有癌的可能性。

野中：嗯～等一下，市原老师，对于较大的增生性息肉，因为时常会被剐蹭或者碰撞，会有相应的物理性的修饰，通常也会出现不规则的区域吧……

　　另外，用笔圈起来的"癌的区域"，好像也不是"仙人掌"的全部啊，也只是"仙人掌"中很小的一部分吧。紧满结节和"仙人掌"结构之间的结构差别，以及是否因为癌才造成这种不同，在光镜下似乎也难以判断。

市原：对，正如野中教授所说。事实上，胃型腺癌中要存在那种不规整的原则，在这个大的增生性息肉中似乎很难实现。所以，咱们再仔细观察一下。

　　既然最低倍的放大观察难以发现癌与非癌的差别，那么我们就提高一下放大倍率。将图 12a 的右上，也就是"仙人掌"的叶尖进一步放大。

　　中倍放大（图 13）观察，可见蓝笔圈起的部分是癌，腺管密度仅稍有增高。是吧！只是很细微的差别。

　　再进一步放大。

　　图 14a 是非癌，图 14b 是癌。

　　比较一下，癌的区域腺管密度还是稍稍偏高的吧！

　　不过，腺管本身的结构还是比较接近的，有一些分叉，也有一些拉长。

　　本病例应该也是"胃型腺癌"。是在增生性息肉中出现的胃型的癌。也就是"人群中的人"。

野中：也就是说，是在涩谷街头溜达的我呗！！

市原：对，您既然还想跟大猩猩做朋友，那就这么理解吧！……总之，本病例中的癌与非癌很难区分，所以，在低倍放大时肯定是分不清楚的，即便是提高放大倍数到最高倍观察，最终也是挺有难度的。

　　而野中教授所在意的那点是什么来着？您是说过"相比一般的增生性息肉，更有紧满感"吧。有这种紧满感，也就是可能有什么东西充填其中。

　　图 12a 左侧大的隆起处，好像没有蓝笔画过的痕迹吧……（我们再看一遍图 12a）。

　　稍微放大一些观察。

　　看看紧满结节的上方和下方（图 15）。哎呀？

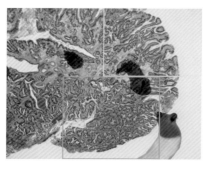

图 13 【病例 2】"仙人掌"叶尖的中倍放大

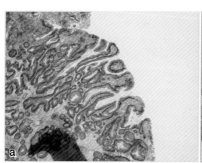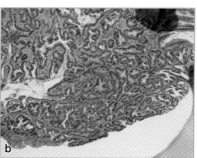

图 14 【病例 2】"仙人掌"叶尖的高倍放大
a: 非癌，b: 癌。

再进一步分别提高放大倍数……

哎呀呀，这可真是出人意料。图 16a 是癌，图 16b 是非癌。也就是说图 12a 左侧的紧满结节，也有局部癌变。

对癌变部位正确的标记应该这样的（图 17）。

如果不看开始的图 12a，而只是观察图 16a，应该可以发现癌。但回头再看图 12a 左侧，能看到癌吗？可能还是看不到吧。其实病理在最低倍放大时也很难鉴别，这样的感觉也希望大家可以体会一下。

这样的感觉就是"差别很小"。

所以像这样的病变，最终如果不通过 NBI 放大观察，将病变整体都不留死角地观察的话，就很难做出正确诊断。

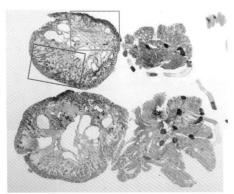

图 12a　息肉头部的光镜图（再次观察）

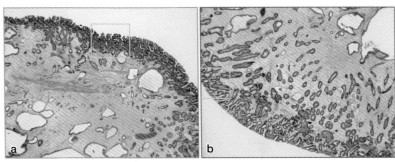

图 15 【病例 2】膨胀结节的中倍放大
a: 上方，b: 下方。

　　这一次的病变还是胃型腺癌，组织学上还是能看到"不规则"，但是正如前面所述，在较大的增生性息肉中出现"不规则"也很正常，仅通过"表面结构和色调的不规则"还不足以诊断为癌。而能够提示癌的一点就是野中教授前面所说的"紧满感"。靠单一的原理增生所形成的增生性息肉，如果一部分紧满了，如何解释呢？息肉内部腺管扩张的程度，为什么会因位置不同出现差异呢？终究还是哪里出了问题吧……然而，这紧满的结节也并非整体都是癌。因此，还是太难了！

　　在本病例中，与"仙人掌"相比较，紧满结节的间质水肿更加明显，腺管也更显扩张。也可能与表层的低异型度癌导致"腺管开口梗

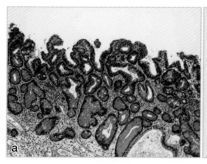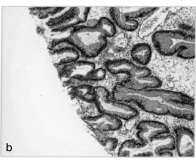

图 16 【**病例 2**】紧满结节的高倍放大
a: 上方，b: 下方。

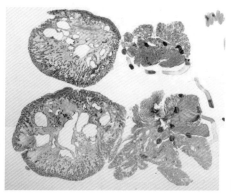

图 17　**正确的标记**

阻"或者"血流的变化"等有关联，不过除了这些也确实考虑不到其他的了⋯⋯

　　跟野中教授一样，我也开始讨厌增生性息肉了。

野中：市原老师，这个【**病例 2**】太难了⋯⋯在最开始的内镜检查时根本就看不出来是 0-I 型的早期胃癌。如果把这样的病例拿到研讨会上给人添堵，我自己都会没有再出席的兴致。

　　恐怕年轻内镜医生看了也会对内镜产生厌烦情绪。

　　这个病例在切除之前确实给我的印象就是尺寸很大，并且有紧满感。但是并不是像市原老师认为的那样，野中已经在术前就因为病变的紧满感，就……

事实上，我在术前并没有能够诊断出这就是个早期胃癌，而我考虑的"有紧满感"，也并不认为是"肿瘤填充导致的紧满"。仅仅是这个考虑也并不能做出内镜下的诊断。我的真实想法也只是考虑到一些报道中提到过在统计学上较大的增生性息肉中有 1.5%～4.5% 会合并癌。所以这个病变也有可能性而已。

对于教科书而言，写最正确的东西应该是首要的，因为需要登载的是差不多所有人都能认可的内容。而知道了病理的答案后，再去指导别人，谁都可以做到。虽说这样的教学也同样重要，但我们《秘籍》还是想尽量把所有意见都一句不落地展示出来。所以，这里我们想告诉年轻医生们："增生性息肉和 0-Ⅰ型早期胃癌的鉴别非常困难。""一定要小心观察'小草莓'。"

这个病例的另一个教训是类似于"因为是增生性息肉，所以不管是活检也好、EMR 也好，不用太过于强调残端，只要切下来就行！"这样的想法。这个病例的残端局部有癌，我也并不是怀疑整体都是癌，而仅仅是本能地觉得如果还有别的地方有癌，后续会产生麻烦，所以才选择追加 ESD 整体切除。也可以说是得到了神的提示。不过，我是无神论者（笑）。我一直认为"我命由我不由天"。

在对大的增生性息肉进行内镜下切除时，一定要多加小心。一方面可能合并癌，另一方面因为血流丰富，也可能会发生一般早期胃癌 ESD 时不会出现的突发状况。

③ 【病例 3】❶❷　近旁边就有增生性息肉，是由增生性息肉来源的吗？

野中：最后是【病例 3】，该病例有 4 个病变，请注意不要弄错讨论的是哪一个病变。该患者也是因为贫血而来行上消化道内镜检查。

首先我们先来看❶，也就是胃体中部后壁约 30mm 大小的 0-Ⅰ型病变（图 18a～c）。

前一次检查的医生已经确诊为 Group 5，所以我们就按早期胃癌 0- I 型来讨论（图 18d、e）。

它的旁边还有一个明显发红的约 10mm 大小的草莓样增生性息肉。这是病变❷（图 18c）。施行 ESD 将病变❶和❷一并切除。病变❶在内镜下呈不规则形态，并且有紧满感，诊断为肿瘤性病变（早期胃癌）。

既然是早期胃癌，就得马上考虑浸润深度的问题（如果你还没这样考虑，那可就不"酷"了啊）。关于这些内容，可以复习一下《秘籍 1》中第 95 页的酷知识点。

判断 0- I 型（分化型）浸润深度的酷知识点如下：

- 20mm 以下的 0- I 型癌中，90% 的浸润深度是在黏膜层。
- 大于 30mm 的病变，黏膜下层浸润或者进展期癌的可能性明显增高。
- 要注意调整气量观察病变根部……

该病变超过了 30mm，是必须要考虑浸润深度的 0- I 型早期胃癌。如图 18c 所示，用活检钳拨动后发现基底出人意料地窄。

这是个黏膜内癌啊！于是施行了 ESD。像这样的病变，用 ESD 在 30min 内就切除了。没让患者回到外科进行手术，我们内镜医生的精准诊断还是很重要的。

这样的病变也请教市原老师，目的主要是想知道"病变❶是来源于增生性息肉吗？"

主要旁边还有一个增生性息肉，也就是病变❷……

话说回来，这样的病变，总算没几个医生会诊断为增生性息肉了吧！或许，应该没人会那样诊断了吧！

市原：我市原又来了！首先这病变❶，应该还是 tub1＞pap＞tub2 的黏膜内癌。我认为"并非来源于增生性息肉"。

因为如果说来源于增生性息肉，总会留有曾经是增生性息肉的痕迹。然而整体观察本病变后，并没有任何能提示增生性息肉的蛛丝马迹。

也可能会有人说"是不是癌将息肉完全置换掉了呢？"当然这种

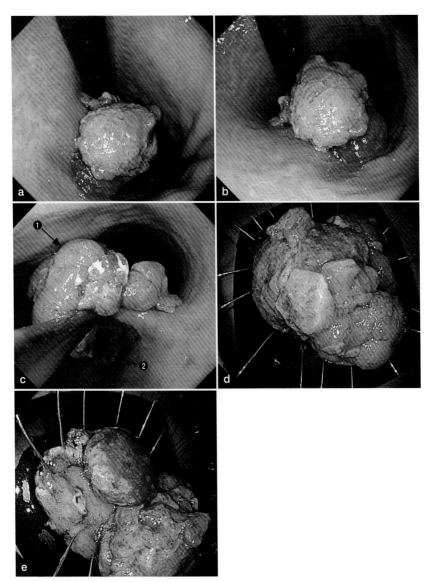

图 18 【病例 3】胃体中部后壁约 30mm 的隆起型病变（0- I 型）❶ 和草莓样增生性息
肉❷

a, b：活检诊断为 Group 5，考虑外科手术介绍到我院行内镜术前精查。

c：基底出人意料地窄，于是施行了 ESD。而旁边还发现了另外一个草莓样增生性息肉也
就是病变❷。

d, e：❶ 的切除标本。我们医院的病理诊断：Type 0- I 33mm×33mm，tub1 > tub2，
pT1a（M）UL0，Ly0，V0，切缘阴性，旁边还有另外一个增生性息肉也就是病变❷。

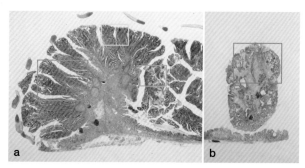

图 19 【病例 3】❶ 和 ❷ 的光镜图
a：癌，b：增生性息肉。

可能性也无法证实和否定，但是相对于毫无缘由的来自增生性息肉的想法，我们还是更倾向于考虑这是个 0- I 型胃癌的一种形态。

　　既然旁边还有一个增生性息肉，我们就顺便也看看它们之间的差别吧！因为跟增生性息肉差别较大，内镜下应该很容易诊断为癌。野中教授说"总算没有医生会诊断为增生性息肉了吧！"其实病理也一样，"根本不像增生性息肉"。这方面我们两人完全一致。

　　图 19a 是癌，图 19b 是增生性息肉。

　　因为大小不一样，一眼就能看出来。

　　此外，"内部颜色的深浅也完全不同"。较深的蓝紫色是细胞核的颜色，也就是说，看到了较深的紫色，就可以初步判断核较多，换句话说就是细胞紧紧地挤在了一起。

　　表面的结构也不一样。图 19b 还算是草莓样吧！图 19a 的话……海葵样？

　　不管怎么说，这还是一个"内镜下一般观察就不会弄错"的病变。在病理的光镜下也能分辨出来。总体上还是"差别比较大"的。

　　再进一步提高放大倍数。

　　在同一放大倍数下，图 20a 的癌灶中，可见从表面一直到深部都是伸长的乳头状 - 管状结构，腺管密度也高。

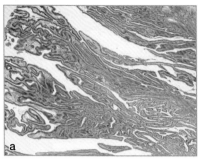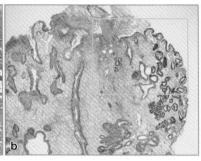

图 20 【病例 3】❶ 和 ❷ 的中倍放大图
a: 癌，b: 增生性息肉。

而图 20b 的增生性息肉中，却是比较中空的，同时伴有间质的水肿，腺管也非常稀疏。

病理图也很不一样吧！这些差别也都分别可以与"松散感""紧满感""卷曲感""表面形态""色调"等内镜下的表现一一对应。

表层部分进一步放大观察。

图 21a 是表面腺管紧密排列的癌。而图 21b 的增生性息肉中腺管则相对松散。间质中空，里面伴有炎症、水肿、血管增生。局部还有糜烂以及炎性渗出物的附着。

而且，癌的局部还包含分化度低下的区域（tub2 等）（图 22）。这是跟普通腺管完全不一样的结构。分化度低下也是与正常腺管差别增大的主要表现。

这是个内镜下很容易诊断为癌的病例。病理上也很容易诊断。在内镜白光观察下高度怀疑为癌的病例，在病理的光镜下也能看出跟非癌有很大差别。我想大家都可以认可吧！

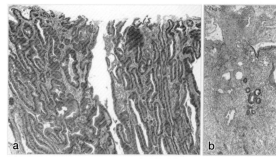

图21 【病例3】❶和❷的高倍放大图
a：癌，b：增生性息肉。

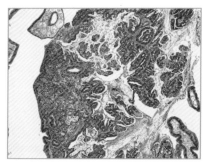

图22 【病例3】❶中癌的局部高倍放
大图

④ 【病例3】❸❹　更让人崩溃！如果增生性息肉局部癌变的话

野中：下面是该病例的❸和❹（图23）。

　　胃窦小弯还有约10mm大小的发红息肉（❹）。表面结构呈草莓样。这个病变诊断为增生性息肉一定不会错了！

　　这样的病变要是癌，诊断学的构架就全面坍塌了……

　　切除后的病理当然也让人长舒一口气，就是增生性息肉，不过还是让市原老师再为我们简单讲解一下吧。

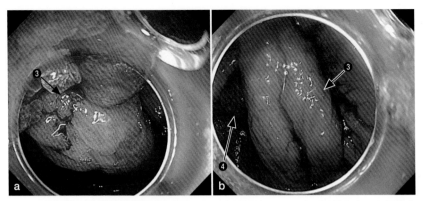

图 23 【病例 3】从幽门环开始延伸嵌顿于十二指肠的约 45mm 山田Ⅳ型息肉❸和胃窦小弯约 10mm 的增生性息肉❹

市原：好，那么我们就看看❹。

没错，就是增生性息肉（图 24）。

我们再来复习一下增生性息肉的特征。①小凹上皮高度增加。②间质水肿，伴血管增生。③可见表层缺损或肉芽形成。④伴有不同程度的炎症。⑤所构成的细胞为非癌细胞。

我们提高放大倍数再分别观察。

要是没习惯看病理，可能会想"这什么啊！一堆腺管……"而对于增生性息肉而言，恰恰是这"腺管与腺管之间增宽（间质水肿）"最为重要。也就是说，腺管虽然增生了，但是密度并未增高。

腺管高度虽然很高，但是相邻腺管之间有间隙，间质较多。这些间质内有较多血管，因此病变看上去整体发红。

同时还伴有糜烂、肉芽形成、炎症等，很典型的病例。

野中：下面可真是最后的病变了。❸是从幽门环开始延伸，头部极大的山田Ⅳ型息肉。

因为嵌顿于十二指肠，难以观察全貌。

应用牙线牵引后，终于把头部拉到了胃内（图 25）。想着机不可失，就赶紧直接切除了，只留了一张全貌的图片，而且还不是很清晰，稍显遗憾。顺便说一句，这个病变前一次检查的医生做了活检，结果

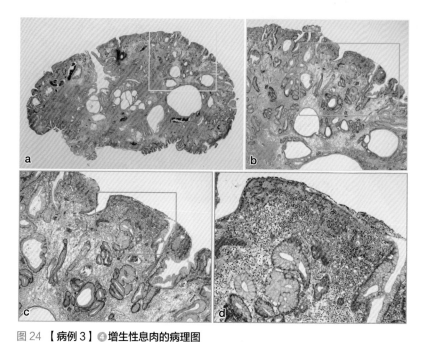

图24【病例3】❹增生性息肉的病理图
a：非放大图（光镜图），b：低倍放大图，c：中倍放大图，d：高倍放大图。

是增生性息肉。

　　再多说一句，因为所见范围内都是草莓样的结构，内镜下也诊断为增生性息肉（但是因为太大了，所以不能排除癌变的可能性），于是从蒂部正常黏膜的位置进行了切除。对于这个病变也请市原老师从病理学层面为我们解说一下吧！

市原：我来了！这个病变的99%都是增生性息肉。

　　然而，局部也合并有极少量的癌（日本标准）。

　　合并这么少量的癌，内镜下是不是能发现可就不好说了……

　　图26是息肉的最大断面，同等大小的断面还有三处。用黑点进行了提示，黑点旁边就是癌。真是太小了啊……让我们看看带有完整标记的图（图27）。

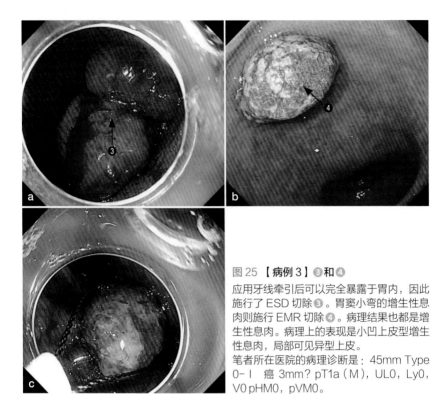

图 25 【病例 3】❸ 和 ❹

应用牙线牵引后可以完全暴露于胃内，因此施行了 ESD 切除 ❸。胃窦小弯的增生性息肉则施行 EMR 切除 ❹。病理结果也都是增生性息肉。病理上的表现是小凹上皮型增生性息肉，局部可见异型上皮。

笔者所在医院的病理诊断是：45mm Type 0-Ⅰ 癌 3mm？pT1a（M），UL0，Ly0，V0 pHM0，pVM0。

　　唉，这种程度的癌，基本上都没法直接诊断出来吧！

　　不过，要是用前面所说的找寻"不规则区域"的概念，能否诊断出来呢？

　　断面的光镜图提示表面呈分叶状，周边都是相对比较均匀规整的"外凸"。没有局部突然急剧凹陷或者膨隆的地方。息肉内部扩张的腺管也都大体上均匀分布。

　　在光镜下还都可判断为"没有不规则区域"。

　　接下来提升放大倍数……（图 28），却发现这腺管形状的多样性比想象中要多。虽然也都还未超出增生性息肉表现的范围。

野中：什么？多样性和不规则，这不都是胃型胃癌的特征吗？

市原：是我用词不严谨了，对不起啊！其实这个增生性息肉是"腺管整

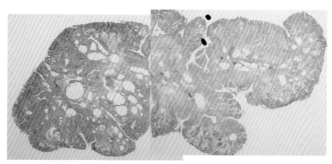

图 26 【病例 3】❸的光镜图
息肉的最大断面。

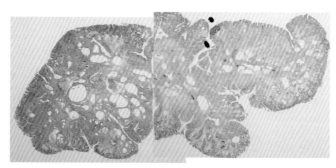

图 27 【病例 3】❸的标记图

体上具有多样性"，跟那种只有局部出现多样性的"不规则"是有区别
的。当多样的腺管均匀地分布时，这整体上也就是"内部没有不规则
区域"的病变了。而我们看光镜下的表现，是不是整体上就是类似于
这样呢？

而癌的区域则是如此（图 29）。

故意没有先将标记好癌区域的图片放上来，这个图片中的局部是
癌，各位知道在哪里吗？

好像到处都是不一样的表现是吧！癌太小了，"中倍放大中找不规
则区域"似乎也有难度。

而答案实际上是这样（图 30）。很难吧！

在光镜下难以发现"不规则"，而中倍放大观察，也只能看出腺管

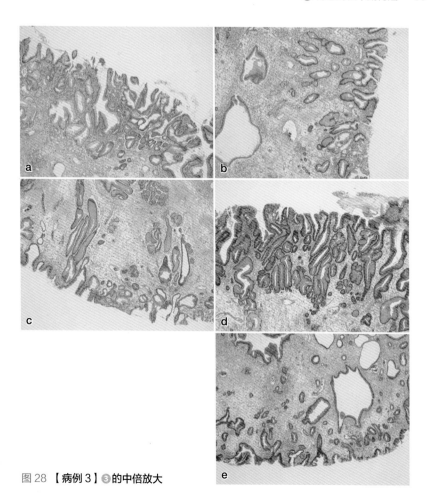

图 28 【病例 3】❸ 的中倍放大

开口部位的多样性。

　　病理上是如此，内镜下估计如果不是用最高倍的放大观察也只能诊断为增生性息肉。

　　病理最高倍放大是这样（图 31）。

　　直到这种程度的放大，才能够看出癌腺管中胞浆性状不同、结构不同、有明显的核异型。而内镜 NBI 放大观察下估计也只有最高倍的放大时，才能看到 white zone（白区）的密度、宽窄等变化。

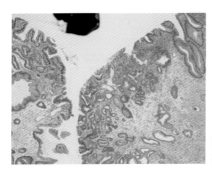

图 29 【病例 3】❸ 的中倍放大
癌的区域。

在诊断上也只能考虑是"合并微小癌"。如果说"诊断增生性息肉就要考虑合并癌",不管是内镜医生还是患者,难免都会造成恐慌,而如果能把具体哪块区域癌变弄清楚,那么也许还能够让人接受。本病例是"意外发生的癌",在内镜下能发现真是太难了。

野中:解释得太清楚了,那么我从内镜医生的角度再做个总结吧!就算会受到前辈老师们的批评……我也得鼓起勇气!

结论:"在胃内大的增生性息肉中如果合并了局部的癌,诊断方面基本上都是很难的"。

但是:

• 如果大小方面还可以,要尽可能地仔细观察包括裙边在内的病变整体,观察是否有腺管结构密集的区域,以及是否有"不规则"的区域。

• 目前针对增生性息肉的治疗,还是首选除菌。如果除菌不能改善,有不断增大导致贫血的可能性,采用内镜下治疗也是一种选择,不过还要意识到常会有合并胃癌的可能性,在这个前提下去选择如何治疗。

本章将上述两条做出了比较详尽的说明,希望前辈们因此能减少对我的斥责。

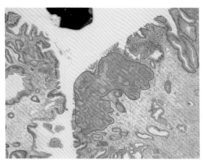

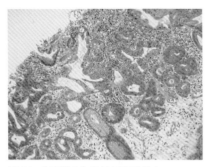

图 30　【病例 3】❸ 的中倍放大下癌的标记

图 31　【病例 3】❸ 的最高倍放大

③ 胃炎

开放型和闭合型的萎缩性胃炎
——我刚刚接触内镜五年，请尽可能地给我讲明白吧（泪）！

我们接续上一本《秘籍》的第 58 ~ 75 页"有幽门螺杆菌感染吗？"假设"还有年轻医生对摆在面前的萎缩性胃炎仍旧无法判断"。继续讲一下"萎缩性胃炎的诊断"。

你的观察顺序没有问题吗？

首先我们需要保证，检查结束后不会出现"哎呀，那个地方忘了摄图……"之类的情况。其实各家单位都有自己的一套观察顺序。而遵守这个观察顺序是首要的。如果没有固定的观察顺序，可以去别的医院从最基础开始学起。模仿业界传奇大师们的观察顺序进行操作，是提高的捷径。对于具体观察顺序，可以参考文献 [1, 2]。

并且，对于容易发生癌等病变的区域也要充分知晓，这部分可以参考文献 [3, 4]。

只要观察无遗漏就没问题！

而如果说常见的易漏诊区域，则主要有容易隐藏于镜身后面的"贲门小弯"，以及距离过远（过暗）难以观察的"贲门大弯"。因此，时常会有"竟然完全没有贲门周围图片"的情况发生。

在木村·竹本分型中，观察贲门周围（贲门小弯、贲门大弯），如果腺萎缩边界（即 F 线）没有到达贲门，就是 C-3；而如果腺萎缩边界到达贲门，并且萎缩黏膜包绕贲门，就是 O-1。所以，不能判断贲门周围的情况，相应地也就无法判定萎缩的程度了。

一个在这里能够清晰摄图的技巧就是镜子的 twist（扭曲）操作。就是利用将大螺旋下压到底后再反复使用几次小螺旋（调节左右），使得内镜的弯曲程度进一步增加的现象。即便在内镜旋钮角度变差时，使用这

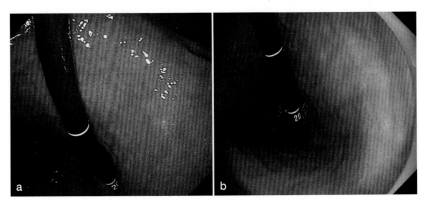

图1　C-1
a，b是不同的病例，胃体下部小弯 - 胃角小弯可见RAC。

种技术再配合右手的旋拧镜身操作，仍然可以对贲门周围进行仔细观察。
请大家一定要掌握。在日常诊疗观察贲门周围出现困难时请一定试
一试。

知道应该观察的部位吗？

在确定了观察顺序后，下面就要明确"应该观察的部位"了。

再回到木村·竹本分型，该分型的依据就是内镜下F线的位置。

- C-1：F线没有超过胃角。也就是胃体下部小弯–胃角小弯都可以
  看到RAC（regular arrangement of collecting venules），即没有萎缩
  的未感染病例。如果F线超过了胃角，即便是很少，那也是C-2
  （图1）。
- C-2：观察胃体小弯，F线超过了胃角，从胃角到胃体下部周围，
  就是C-2，C-3是要到胃体上部，只要没达到那里，就还是C-2
  （图2）。
- C-3：F线到达胃体上部，但在邻近贲门小弯处还没有到达贲门，
  就是C-3（图3）。
- O-1：F线到达贲门，萎缩黏膜已经分布于贲门周围的状态，就是

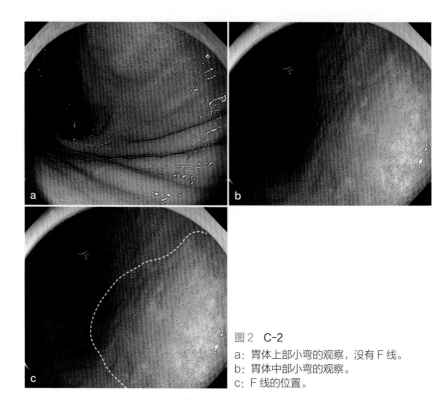

图2　C-2
a：胃体上部小弯的观察，没有 F 线。
b：胃体中部小弯的观察。
c：F 线的位置。

O-1。此外，大弯侧的黏膜皱襞基本上还能保持原样（稍微减少一些也可以，图 4）。

- O-2：O-1 和 O-3 之间的状态就是 O-2（图 5）。
- O-3：大弯的黏膜皱襞完全消失，萎缩扩展到全胃的状态。

怎么样？

这样的定义，是不是看过很多遍了？然而，实际操作时是不是还会有不少年轻医生会对眼前的黏膜萎缩状态划问号呢？下面，我们就再一次讲一下实际操作时的判定要点。

❶ 观察胃体下部小弯–胃角小弯的图片（图 1a、b、图 4c）

首先，要看胃体下部小弯 – 胃角小弯区域是否有 RAC。这在判断是 C-1 还是 C-2 时是必要的。

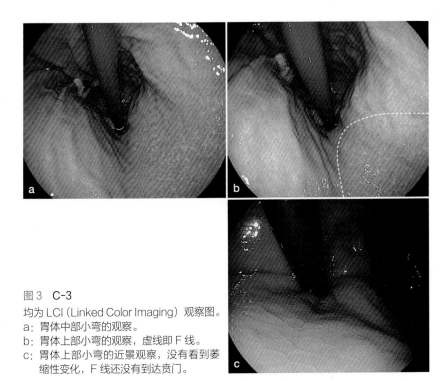

图3　C-3
均为 LCI（Linked Color Imaging）观察图。
a：胃体中部小弯的观察。
b：胃体上部小弯的观察，虚线即 F 线。
c：胃体上部小弯的近景观察，没有看到萎
　　缩性变化，F 线还没有到达贲门。

❷ **观察贲门周围的图片**（图 2a、图 3a、图 4a、图 5a）

观察贲门小弯，以及从贲门到穹隆的大弯（即贲门唇的大弯侧）。在区分 C-3 还是 O-1 时是必要的。

最后。

❸ **正镜观察从胃体下部大弯到胃体上部大弯的图片**（图 4b、图 5b~d）

观察胃体下部大弯的黏膜皱襞是不是有朝向口侧逐渐消失，在区分是从 C-3 到 O-1 还是 O-2 时是必要的。O-3 是黏膜皱襞完全消失的状态。

可以说，只要能够做好这三处的观察，基本上就可以做到使用木村·竹本分型来判定萎缩状态了。

不过，大家对于胃体小弯的"胃体上部、胃体中部、胃体下部"是

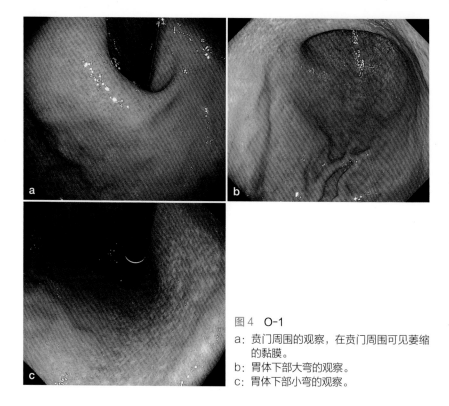

图 4　O-1
a：贲门周围的观察，在贲门周围可见萎缩
　　的黏膜。
b：胃体下部大弯的观察。
c：胃体下部小弯的观察。

不是能判断清楚呢？可能会有人说，分清楚这个不是很简单嘛！那就请您跳过这段。如果有人感觉分不太清楚，就请继续读下去。同时可参考《图说〈胃与肠〉表现名词集 2017》胃的解剖名词和《消化内镜名词集（第 3 版）》。当然也可以读《胃癌处理规范（第 15 版）》。

　　大家也许有人见过外科手术切除后的离体标本，当胃拿到体外后，是很难区分胃角在哪里的。然而，如果是在体内，在适当充气伸展后，胃就会出现特定的弯曲状态，这个折角处就称为胃角。因此，内镜名词方面，在贲门和幽门之外，正因为有胃角这样标志性结构的存在，才使得 UML（上部、中部、下部）这种更加细致的名词得以出现。

　　食管和胃的结合部是贲门，从口侧向肛侧依次为胃底穹隆、胃体、胃角、胃窦。而把胃体部小弯从贲门到胃角三等分，即可分成胃体上部、

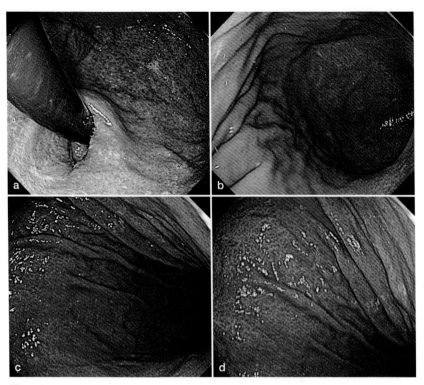

图5　O-2

a：贲门周围的观察。在贲门周围可见萎缩的黏膜。
b：胃体下部大弯的观察。同 O-1 相比，萎缩的范围更向口侧进展。
c，d：胃体上部大弯（c），贲门大弯（d）的观察。还没有达到 O-3 萎缩的程度，还处于 O-1 和 O-3 之间。

胃体中部、胃体下部（译者注：应该均为各部的小弯）。因为没有任何标志性的结构，只是三等分，所以能反映胃角和贲门关系的摄图就至关重要，也就是说如果不是在胃体小弯侧反复多张摄图（叠加摄图），就难以确定具体各部的准确位置。

　　胃体的长度因人而异，只看一张图片，就认定距离贲门 5cm 处是胃体中部，这样的判断也实在是过于武断。换言之，如果不是反转观察胃体小弯并反复多张摄图（叠加摄图），就很难判定是 C-2 还是 C-3。所以，"在胃体小弯反复多张摄图（叠加摄图），从而明确胃角和贲门间的位置关系！"是一个非常重要的酷知识点。

"酷"知识点：判断萎缩性胃炎时的摄图要点

• 为了明确胃角和贲门间的位置关系，要在胃体小弯反复多张摄图（叠加摄图）！

实际观察时的注意事项——空气量合适吗？

萎缩边界的判定可以通过血管透见变化的区域、皱襞的减少、黏膜褪色变化区域等多方面实现。当然这些如果不是在胃内空气量适度的前提下，也的确无法判断。然而，这个"适度"到底是多少呢？在充气过度的条件下（胃透视时的大量空气＝应用发泡剂7g也就是产生大约700mL气体），胃壁会变薄，从而导致血管透见明显，并且黏膜皱襞消失。此时如果诊断为萎缩，就是过度诊断了。而如果空气量少，萎缩黏膜皱在一起，看上去也会有胃皱襞存在，从而导致漏诊。因此，皱襞的分布以及粗细，是受胃内空气量影响的。如果不是"中等程度"的充气量，对萎缩的判断就很难准确。那么，这个"中等程度"到底应该是什么程度呢？一般来说，在胃 X 线检查时应用发泡剂5g，也就是产生大约500mL空气量时被认为是合适的程度。

但是，在内镜检查中，要说"我只充气500mL哈"这种操作也不现实。因此，多看看空气量适度的图片并且记住这种气量内镜下胃内的状态可能才是唯一较好的办法。

另外，也不要认为内镜下观察的 F 线＝腺萎缩交界是很清晰规整的一根线，因为不可能那么简单地把两种腺体直接区分开。实际上在腺萎缩边界附近，一开始是稀疏的萎缩变化，这些萎缩逐渐连成片，再进一步拓展，一点点地完全置换变成萎缩黏膜。而这些刚开始的萎缩变化所形成的带状区域（中间带）也会逐渐移动（图6）。

应用放大内镜观察中间带附近。可见这样的状态（图 7a）。针对斑

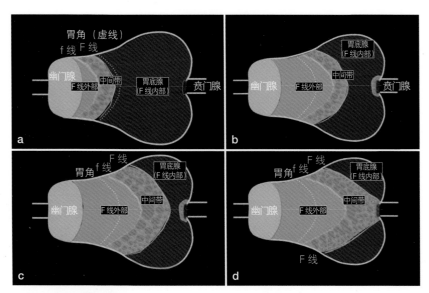

图6　F线中间带的移动
a: C-1，b: C-2，c: C-3，d: O-1。

片状、岛状的区域（图7b的绿框）进一步放大观察，可见局部黏膜表层的腺管开口处呈 pit 状（孔状），这是残存的胃底腺（图7c）。在八木等的 A-B 分型中被称作 B 型黏膜。而各斑片状、岛状区域之间形成的沟（图7d 的黄框）则是胃小沟，其凹陷处呈绒毛状。这种 villi 状（绒毛状）黏膜在八木等的 A-B 分型中被称作 A 型黏膜。

　　F 线的内部区域中主要是孔状黏膜（B 型黏膜）存在的区域，而 F 线的外部区域则主要是绒毛状黏膜（A 型黏膜）存在的区域。F 线是腺萎缩的交界，F 线和 f 线之间的中间带则是孔状和绒毛状黏膜混合存在的区域。换句话说，是 A 型黏膜和 B 型黏膜都可以看到，残存的胃底腺和萎缩性变化混合存在的区域。这个被称为中间带的"带状区域"随着萎缩变化而移动，而相应地胃黏膜表面结构也会逐渐变化。

那么说起来，木村·竹本分型为什么必要呢？

　　那么有些率真的年轻医生可能会问"为什么会特意兴师动众地弄个

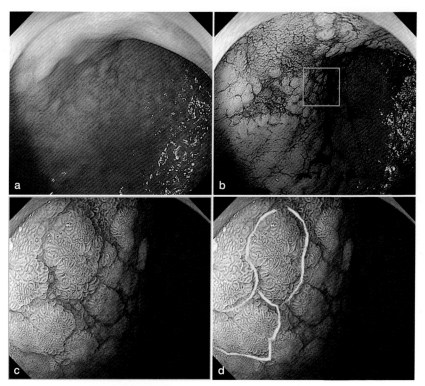

图7　中间带附近的放大内镜观察图
a: 胃体下部前壁白光观察。
b: a图的靛胭脂染色。
c: b图中绿框内的NBI放大观察图,可见胃小区。
d: 黄线部分是胃小沟,小沟处可见绒毛状结构。

木村·竹本分型来进行判断呢?"首先这样做的一个意义就是可以判断
胃癌发生的危险程度。

　　井上等曾报道随着木村·竹本分型的程度增高胃癌发生率也相应增
高。C-0,C-1组0.0%(0/591),C-2,C-3组2.2%(9/406),O-1,O-2
组4.4%(13/294),O-3,O-p组10.3%(4/39),可见伴随胃黏膜萎缩的逐
渐进展,胃癌的发生率也会增高。也就是说,知道了患者患癌风险的程
度,从而在检查时也可以相应地调整"观察策略"。如果看到了萎缩进展
的胃,就应该仔细地将胃内附着的黏液充分洗净并吸引,将胃内环境处

理得干净利索后再进行观察，连微小病变都尽量做到不漏诊【此处所说的 O-p 是指胃整体黏膜都呈萎缩的泛萎缩（pan-atrophy）状态，因为在木村·竹本分型中是排在 O-3 之后的概念，所以，O-4 与 O-p 意思相同】。如果想知道更多详情，请参考文献［7，15］。

难判断的时候，还有压箱底的绝招吗？

　　如果很仔细地观察仍旧难以判断是否萎缩时，可使用《秘籍 1》第 63～65 页中介绍的绝招，用靛胭脂染色后再进行胃小区诊断。在平时检查中就要习惯应用靛胭脂染色，记住胃体胃窦处正常黏膜的靛胭脂染色图，如果发现与这个正常染色图不一样，就有可能是发生了萎缩。只是用白光观察有时候会遇到极难分辨的病例，这样的方法请一定学会。此外，在放大内镜观察时也会遇到一些极难判断的病例，如果应用靛胭脂染色，可以观察胃小区的变化，从而大致了解到背景黏膜的变化，就非常有帮助于明确诊断。

　　而另一个绝招，就是画面增强观察。也就是指应用奥林巴斯公司的 NBI（Narrow Band Imaging）或者富士公司的 BLI（Blue LASER Imaging）再进行放大内镜观察时，通过识别 LBC（light blue crest）或者 WOS（white opaque substance）等表现，来判断肠上皮化生。

　　有肠上皮化生，就代表着出现了萎缩性变化，也就是说有 LBC 或 WOS 的区域，就可以判断为有萎缩存在。但是，这种检查没有放大观察肯定不行，而且，如果不是带了黑帽，中倍以上的放大也很难清晰摄图，另外还有时间上的限制，以及在检查顺序上的各种问题等。

　　富士公司出品的 LASEREO 所搭载的 LCI（Linked Color Imaging）是将白光与窄带光混合照射，通过增强色彩度差，色相差对图像进行处理，从而使得黏膜的颜色差异被放大，进而增加对炎症等诊断的帮助。使用 LCI 观察时，即便是经鼻内镜或远景观察，都能保证足够的亮度，而由于不管是特异型肠上皮化生还是非特异性肠上皮化生，肠上皮化生区域都会表现为薰衣草色（lavender color），所以即便是远景观察，也可以很容易地发现萎缩性变化（图 8）。因此，这在萎缩性胃炎的范围诊断方面非

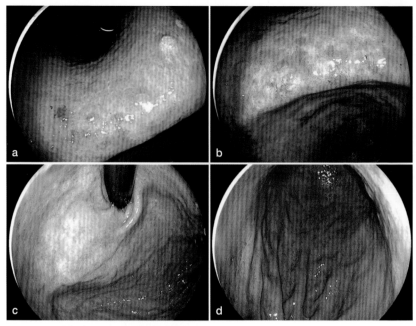

图8　O-1病例中可以观察到的薰衣草色

常有帮助。当然这功能也不是所有主机都有，如果诊断困难时又恰巧使用带有这个功能的主机，就请试用一下吧！

■ 文献

[1] 田尻久雄，小山恒男（編）. 食道・胃・十二指腸診断. 羊土社，2009.
[2] 日本消化器内視鏡学会（監修）. 上部消化管内視鏡スクリーニング検査マニュアル. 医学図書出版，2017.
[3] 平澤俊明，河内 洋. 通常内視鏡観察による早期胃癌の拾い上げと診断. 日本メディカルセンター，2016.
[4] 濱本英剛，長南明道，草野 央，他. 早期胃癌の存在診断のための準備と心構え. 消化器内視鏡 26（8）：1111-1120, 2014.
[5] 貝瀬 満. 私はこうしている 通常径経口内視鏡による上部消化管の観察と診断. 消化器内視鏡 23（1）：39-45, 2011.
[6] 鎌田智有，井上和彦. 木村・竹本分類. 胃と腸 47（5）：852, 2012.
[7] 中島滋美. 萎縮性胃炎（木村・竹本分類）. G. I. Res 24（3）：196-201, 2016.
[8] 二村 聡. 胃の解剖用語. 胃と腸 52（5）：531-534, 2017.

[9] 日本消化器内視鏡学会用語委員会（編）. 消化器内視鏡用語集，第3版. 医学書院，2011.

[10] 日本胃癌学会（編）. 胃癌取扱い規約，第15版. 金原出版，2017.

[11] 榊 信廣，加藤裕昭，荒川丈夫，他. 腺領域の内視鏡診断と *Helicobacter pylori*. 胃と腸 32 (12)：1571-1580, 1997.

[12] 八木一芳，味岡洋一. 胃の拡大内視鏡診断，第2版. 医学書院，2014.

[13] 国立がん研究センター：がん診療画像レファレンスデータベース. http://cir.ncc.go.jp（国立研究開発法人国立がん研究センターがん対策情報センターの胃癌早期診断のための胃X線ピロリ菌感染判定法）

[14] 井上和彦，藤澤智雄，千貫大介，他. 胃癌発生の背景粘膜—人間ドックにおける内視鏡検査からの検討. 胃と腸 44 (9)：1367-1373, 2009.

[15] 中島滋美，榊 信廣，春間 賢. 内視鏡的胃粘膜萎縮. G. I. Res 23 (1)：77-79, 2015.

[16] Kanemitsu T, Yao K, Nagahama T, et al. Extending magnifying NBI diagnosis of intestinal metaplasia in the stomach：the white opaque substance marker. Endoscopy 49 (6)：529-535, 2017.

[17] 加藤元嗣，中村晃久，久保公利，他. 胃炎の京都分類の代表的所見 腸上皮化生. Helicobacter Research 20 (4)：343-345, 2016.

[18] 間部克裕，西村友佑，久保公利，他. *H. pylori* 未感染者・既感染者の胃内視鏡所見. 臨床消化器内科 32 (11)：1451-1456，2017.

专栏
1

goodbye，"梳子样发红"!

看看这张照片（图 1），大家会怎么样描述呢？

对，是的。就是梳子样发红。

如果是这么认为的医生，请继续读下去。

如果是考虑"这不都已经确定叫条形发红了吗？"的医生，那就请跳过这一部分，继续读后面的内容。

这样对我们双方都有好处（笑）。

首先要说明的是，虽然有点不好意思，我在数年前看到这样的表现，也是毫不犹豫记录为"梳子样发红"的。当然想不起来梳子的汉字怎么写的时候，就直接用假名（译者注：可以理解为日语中的拼音）记录。

在"第 85 届日本消化内镜学会总会"上经过新的胃炎分型的讨论，最终出版了《胃炎的京都分型》。我自己虽然不情愿，但是也不得不再一次学习并改正对胃炎内镜下表现的相关认识。

在面向年轻内镜医生的教学会上，当然不能教授错误的内容。如果我在面对 10 名年轻内镜医生的教学会上将这种放射状的线状发红称为"梳子样发红"，那 5 年后当这些年轻医生也指导更年轻的 10 名医生时，就会将这种说法继续传下去。再过 5 年……可能更多的"梳子样发红人群"就会诞生了吧！传播速度可能比较快……

"这样可不行啊，肯定不酷"，于是在教学会上就尽量用"可见条形发红……"这样的话来读片了。而"梳子样发红"这种说法不再使用，并且也

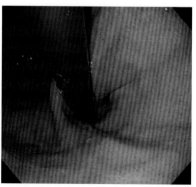

图 1　放射状的线样发红

决心忘掉它的存在。

随着内镜筛查在全国范围内的展开，邀请我去给上消化道内镜筛查的医生们讲课的机会也逐渐增加了。当然都是因为《秘籍》这本书。

在全国巡讲过程中，我留意到了一件事情。

每当我讲到第 59 张幻灯片时，听讲的不少医生们都会目光偏移。

我在这张幻灯片上也没有放杀人现场或者其他奇怪的照片啊！为什么会这样呢？

这张幻灯片右上角所放的图片，对了，就是这个呈放射状的线样发红，也就是"条形发红"（red streak）。而照片的下方标注着"梳子样发红的记录方法是错误的"。

难道说……这个世上还有很多跟我一样在多年前一直认为"梳子样发红"是正确的，而现在无法对别人言讲的内镜医生吗？

"这可不是应该继承延续的啊。一定要将坏习惯就此中断，将负面的连锁效应就此终结，今后不让新的年轻'梳子样发红人士'出现"。

受这样的使命感驱使，即便只是自己说，我认为那也不行。

因此，虽然前面说了这么多似乎没什么用的东西，归根结底为什么日本的内镜医生会使用"梳子样发红"这样的词语呢？可能也是像"北斗神拳"（笔者注：在漫画《北斗神拳》中出现的一脉单传的虚构拳法）那样一代代继承而来的吧！

所以，在《消化道内镜词语集 （第 3 版）》中将梳子样发红改成了条形发红，也就不奇怪了。

当然，这是来自《胃与肠》老师的说法，而不是来自"谷歌老师"。当翻阅《图说〈胃与肠〉表现名词集 2017》时，也能看到里面明确地记录着。

参考 文献

山本浩隆. 稜線状発赤. 胃と腸 52 (5)：575，2017.

《胃与肠》真的是太棒了。

这个词原本来自德语 kammrötung，原意是沿着田垄样的发红，但是这个 kamm 还有梳子、鸡冠、山脉的轮廓、波纹等释义。也不知道为什么，梳子这个翻译成了最终的选择。

　　而正因为这个选择，kammrötung 以"梳子样发红"这个词在人世间隆重登场，然而，事实上，这只是日本内镜医生们不求甚解囫囵吞枣地习惯性应用而已。

　　原本一定应该有人在某一时段对此提出质疑的，是吧？

　　可遗憾的是，实际上在此基础上更不幸的事儿发生了。

　　这个不幸就是有人认为这种呈放射状的线样发红，简直就跟黏膜刚用梳子梳过的状态一模一样。

　　我在做实习医生那会儿，当听到老师告诉我这就是梳子样发红时，就觉得确实是像梳子梳过那样的线样发红。

　　像这种巧合，简直就是每周二悬疑剧场中讲的悬疑事件啊。

　　既然有这样的巧合，我倒是觉得就算是错进错出，在定义混乱的时代与我们共生的这个"梳子样发红"，正式被用于内镜专用词语也没什么不好。

　　不行，不行，这样写这本书，如果被日本消化道内镜学会的词语委员会委员长（2018 年 6 月为松田浩二教授）知道了，一定会被他骂的吧……

　　一直能读到这个专栏最后部分的各位读者，请用感谢的心情对待"梳子样发红"吧！在今后的日常内镜诊疗工作中，也请忘掉这个名词，只记得并且也只使用"条状发红"来进行描述吧！

　　"goodbye，梳子样发红！"

■ 文献

[1] 春間 賢（監修），加藤元嗣，井上和彦，村上和成，他（編）. 胃炎の京都分類. 日本メディカルセンター，2014.

④ 胃底腺型胃癌

是胃底腺型胃癌、胃底腺黏膜型胃癌还是胃固有腺黏膜型肿瘤？还不知道怎么区分啊！

野中："胃底腺型胃癌"似乎是个很强的对手，如果能深入地了解这个对手，能够更加详尽地讲解的话，那一定是很酷了。带着这样的想法，在酷文献《胃与肠》50卷12号（2015年11月号）［胃底腺型胃癌］刚出版时我就立刻购买阅读了。

在我们的读片会上需要给参加者进行详细的讲解，所以这些也都是为此而做的常规知识储备。在札幌放大内镜读片会，我的好朋友滨本老师展示了这样的病例后，当时的主持人间部老师请我再多讲解一点，我就顺势把"酷知识袋"完全打开，做了极为详尽的讲解，那才是让我至今都觉得自己很酷的一场展示（讲解了黏膜下肿瘤样的隆起、树枝样的扩张血管等）。

其实，在那次读片会之前的某天我刚好偶然又读了一遍那篇酷文献，这个秘密我可是跟谁也不能透露的……

如果你能把我下面发表的酷知识点都记住的话，对一般水平而言，你一定就会被认为"太酷了，必须滴！（长井秀和式赞许）"。也许很多医生对长井秀和不太了解……那就请看看维基百科里关于他的介绍吧。（译者注：长井秀和是日本知名搞笑艺人，以毒舌著称，喜欢在每句话句尾加上一句，一定不会错！这里原话的翻译体现不出那种气氛，所以改成赵本山农村剧中人物刘大脑袋的口头禅，请各位自行想象）

闲言少叙，下面就列举一下胃底腺型胃癌的关键词。

> "酷" 知识点： **胃底腺型胃癌的关键词**
>
> - 背景黏膜是胃底腺黏膜（非萎缩）。
> - 黏膜下肿瘤样的病变。
> - 褪色。
> - 树枝状的扩张血管。
> ……

太简单了，这样就可以了吗？

人生哪有那么一帆风顺啊……

40 多岁女性，幽门螺杆菌阴性，在胃体上部大弯侧发现了感觉一定是胃底腺型胃癌的病变，病理诊断过程中也反馈过"活检也提示胃底腺型胃癌的可能性，讨论协商后再出结果"的消息，本是满怀期待，可结果却是"胃型的腺瘤？"这种毫无价值的结果。

还有我自认为可能是胃底腺型胃癌的病例，用 NBI 放大内镜观察后，似乎黏膜表面还有明显的微表面结构异常和微小血管的异常（这种时候诊断为胃底腺黏膜型胃癌？）。

胃底腺型胃癌的基本条件，表面不应该是正常的黏膜吗？

怎么好像越来越糊涂了，这个时候，还是问问能提供最终诊断的病理科医生吧，也只有这样才能明确吧。于是，很想听听《秘籍 1》的作者之一市原真老师的意见。如果还是不能理解，就只能请"那个人"登场了……

市原老师，这本书的读者们都是以后准备成为酷医生的，请您一定要考虑到这一点，给我的问题做个详尽的答复吧！胃底腺型胃癌和胃底腺黏膜型胃癌一样吗？到底都是什么啊？

胃底腺型胃癌和胃底腺黏膜型胃癌一样吗？到底都是什么啊？

市原：我是市原，胃底腺型胃癌（gastric adenocarcinoma of fundic gland

type, chief cell predominant type）是一种非常有特点的病变。

比如……

- 在 *H.pylori* 阴性的胃内也可以出现。
- 大名鼎鼎的 VS 诊断系统也诊断不了（表层的微表面结构和微血管结构并不像一般的癌那样会出现异常，有时候边界（demarcation line，DL）也无法看清。
- 呈黏膜下肿瘤（submucosal tumor，SMT）样的表现。
- 相当一部分会侵及黏膜下（SM）。
- 病理医生诊断为癌后，需要按照 SM 癌的原则来处理吗？
- 其实病理医生做出诊断也很难。
- 听都没听过的免疫染色这一下那染一下的。
- 现在想想，都还觉得这怎么能是癌呢？

哎呀！太乱套了，主细胞标记物、壁细胞标记物……

其实，当然也就是在这里说，就是问病理医生这个是不是胃底腺型胃癌，也会让他们一下子难以回答，这几年来概念也不断地变化更新，在学习时也经常会听到一些错误的解释。

为了能把这些混乱的概念整理，也出现了新的概念用词，也就是胃底腺"黏膜型"胃癌。或者进一步的胃"固有腺"型胃癌，还有可能会出现胃固有腺型"肿瘤"等更能概括区分病变性质的新的词汇。

这都什么乱七八糟的，有这样的感觉吧？那么我们就来系统地整理一下吧！胃癌原本具有各种各样的组织类型，这些所谓的组织类型其实是根据癌组成的结构，也就是观察"是否形成了腺管""腺管是否消失，是否一个个细胞已经被浸润"等形态，来区分是 tub1 还是 sig。然而近年来随着免疫染色等工具的出现，使得我们不仅仅能观察细胞的形态，还能够明确地判断出细胞的性质。

我们都知道胃型、肠型、胃肠混合型的分型，并不是只根据单个细胞的性质来区分的，它是与临床信息密切相关的分型，所以也常会见到像"胃型病变更难判断病变范围及深度"这样的说法。

于是随着免疫染色的多样化，就不再是简单的"胃型""肠型"，而是可以更细致地进行分型了。

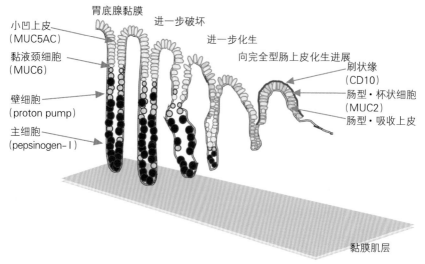

图 1　**胃内上皮细胞的种类**

　　胃黏膜与大肠黏膜或者其他脏器（肝脏或者胰腺等）相比较，上皮细胞的种类出奇的多（图 1）。所以相应地，应该都有与这些正常的组成部分所对应的癌吧，这就是我近年来所考虑的问题。

野中：考虑的问题？您说的不就是全新的知识点，或者说最新的诊断依据吗？

市原：额……还是暂且作为考虑的问题吧，病例数还是太少了，而且观察时也有很多不明确的地方。

　　请看图 2。

　　胃内有各种各样的细胞，当有肠上皮化生时，还会加上肠型的细胞。

　　而我们目前所说的癌，主要是对应这些细胞中的小凹上皮、肠型上皮以及两种混合的细胞。也就是图 2 中黄线圈起的部分。

　　不管是哪一个，都是集中在黏膜表层附近的细胞，癌有这样的性质，自然而然就会"露出于最表层"了。

　　但是，非黄线包围的部分又有什么呢？主要是以下几种：

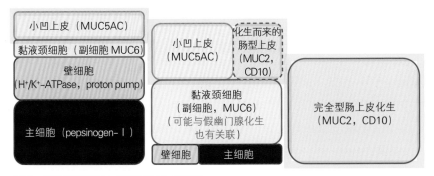

图2　非肿瘤胃黏膜中的细胞种类（粗略）

- 黏液颈细胞（副细胞）。
- 壁细胞。
- 主细胞。

那么这些细胞所对应的肿瘤存不存在呢？这就是近年来我所考虑的问题。

具有"主细胞"的性质，颜色偏深的就是胃底腺型胃癌（主细胞型），那黏液颈细胞呢？壁细胞呢？这些细胞都具备的肿瘤就不存在吗？这么一想，再考虑"胃底腺黏膜型胃癌"或者"胃固有腺黏膜型肿瘤"等名词，是不是就觉得这个想法更加重要了呢？

野中：我和市原老师合作了这么多年，还是相当理解老师的想法的。

我也想做那样的事……也特别以那样为荣……

但是，仅这样可并不能算真正的"酷"啊！还是请我们日本对这个疾病了解得最为详尽的上山老师来解释一下吧！

为了想要变酷的年轻内镜医生们，特别想在这本"酷"书中加入与胃底腺型胃癌相关的项目，于是给上山老师发了请求执笔的邮件（实际上也是我自己想学到更多相关的知识，变得更酷）。

幸运的是没过多久，从上山老师那里就收到了可以执笔的回复。

下面就请上山老师为想要变酷的各位读者，不对，是想要变酷的野中康一，做简明易懂的讲解吧！

来理解一下胃底腺型胃癌和胃底腺黏膜型胃癌吧!

上山：野中老师、市原老师、想要变酷的各位读者，大家好!

　　首先自我介绍一下，我是 Dr.Curry 也就是八尾隆史老师（消化道病理和咖喱方面的师父）的麾下正在研究胃底腺型胃癌、超喜欢放大内镜的内镜医生。

　　下面我将针对便于理解胃底腺型胃癌和胃底腺黏膜型胃癌的必要知识点向各位进行简单的说明。

　　我和 Dr.Curry 是从 2010 年开始提出胃底腺型胃癌概念的，到现在经过各种学会研讨会上多个报道和讨论，又加上在《胃癌处理规范（第 15 版）》上被作为一个特殊类型而追加刊载，在内镜医生中这个胃底腺型胃癌的概念已经初步算是被大家所认知了。

　　然而，对于这种胃底腺型胃癌，以及胃底腺黏膜型胃癌或者类似的胃型形质的低异型度分化型胃癌，即便是野中老师或者市原老师这样的专家，也是觉得难以理解的。这也算是个很麻烦的肿瘤吧! 下面根据我个人的意见对目前低异型度分化型胃癌进行了分型，整理成了表 1。

　　在胃型形质中，单纯的胃底腺型胃癌基本上不会露出于表层，而其他的肿瘤基本上都是露出于表层的。单纯的胃底腺型胃癌是只有单一的分化，表层被非肿瘤成分覆盖的特殊肿瘤。

　　单纯的胃底腺型胃癌在一般的病理诊断时，并不能像通常型浸润癌那样做出明确的诊断，经常会被诊断为 Group1，2，3 或者 NET（neuroendocrine tumor）。因为异型度非常低，病理诊断非常困难，像前面所说的那样，这个概念也只能慢慢地、一点点地往一般病理医生的意识中渗透……当然我们也希望它渗透。

　　对于消化系统专门的病理医生来说，还是可以诊断出胃型的低异型度高分化型腺癌。原因是虽说不能诊断为明确的癌，但是可以看到的也不是非肿瘤性的黏膜。呈现出不正常的组织学表现，再加上有明确边界，所以还是能够诊断为肿瘤。这种肿瘤具有向 SM 浸润

表1　低异型度分化型胃癌的分型

Ⅰ：胃型
A：小凹上皮型
B：幽门腺型
C：胃底腺型
D：混合型（上面 ABC 混合，包括胃底腺黏膜型）
Ⅱ：肠型
Ⅲ：胃肠混合型

的可能性，按照日本的习惯，即便是黏膜内的病变也会直接诊断为癌。

另外，因为会出现在未感染过幽门螺杆菌的胃内，所以背景黏膜多数没有萎缩性的变化。癌的发生机制和顺序以及发育进展都和普通型胃癌不同，从这一点上看，也是一种特殊类型的肿瘤。

下面，回头再从疾病概念的角度来说说胃底腺型胃癌和胃底腺黏膜型胃癌的定义。如表1所示，胃底腺型胃癌在低异型度分化型胃癌中属于胃型。而虽说胃底腺黏膜型胃癌因为是属于胃型中的混合型的一种，在分型上要与胃底腺型胃癌区别对待，但是因为在目前伴有胃底腺分化的胃癌中这是有代表性的两种。所以广义的胃底腺型胃癌也可以分成纯粹的胃底腺型胃癌和胃底腺黏膜型胃癌两种类型。换句话说，胃底腺黏膜型胃癌也可以视作胃底腺型胃癌的一个亚分型。

胃底腺型胃癌是朝向胃底腺分化的分化型腺癌的一个亚型。因为是类似于胃底腺细胞的细胞，免疫染色 pepsinogen-1（主细胞的标记抗体）和（或）H^+/K^+-ATPase（壁细胞的标记抗体）阳性是必须的。所以在确定诊断时，在组织学诊断基础上，通过上述的免疫组织化学染色明确有朝向胃底腺细胞的细胞分化是必要的（图3）。

胃底腺黏膜型胃癌不仅具有胃底腺型胃癌的成分，还伴有能朝向胃底腺黏膜的小凹上皮和颈部黏液腺分化的癌成分，是分化型腺癌的一个亚型。在 pepsinogen-1（主细胞）或者 H^+/K^+-ATPase（壁细胞）阳性基础上 MUC5AC（小凹上皮细胞）也是阳性（图4）。

能够阅读这些相关文章并且充分理解的内镜医生可以说已经很酷

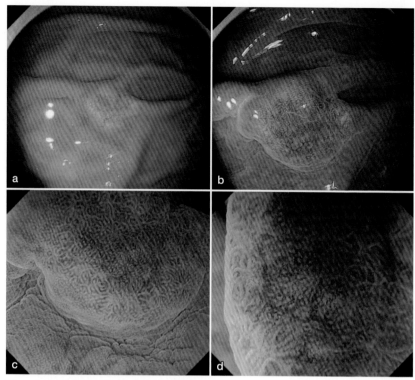

图 3　胃底腺型胃癌（典型的褪色、隆起型）

a：普通白光观察，胃体上部大弯侧约 15mm 大小呈褪色的 SMT 样隆起型病变，背景黏膜无萎缩性变化，边界不清晰，表层可见树枝状扩张血管。

b：NBI 观察图，表面结构和树枝状扩张血管变得更加明显，边界依旧不清晰。

c：NBI 放大内镜观察图（弱放大），还是难以明确的 DL，隆起的部位可见扩张的腺管开口（crypt opening，CO），内部中心部位可见线型或弧形的小凹边缘上皮（marginal crypt epithelium，MCE）和增宽的小凹间区（intervening part，IP）。

d：NBI 放大内镜观察图（最高放大倍数），在内部见不能算是不规整（irregularity）的微血管结构。规整的微血管结构（regular MV）＋规整的微表面结构（regular MS），无清晰边界（DL）。

（未完待续）

了。而对那些想要变酷的医生而言，想要理解这个定义，可能还需要我将这些必要的知识从最基础开始逐一说明。

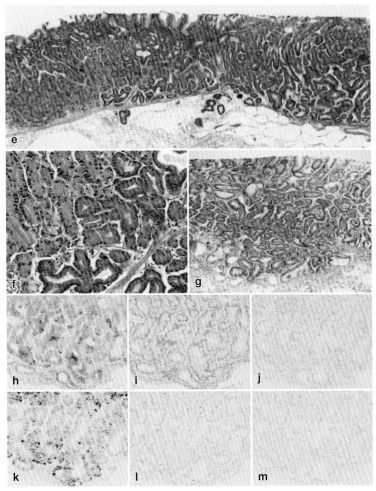

图 3　胃底腺型胃癌（典型的褪色、隆起型）（续）

e, f：HE 染色（癌边界部位），表层被非肿瘤黏膜覆盖，以黏膜中层 - 深层为中心
　　见类似主细胞的肿瘤细胞增生，呈现出不规整的分支结构和融合表现，与周围
　　非肿瘤性胃底腺组织比较，核轻度肿大。
g：HE 染色（最深的部位），肿瘤已经部分浸润到了黏膜下层，最深部位达到了
　　400μm。
h：pepsinogen -1（主细胞）弥漫阳性。
i　：H⁺/K⁺-ATPase（壁细胞）极少部分阳性。
j　：MUC5AC（小凹上皮细胞）阴性。
k　：MUC6（黏液颈细胞）弥漫阳性。
l　：Ki-67 标识率较低，阳性细胞的分布也不规则。
m　：未见 p53 蛋白的过表达。
U, 0- Ⅱa, 23mm×21mm，gastric adenocarcinoma of fundic gland type，
T1b/SM1（400μm），UL0，Ly0，V0，pHM0，pVM0.
〔上山浩也等，胃底腺型胃癌の臨床的特徴—拡大内視鏡所見を中心に—胃底腺型
胃癌の NBI 併用拡大内視鏡診断．胃と腸 50（12）：1533-1547, 2015 文章转载〕

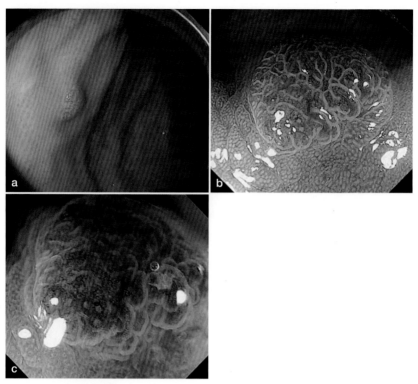

图 4　**胃底腺黏膜型胃癌**

a：白光观察，胃底穹隆后壁，大小约 5mm 发红隆起病变。背景黏膜无萎缩变化，边界清晰，表面可见树枝样扩张血管。

b，c：NBI 放大观察（低至中倍放大），可见明确的 DL，内部为弧形大小不等的 MCE，增宽的 IP 内可见粗细不等的 irregular MV pattern。诊断为：irregular MV pattern plus regular pattern with a DL。

（未完待续）

理解胃底腺型胃癌的定义

上山：为了理解胃底腺型胃癌的定义，需要先了解正常胃底腺黏膜的组织学表现和形质表达，胃底腺黏膜的构成，从表层开始依次是小凹上皮细胞（MUC5AC 阳性）、黏液颈细胞（MUC6 阳性）、胃底腺细胞。而胃底腺细胞又是由壁细胞（H⁺/K⁺-ATPase 阳性）、主细胞

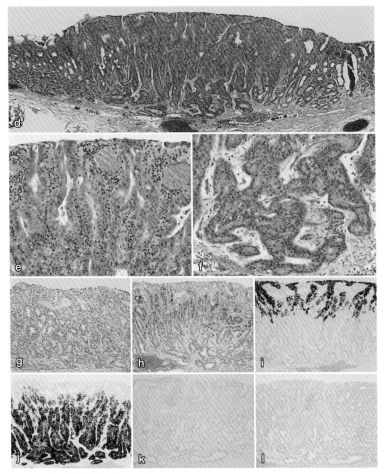

图 4　胃底腺黏膜型胃癌（续）

d：HE 染色图（整体），可见分化成小凹上皮样的分化型腺癌已经露出于表面，
　　还可见与之连续的以黏膜深层为中心的类似于主细胞的肿瘤细胞增生，表现
　　为不规整的分支结构或者融合，与周围非肿瘤胃底腺细胞相比较核轻度肿大。
e：HE 染色图（表层），分化成小凹上皮样的分化型腺癌。
f：HE 染色图（深层），胃底腺型胃癌成分。
g：pepsinogen－1（主细胞）从中层到深层均阳性。
h：H$^+$/K$^+$-ATPase（壁细胞）仅中层阳性。
i：MUC5AC（小凹上皮细胞）仅表层阳性。
j：MUC6（黏液颈细胞）从中层到深层均阳性。
k：p53 未见过度表达。
l：Ki－67 标识率低，并且阳性细胞分布不规律。
U，4mm×3mm，gastric adenocarcinoma of fundic gland mucosal type，
T1b/SM1（300μm），UL0，Ly0，V0，pHM0，pVM0。
〔上山浩也等，胃底腺型胃癌の拡大観察診断. 臨床消化器内科 32（13）：1701-
1711, 2017 文章转载部分有改动〕

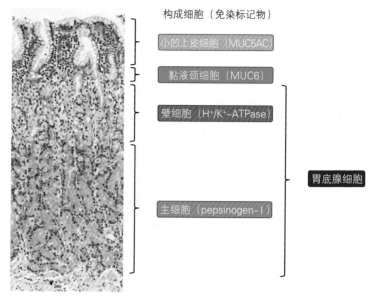

构成细胞（免染标记物）

小凹上皮细胞（MUC5AC）

黏液颈细胞（MUC6）

壁细胞（H⁺/K⁺-ATPase）

主细胞（pepsinogen-1）

胃底腺细胞

图 5　正常胃底腺黏膜的构成细胞及免疫染色的标记抗体

（pepsinogen-1 阳性、MUC6 部分阳性）、内分泌细胞（chromograninA 阳性）等构成（图 5，省略了内分泌细胞）。

也就是说，对胃癌细胞而言，免疫染色分别提示某种抗体阳性，就可以判定它的形质（性质）。

换句话说，按最简单的情况，如果胃癌中免疫染色提示 pepsinogen-1 或者 H⁺/K⁺-ATPase 阳性的肿瘤细胞占肿瘤整体的 10% 以上，那就可以诊断为胃底腺型胃癌（图 6）。现在所诊断的胃底腺型胃癌，大多数都是主细胞为主型，壁细胞为主型极为罕见。单纯壁细胞型的一例也没有。虽说这么大的差异也不会有什么问题，但随着病例的不断积累，以后的相关看法可能也会有改变。

一般的胃癌，可能会有 MUC5AC 或者 MUC6 阳性，但不会有 pepsinogen-1 或者 H⁺/K⁺-ATPase 阳性。通过检索早期的论文，在 111 例浸润至胃 SM 的一般胃癌中，没有一例提示胃底腺型胃癌的组织学表现 pepsinogen-1 或 H⁺/K⁺-ATPase 明显阳性。

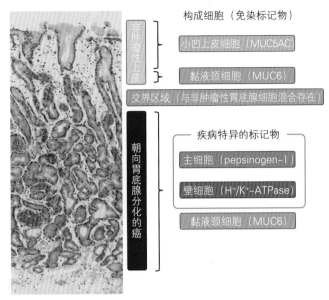

构成细胞（免染标记物）

非肿瘤性上皮 —— 小凹上皮细胞（MUC5AC）

黏液颈细胞（MUC6）

交界区域（与非肿瘤性胃底腺细胞混合存在）

朝向胃底腺分化的癌 —— 疾病特异的标记物

主细胞（pepsinogen-I）

壁细胞（H⁺/K⁺-ATPase）

黏液颈细胞（MUC6）

图 6　纯粹的胃底腺型胃癌构成细胞和免疫染色的标示抗体

理解胃底腺黏膜型胃癌的定义

上山：接下来说说胃底腺黏膜型胃癌，如果在胃底腺型胃癌成分的基础上，表层还存在 MUC5AC 阳性的小凹上皮细胞样的肿瘤细胞，那就可以诊断为胃底腺黏膜型胃癌（图 7）。因为有与正常胃底腺黏膜类似的二层楼结构（小凹上皮、胃底腺），所以命名为胃底腺黏膜型胃癌。

　　这里有一点要注意，这个表层部分是低异型度的高分化腺癌，因为诊断癌时有非常困难的病例，所以此时还是应该咨询消化道专科病理医生。另外，定义中所说的朝向颈部黏液腺的分化，也就是黏液颈细胞（MUC6）的形质，即便在胃底腺型胃癌或胃底腺黏膜型胃癌中是阳性时，对于两者的诊断也不是必要的。

　　从发生学上看，因为黏液颈细胞最终会分化为主细胞，所以黏液

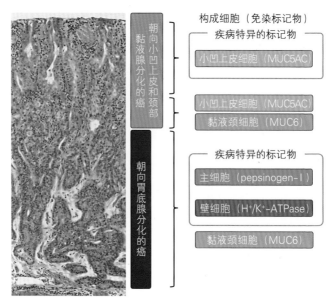

图7 　胃底腺黏膜型胃癌构成细胞和免疫染色的标示抗体

颈细胞和主细胞可以算作同系列的细胞，两者也属于藕断丝连、难以分割的关系。多数的胃底腺型胃癌、胃底腺黏膜型胃癌中MUC6都是弥漫阳性，虽说也有黏液颈细胞型胃底腺型胃癌的说法，但因为一般的癌中也是阳性，从疾病概念的区别上并没有什么意义，因此黏液颈细胞（MUC6）也就不是我们研究的重点了。

另外，胃底腺黏膜型胃癌有各种各样的变异，比如与一般胃癌一样具有异型性的高恶性度病例，2层结构消失的病例，还有肿瘤虽未露出于表层，但深部的肿瘤细胞却提示MUC5AC或MUC6阳性的病例。虽说目前还在制定具有临床意义的分型，但只要满足定义的基本条件，就可以诊断为"胃底腺黏膜型胃癌"。

再说些可能高难一点儿的，如果胃底腺黏膜型胃癌中不能用免疫染色证明有pepsinogen-1或H^+/K^+-ATPase等阳性的胃底腺型胃癌的成分，那就应该归类于胃型形质的分化型腺癌。

正如野中老师前面所说的那样，胃底腺黏膜型胃癌确实有被误认为是胃型的腺瘤或者普通的胃癌的可能性（表2）。请大家一定注意。

免疫染色对于胃底腺型胃癌和胃底腺黏膜型胃癌的诊断

表2　胃底腺型胃癌·胃底腺黏膜型胃癌的诊断

抗体	构成细胞	胃底腺型胃癌	胃底腺黏膜型胃癌
MUC5AC	小凹上皮细胞	−	+
MUC6	颈黏液细胞（部分主细胞）	+	+
pepsinogen-Ⅰ	主细胞	+（or−）*	+（or−）*
H^+/K^+-ATPase	壁细胞	+ or −	+ or −

＊（or−）仅限于 H^+/K^+-ATPase 阳性时

胃底腺型胃癌的内镜下表现

上山：既然已经知道了定义，下面接着再说说临床表现和内镜表现。

　　胃底腺型胃癌的最表层覆盖非肿瘤性上皮，肿瘤向黏膜中层或更深层增殖，虽然直径很小的肿瘤也可能有黏膜下层的浸润，但是一般很少发生脉管侵袭。其增殖活性也较低，p53 的过度表达也少见，是一种低恶性度且预后良好的癌。

　　我们将其内镜白光下表现总结为以下 4 种（图 8）。

胃底腺型胃癌的内镜表现（普通胃镜白光）

1. 黏膜下肿瘤（SMT）样的隆起性病变。
2. 褪色或发白。
3. 扩张的树枝样血管。
4. 背景黏膜无萎缩变化。

　　1～3 的表现是"表面覆盖正常黏膜的前提下增殖"这种发育进展

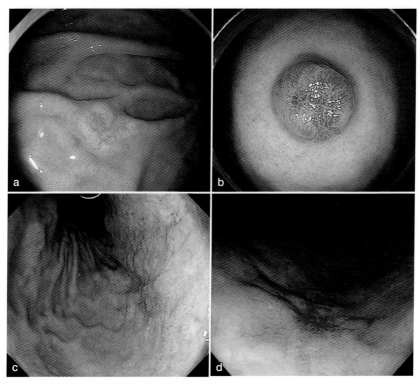

图8 普通胃镜下胃底腺型胃癌的白光观察特点

a：发白隆起型。为典型病例。具备以下全部特点：1. 黏膜下肿瘤样隆起。2. 褪色或发白。
　　3. 扩张的树枝样血管。4. 背景黏膜无萎缩变化。

b：发红隆起型。看不到扩张的树枝样血管，但是小凹间区内微小血管密度高，所以表现
　　为发红。

c：发白的平坦／凹陷型。虽然边界不是很清晰，但比较容易观察到树枝状的扩张血管。
　　该型需要与局灶萎缩和未分化型胃癌相鉴别。

d：发红的平坦／凹陷型。看不到扩张的树枝样血管，因为颜色不同，边界比较明显，但
　　是看不到黏膜结构的不规整。

〔上山浩也等，胃底腺型胃癌の诊断のコツ. Gastroenterol Endosc 58（6）：1169-1177，2016
文章转载〕

　　模式所形成的典型表现，NET 和胃 SMT 也是这样。内镜下的 SMT 样改
变，病理上描述为上皮下肿瘤样。只要有能将表面非肿瘤上皮向上顶
的肿瘤存在，就会呈现出 SMT 样改变和发白。另外，因为肿瘤导致的
血管被压迫，也会表现为血管扩张。4 的表现是因为考虑胃底腺型胃癌

发生于未感染 *H.pylori* 的胃底腺黏膜，即便是 *H.pylori* 正在感染或者除菌后的病例，病变周围的黏膜也多为萎缩尚未波及的区域。所以把这一点也作为了胃底腺型胃癌的一个特点。

典型的病例一般都会具备这 4 个特点，普通胃镜白光观察就可以诊断（图 3）。诊断出了一例胃底腺型胃癌的内镜医生和病理医生，接下来就会不断地继续发现这样的病例。所以，先努力找出你的第一个病例吧！发现 *H.pylori* 未感染 *H.pylori* 的病例，就要先想到这是个机会，然后在胃的上部（胃底腺区域）仔细观察，你一定能在某一天找到属于你的第一例胃底腺型胃癌。

另外，对于该病在 NBI 放大内镜下的特点，我们也总结出了以下4 个表现（图 9）。

"酷"知识点：胃底腺型胃癌的内镜表现（NBI 放大）

1．没有明确的 DL（demarcation line）。
2．腺管开口（crypt opening，CO）的扩张。
3．小凹间区（intervening part，IP）增宽。
4．极少量不规整（irregularity）的微血管。

1 的表现是因为肿瘤在表面非肿瘤上皮的覆盖下生长，所以看不到明确的 DL（图 9a）。2 的表现是因为肿瘤向上压迫表层的非肿瘤上皮而使得腺管开口（CO）被拉伸所致（图 9b）。3 的表现则是因为肿瘤侵袭了表层的非肿瘤上皮，表层的上皮细胞再生时，所形成的腺管开口部结构不是原有的圆形，而是沟槽型结构所导致（图 9c），当然，活检后也可能出现这样的表现。微血管结构的表现方面，无论是形状、分布还是排列，都看不到分化型腺癌中那种明确的不规整表现（irregular MV pattern）。也可以判断为规整（regular）（图 9d）。但是，因为与周围的胃底腺黏膜也有明显的不一致，所以，考虑这也是受肿瘤影响的一种表现，总结为"4. 极少量不规整（irregularity）的微血管"。

简单而言，就是"胃底腺型胃癌的表层没有癌的表现，所以对于

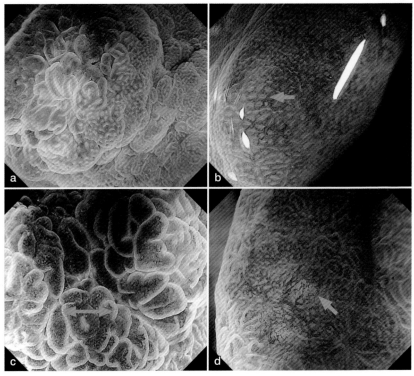

图9 胃底腺型胃癌的 NBI 放大内镜观察特点

a: 没有明确的 DL（箭头）。

b: 腺管开口（CO）的扩张（箭头）。

c: 小凹间区（IP）增宽（箭头）。

d: 极少量不规整（irregularity）的微血管（箭头）。

〔上山浩也等. 胃底腺型胃癌の診断のコツ. Gastroenterol Endosc 58（6）: 1169-1177, 2016
论文转载〕

它的诊断也没有特征性的表现"。理解了前面的 4 个表现，想象出病变
的发展过程，就可以找到胃底腺型胃癌的疑似病变了。

胃底腺黏膜型胃癌的内镜下表现

上山：胃底腺黏膜型胃癌与胃底腺型胃癌相比较，肿瘤更大，恶性度也
更高。另外，因为伴有向表层小凹上皮的分化，会有癌的显露，所以

也可以看到癌的各种表现。

普通内镜白光观察可见胃底腺黏膜型胃癌一般边界比较明显，表面结构凹凸不平或不规整。但是，大家要注意的是，也是有表面肿瘤成分低异型度或者存在非肿瘤性黏膜的情况，并不是所有的病变都能被诊断为癌。

NBI 放大内镜观察也是一样，虽然胃底腺黏膜型胃癌有向表层小凹上皮的分化，会有癌的显露，通过微表面 / 血管结构的异常可以诊断，但是正如前面所述，当有的病例表面肿瘤成分低异型度或者存在微表面 / 血管结构都正常的非肿瘤性黏膜的情况时，也有诊断不出癌的可能。

典型纯粹的胃底腺型胃癌，没有明确的 DL，腺管开口（CO）扩张，小凹间区（IP）增宽，极少量不规整（irregularity）的微血管这几个特点可能都会具备。而胃底腺黏膜型胃癌基本上就是表层低异型度的小凹上皮型分化型腺癌，能看到明确 DL 的居多。另外与胃底腺型胃癌相比较，MV/MS 不规整（irregularity）的也要多一些。另外腺管开口多为沟槽状而非圆形，看到小凹间区（IP）增宽的可能性要大一些。

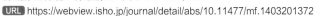

"酷" 文献《胃与肠》

上山浩也，八尾隆史，永原章仁. 一特殊な組織型を呈する早期胃癌一胃底腺型胃癌. 胃と腸 53（5）；753–767, 2018.
URL https://webview.isho.jp/journal/detail/abs/10.11477/mf.1403201372
☞针对目前的胃底腺型胃癌和胃底腺黏膜型胃癌的定义、临床病理学特点、内镜观察特点、分子生物学特点等进行了详细的阐述。

想不想再"酷"一点?

上山：讲到这大家可能都已经"吃饱"了吧，不过我还想再加点"酷"的内镜知识点。

胃底腺型胃癌根据色调和外观形态，分为以下 4 型（图 8）。

> **"酷"知识点：** **胃底腺型胃癌的内镜表现分型**
>
> 1. 褪色隆起型。
> 2. 褪色平坦（凹陷）型。
> 3. 发红隆起型。
> 4. 发红平坦（凹陷）型。

在我们的病例统计中，各分型出现频率是按 1.褪色隆起型＞2.褪色平坦（凹陷）型＞3.发红隆起型＞4.发红平坦（凹陷）型的顺序排列。典型的褪色隆起型通常都具备前面所述的 4 个特点（图 8a）。褪色平坦（凹陷）型中树枝状的扩张血管多较明显。病例之间有一定差异，但边界都不清晰（图 8c）。发红隆起型多难以发现树枝状扩张血管，但因为有颜色变化，边界较清晰（图 8b）。同样发红平坦（凹陷）型也因为颜色变化能观察到较为清晰的边界，但不能观察到树枝样扩张血管（图 8d）。

我们对胃底腺型胃癌和胃底腺黏膜型胃癌在颜色和外观方面的差异也进行了比较。纯粹的胃底腺型胃癌多为褪色隆起型，而胃底腺黏膜型中可能其他形态分型稍多一点，但是总体上并没有明显差异，各种形态在两种癌中都可能存在。

在胃底腺型胃癌和胃底腺黏膜型的鉴别中，如果颜色和外观能有差异，那就变得简单了，但遗憾的是目前为止因为病例数较少，还没有出现。随着今后病例的积累，我个人还是很期盼能出现明显的差异。

胃底腺型胃癌的内镜诊断，如果掌握了前面所述的白光观察及 NBI 放大观察特点，我想应该基本上能够诊断典型病例。但是，也有跟这些特点完全不符合的病例，大家也要注意。

因此，在做内镜诊断时，要从基本的内镜下表现出发，分析表层有无小凹上皮型癌的成分，推测表层非肿瘤上皮与上皮下肿瘤之间的关联性，同时还要与胃底腺黏膜型胃癌相鉴别，也许这才是胃底腺型胃癌内镜诊断的正确之路。

今后大家如果遇到了 *H.pylori* 未感染的胃，可不要只考虑这应该没有胃癌，头脑中想着"也许会有胃底腺型胃癌"，再去仔细地找一下吧！

■ 文献

[1] Ueyama H, Yao T, Nakashima Y，et al．Gastric adenocarcinoma of fundic gland type（chief cell predominant type）：proposal for a new entity of gastric adenocarcinoma. Am J Surg Pathol 34（5）：609-619, 2010.

[2] 日本胃癌学会（編）. 胃癌取扱い規約，第 15 版．金原出版，2017.

[3] 上山浩也，八尾隆史，松本健史，他．胃底腺型胃癌の臨床的特徴―拡大内視鏡所見を中心に―胃底腺型胃癌の NBI 併用拡大内視鏡診断．胃と腸 50（12）：1533-1547, 2015.

[4] 上山浩也，八尾隆史．胃底腺型胃癌の拡大観察診断．臨床消化器内科 32（13）：1701-1711, 2017.

[5] 田邉 寛，岩下明徳，池田圭祐，他．胃底腺型胃癌の病理組織学的特徴．胃と腸 50（12）：1469-1479. 2015.

[6] 八尾隆史，上山浩也，九嶋亮治，他．新しいタイプの胃癌―胃底腺型胃癌―臨床病理学的特徴と発育進展様式および悪性度．胃と腸 45（7）：1192-1202, 2010.

[7] Ueyama H, Matsumoto K, Nagahara A, et al. Gastric adenocarcinoma of the fundic gland type（chief cell predominant type）. Endoscopy 46（2）：153-157, 2014.

[8] 上山浩也，松本健史，永原章仁，他．胃底腺型胃癌の診断のコツ．Gastroenterol Endosc 58（6）：1169-1177, 2016.

[9] 藤原昌子，八尾建史，今村健太郎，他．胃底腺型胃癌と胃底腺粘膜型胃癌の通常内視鏡・NBI 併用拡大内視鏡所見．胃と腸 50（12）：1548-1558, 2015.

❺ *H.pylori* 除菌后胃癌

> 让我简单易懂地教你 *H.pylori* 除菌后胃癌的特点吧！

用一般的思路理解 *Helicobacter pylori*（*Hp*）除菌后发现胃癌是行不通的，因为跟 *H.pylori* 阳性胃癌诊断方法完全不同，所以要换个思路来读以下的部分。

H.pylori 除菌后胃黏膜的特点

除菌后发现胃癌的发现和范围诊断大多都很难。所以首先要判断这样的病变是否有出现的可能性。想成为"酷"内镜医生，就要先从搜集 *H.pylori* 感染状况的信息做起，比如问诊是否有过除菌治疗经历、仔细查询病历是否曾经做过相关检查等。

当然即便那么做，也会有一些困难病例让人难以判断。但如果第一次内镜检查时，在内镜下就能在一定程度上判断出 *H.pylori* 感染状态，你会觉得"酷"吗？大家在做内镜检查时，旁边的 boss（上级）突然来一句"这是自然除菌后啊……"你会觉得很"酷"吗？

所以，在了解除菌后胃癌之前，我们先来学学除菌后（*H.pylori* 既往感染）背景胃黏膜的内镜下表现吧！

■ 弥漫性发红的消失

图 1 是马上要除菌之前和除菌一年后胃体部小弯和大弯的内镜观察图。图 1a 的图像看起来稍有难度，在箭头所指部位是萎缩边界，判断为 C-3。除菌前所看到的"弥漫性发红"，在除菌后的第二年完全消失。这种"胃底腺区域炎症变轻后的黏膜发白"就是"弥漫性发红的消失"。

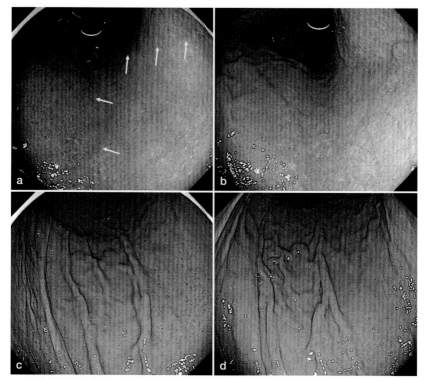

图 1　除菌后弥漫性发红的消失

a：拟行要除菌前的胃体小弯（箭头为萎缩边界）。
b：除菌一年后的胃体小弯。
c：拟行要除菌前的胃体大弯。
d：除菌一年后的胃体大弯。

▦ 地图样发红（斑状发红）和色调逆转现象

　　图 2 提示了 3 例除菌后或者自然除菌后的胃。图 2a 是萎缩边界无明显色调变化的非发红的胃。图 2b 是散在数个发红区域的胃（地图样发红或者斑状发红），主要集中在萎缩边界附近。图 2c 是萎缩侧整体发红，胃底腺侧发白的胃（色调逆转现象阳性）。

　　既往感染的胃会有不同程度的差异，部分病例会像图 2b、c 那样出现发红区域，在组织学上，这些发红区域伴有肠上皮化生。除发红区域

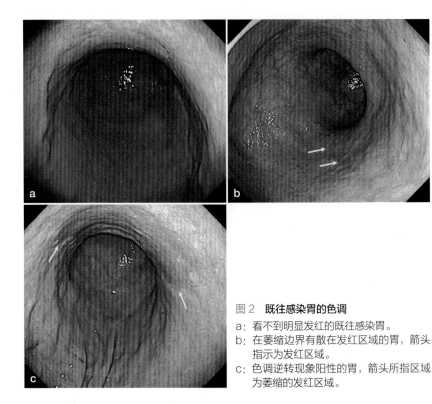

图2　既往感染胃的色调

a：看不到明显发红的既往感染胃。
b：在萎缩边界有散在发红区域的胃，箭头
　　指示为发红区域。
c：色调逆转现象阳性的胃，箭头所指区域
　　为萎缩的发红区域。

之外，既往感染胃还有特征性的内镜下表现，就是中间带（萎缩边界旁
边，胃底腺和肠上皮化生混在一起的区域，也就是F线和f线之间的区域）
出现凹凸不平。图3的图像中，凸起部分多为胃底腺，凹陷部分为肠上
皮化生黏膜。
　　除菌后发现胃癌一般多在背景有发红区域（肠上皮化生）的胃中容
易被发现。而在这样的胃中，又在中间带附近更容易被发现。换句话说，
就是在萎缩边界附近的发红和凹凸不平区域更容易找到除菌后发现胃癌。
对于除菌后的患者而言，在"找癌"这一点上应该注意的地方，就是
"中间带"了。

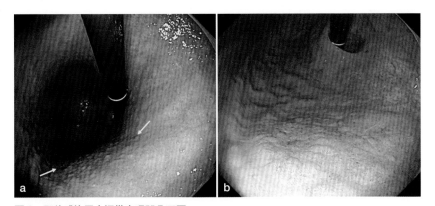

图3　既往感染胃中间带出现凹凸不平
a：箭头之间的发红区域内散在小隆起。
b：虽然发红不明显，但箭头之间见凹凸不平。

■ 针孔样外观

　　像图 2a 那样没有出现特征性发红区域的病例，或者很难判断是正在感染还是既往感染的病例，在实际检查过程中也会经常遇到。在这个时候可以找到有胃底腺残留的区域进行放大观察。有胃底腺的区域会有针孔样的腺管开口，这个腺管开口处可以看到略显扩大的茶色区，周围包绕的白区（white zone）要是也很清晰，那就是既往感染（图 4a）。而如果即便能看到周围包绕的血管，但开口处白色浑浊（图 4b），或者开口处根本无法辨识且有明显不规则的血管（图 4c、d），则都是正在感染的表现。当然，也可能存在炎症程度较轻即便放大观察也很难判断是正在感染还是既往感染的病例。但是那也只是炎症轻重的问题，而不是有或没有炎症这样二选一的问题，所以也不必太过于为此烦恼。

■ *H.pylori* 除菌后发现胃癌的特点

　　学会了判断背景黏膜，我们接下来再说说除菌后发现胃癌的特点。
　　正如前面所述，除菌后发现胃癌多容易在中间带区域被发现。此外，还有研究发现多为凹陷型 20mm 以内相对较小的分化型早癌。

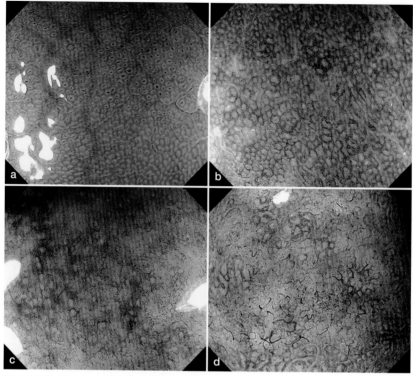

图4　既往感染和正在感染的胃底腺区域腺管开口（针孔样外观）
a：既往感染胃底腺区域的 NBI 放大图，开口处稍显扩张。
b：正在感染胃底腺区域的 NBI 放大图，开口处白色浑浊。
c，d：开口处不明显，有明显不规则血管的正在感染表现。

　　另外，病理组织学方面，癌的表层有非肿瘤上皮或者低异型度上皮披覆，癌存在表层分化。换句话说，就是癌表面覆盖着不是癌或者难以判断是不是癌的东西。

　　以上这些都是在各种论文中可以看到的，但是在实际的临床工作中，我倒是觉得最明显的特点应该是"病变多难以判断"。在内镜下难以判断这样的病变，有以下几个理由。

❶ 颜色斑驳，背景黏膜凹凸不平，难发现。

❷ 背景黏膜平坦均一，病变无存在感，难发现。

❸ 有存在感，但是放大内镜观察后难以确定为癌。

理由❸就是因为除菌后胃癌的表层覆盖着非肿瘤上皮，病变区域内混有非肿瘤的因素，导致放大内镜观察时只能看到缺乏异型的白区（white zone）。

如果放大观察难以确定，就不要在活检上犹豫。我们都还在内镜的修行过程之中，还达不到那种专家高手的水平，通过活检病理检查的结果反馈学习，对于我们这些还在进步中的医生来说是很重要的（如果不能确定也不活检就放过去了，结果之后被别人指导，再去打电话联系患者……那样也不好吧！）

当然，在实际工作中也有病理诊断难有结论的时候，或者即便看了病理诊断的结果也依然难以判断的情况。与其学习这些困难的病例反倒可能招致混乱，不如在读过这本《秘籍2》后，多去参加各种早期胃癌研讨会。这些研讨会上会出现很多这样的诊断困难病例。针对诊断困难病例，看着各种研讨会上清晰的图片学习，或许是更好的选择！

下面，我们的《秘籍2》再讨论一下❶和❷。

先说说符合❶的【病例1】。

这是个除菌后没有特征性发红的病例。

胃体大弯无弥漫性发红，是发白的胃底腺黏膜。胃角大弯附近散在小的发红区域（图5a）。胃体小弯的萎缩区域散在发红区域（图5b）。观察胃角前壁可见箭头所指区域有较浅的发红病变（图5c）。在周围尤其是口侧，有散在的明显发红区域。蓝激光（BLI）观察可见箭头所指处为棕色区域（brownish area）。诊断癌并不困难（图5d）。白光观察下的明显发红区域，在蓝激光（BLI）观察下可见明显的亮蓝嵴（LBC，light blue crest），也就是代表着是肠上皮化生。ESD标本提示内镜下诊断的范围内的黏膜内高分化管状腺癌，箭头处癌的表层有非肿瘤上皮（图5e）。

下面再说说❶的【病例2】。这是一个因为凹凸不平而难以判断的病例。

胃体小弯前壁远景观察，可见背景黏膜凹凸不平（图6a）。箭头所指处有病变，但是很难判断，即便是稍稍凑近观察，也不能看清边界（图6b）。NBI放大观察，与绒毛样背景黏膜相比较，虚线包围区域内可

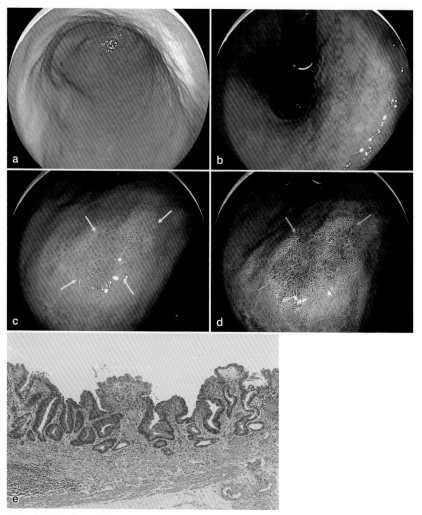

图5 【病例1】❶ 除菌后看不到特征性发红的病例

a：没有弥漫性发红的胃体大弯胃底腺区域。

b：胃体小弯萎缩区域中散在片状发红。

c：胃角前壁箭头所指处可见略显发红的病变。

d：BLI 观察可见病变区域呈茶色（箭头）。

e：病理图，提示黏膜内高分化管状腺癌，箭头所指部分是表层的非肿瘤上皮。

见小凹间区增宽及形状不均一的绒毛样结构，从而可以判断边界（图6c）。ESD 标本提示黑线部分为黏膜内高分化管状腺癌，内镜下的范围诊断完全正确（图 6d）。这个病例没有看到表层非肿瘤上皮的覆盖（图6e）。

下面再说说❷的【病例3】。这是个背景黏膜平坦而且比较均匀一致，病变没什么存在感的病例。

除菌治疗后 7 个月复查胃镜，见胃体中部大弯后壁的病变，拟行ESD 治疗。这个病变在治疗之前曾一度难以发现，导致治疗的延期，确实是个难判断的病例。参照白光观察（图 7a）和化学染色观察（图 7b）中蓝色箭头所指的自发出血，看看白色箭头所指的病变，确实是很难确认的病变。一方面在发白的平坦黏膜区域中有发白的凹陷，点状的凹陷跟背景黏膜类似，本身就很难发现。另一方面在实际随访所得出的难于发现病变的原因中我们也知道，不同时间的检查，也确实有找不到病灶的情况。NBI 放大内镜观察勉强发现相对背景黏膜的色调稍显棕色，范围大概可以看出一些，但是精确的范围诊断还是很困难（图 7c）。病变内的放大观察可见白区（white zone）大小不同，方向性也不一致，呈胃炎样变化。而且，小凹间区的微血管扩张、不规整的部位和相对规整的部位都可以观察到（图 7d）。ESD 切除后的病理标本提示黏膜内的高分化管状腺癌，病变内混有非癌腺管，表层也有非肿瘤上皮（图 7e，f）。

怎么样？

这都是那些"坏家伙"展示的病例。病变的发现、范围诊断都是极其困难的吧！我想从现在开始，以后内镜下发现的胃癌可能都是这种除菌后发现胃癌了。而且这样的时代还会持续下去。

如果觉得除菌后的病例太难，那就活检（不要犹豫，因为不论是发现，还是范围诊断，都可以结合活检），请教周围的上级医生，然后，多参加研讨会，一点点学习类似的病例，为了成为"酷"内镜医生这个目标，现在就开始努力吧！

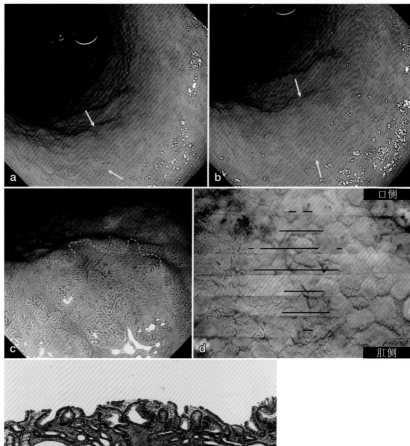

图 6 【病例 2】❶ 中间带凹凸不平而导致难以发现病变的病例

a：胃体小弯前壁的远景观察，萎缩边界附近明显凹凸不平，箭头所指区域是病变。
b：凑近观察后可见箭头所指的病变边界依旧不清楚。
c：NBI 放大观察可见虚线为边界。
d：ESD 标本还原图，黑线部分即黏膜内高分化管状腺癌。
e：病理图，提示癌的表层并没有非肿瘤上皮等变化。

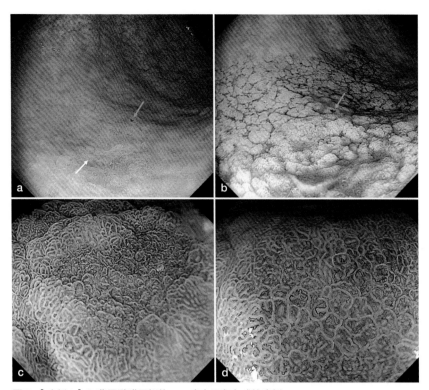

图 7 【病例 3】❷ **背景黏膜平坦均一，病变无存在感的病例**

a: 胃体中部大弯后襞可见与周围黏膜同色调的凹陷型病变（白箭头），蓝箭头为自发出血。

b: 靛胭脂染色可见病变的颗粒样结构，但范围依旧不清楚。

c: NBI 放大观察可见棕色（brownish）区域。

d: 中至高倍放大观察可见微血管扭曲蛇行、走行不规整，呈胃炎样改变。

（未完待续）

■ **文献**

[1] 鎌田智有. 胃炎の内視鏡所見—総論. 春間 賢（監修），加藤元嗣，井上和彦，村上和成，他（編）. 胃炎の京都分類. p26, 日本メディカルセンター，2014.

[2] 名和田義高，八木一芳，田中 恵，他. 慢性胃炎の拡大内視鏡診断— OLGA・OLGIM 分類に基づいた胃癌リスク分類を含めて. 胃と腸 51（1）：52-63, 2016.

[3] Nawata Y, Yagi K, Tanaka M, et al. Reversal phenomenon on the mucosal borderline relates to development of gastric cancer after successful eradication of *H. pylori*. Journal of GHR 6（2）：

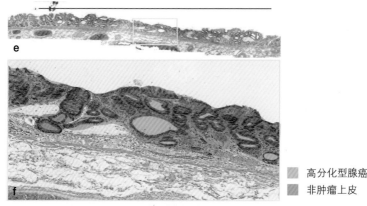

高分化型腺癌
非肿瘤上皮

图 7 【病例 3】❷ 背景黏膜平坦均一，病变无存在感的病例（续）
e: 病理图（光镜图），黏膜内高分化管状腺癌。
f: e 中黄框的放大观察图，癌的表层披覆非肿瘤上皮。

1-6, 2017.

[4] Nagata N, Shimbo T, Akiyama J, et al. Predictability of Gastric Intestinal Metaplasia by Mottled Patchy Erythema Seen on Endoscopy. Gastroenterol Res 4（5）：203-209, 2011.

[5] 中村恭一. 胃癌の構造，第 3 版. 医学書院，2005.

[6] 吉田将雄，小野裕之. 腺境界（atrophic border）. 胃と腸 52（5）：590，2017.

[7] Moribata K, Iguchi JK, Nakachi K, et al. Endoscopic features associated with development of metachronous gastric cancer in patients who underwent endoscopic resection followed by *Helicobacter pylori* eradication. Dig Endosc 28（4）：434-442, 2016.

[8] 名和田義高，八木一芳，佐藤祐一. 除菌後発見胃癌の IEE ＋拡大内視鏡診断は通常観察を超えるか—除菌後発見胃癌診断における NBI 観察の有用性. 胃と腸 53（11）：1472-1485, 2018.

[9] Yagi K, Saka A, Nozawa Y, et al. Prediction of *Helicobacter pylori* status by conventional endoscopy, narrow-band imaging magnifying endoscopy in stomach after endoscopic resection of gastric cancer. Helicobacter 19（2）：111-115, 2014.

[10] 鎌田智有，間部克裕，深瀬和利，他. *Helicobacter pylori* 除菌後に発見された胃癌症例の臨床病理学的特徴—多施設集計 100 例の検討から. 胃と腸 43（12）：1810-1819, 2008.

[11] Saka A, Yagi K, Nimura S. Endoscopic and histological features of gastric cancers after successful *Helicobacter pylori* eradication therapy. Gastric Cancer 19（2）：524-530, 2016.

[12] Kitamura Y, Ito M, Matsuo T et al. Characteristic epithelium with low-grade atypia appears on the surface of gastric cancer after successful *Helicobacter pylori* eradication therapy. Helicobacter 19（4）：289-295, 2014.

[13] Kobayashi M, Hashimoto S, Nishikura K, et al. Magnifying narrow-band imaging of surface maturation in early differentiated-type gastric cancers after *Helicobacter pylori* eradication. J Gastroenterol 48（12）：1332-1342, 2013.

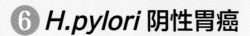

❻ *H.pylori* 阴性胃癌

针对 *H.pylori* 阴性，仔细区分是"自然除菌或除菌后"还是
"从未感染"，了解掌握"*H.pylori* 未感染未分化型癌"吧!

野中：在读到堀内老师执笔的有关 *H. pylori*（*H.pylori*）阴性未分化型癌的
论文和资料之前，我和堀内老师的个人关系就很好。

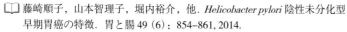

📖 伊藤公训，松尾泰治，保田智之，他. *Helicobacter pylori* 陰性胃癌の定義
と判定. 胃と腸 49（6）：835–839, 2014.
　URL https://webview.isho.jp/journal/detail/abs/10.11477/mf.1403114171

📖 藤崎順子，山本智理子，堀内裕介，他. *Helicobacter pylori* 陰性未分化型
早期胃癌の特徴. 胃と腸 49（6）：854–861, 2014.
　URL https://webview.isho.jp/journal/detail/abs/10.11477/mf.1403114173

　　总而言之，老师人好，干活儿也快（自然肯定是一位酷内镜医
生了）。

　　书归正传，在我做研修医（译者注：相当于国内的规培医生）
时，认为胃癌基本上都是发生于 *H.pylori* 阳性的胃内（其实现在也依
旧这么想）。

　　之后，知道了在比较年轻的女性患者胃内如果发现褐色黏膜，最
好怀疑是否为未分化型癌。而随着内镜检查经验的不断积累，又知道
了在 *H.pylori* 阴性的胃黏膜中如果有褐色灶，有时活检会诊断为印戒细
胞癌（虽然现在对大家来说，这些早已经都是常识了……）。

　　而进一步随着各种知识的积累，并且内镜图像的画质不断提高，
在 *H.pylori* 阴性非常干净的胃内发现几毫米大小褐色黏膜的情况也时常
会出现。

　　那么，这些病变、区域都是印戒细胞癌吗？或者说，这些都需要
用活检来确认一下吗？（这么考虑的或许只是我一个人吧!）如果

放置不管，是不是会发展为进展期癌（硬癌）呢？判断应该取活检的褪色黏膜（区域）有什么技巧呢？NBI 放大观察下的特点又是什么呢？谁来教一下我们啊！

　　对了，请教堀内老师吧！（大家可以想象 JR 东海的宣传片中那句"对了，去京都吧！"的感觉）

　　马上给堀内老师发送了邮件，很快就得到了回复。从发送邮件到收到回复，仅有 16 分钟。果然是"干活儿快"！（笑）

H.pylori 阴性胃癌？ H.pylori 从未感染胃癌？

堀内：很抱歉，一出现就要跟大家强调极小的细节，大家是否注意到了这样的区别呢？H.pylori 阴性胃之中除了从来没有感染过的病例之外，其实还包括以前感染过，而现在没有感染的病例（也就是自然除菌或除菌后的人）。换句话说，真正完全没有感染过的应该被称为 H.pylori 从未感染胃。这些内容在《京都胃炎分类》中都有记载，请大家自行参考。我自己当初就没能认识到这一点，所以在自己 2014 年写的论文中所涉及的相关词语用的还是"H.pylori-negative"。直到现在还在不断地反省之中。因此，在本章中我都会将这类病例称为"H.pylori 从未感染"。

野中：可不是咋地！（译者注：原本中用的是日本女子冰壶队员接受参访时的口头禅，刚好作者写这一段时是 2018 冬奥会，为了便于大家体会那种感觉，我换成了中国女子冰壶队员接受采访时的东北话）。这点很重要啊！不过好像似乎也有不少人能够正确使用这个词呢！

　　对了，堀内老师，有一点我想提醒您一下……

　　您这段写的……有点太正统了啊！（笑）您是把这本书当作《胃与肠》了吧！

堀内：哎呀，有太多内容想写……想到篇幅有限就只考虑正统的事儿了……实在是抱歉啊！

H.pylori 从未感染未分化型胃癌，发生率到底有多少?

堀内：大家应该都知道，虽然罕见，但是最近也有关于 *H.pylori* 从未感染未分化型癌（译者注：从上下文逻辑分析，原文中这里应该是 *H.pylori* 从未感染胃癌）的报道。所记载的发生率约占胃癌整体的 1%，一般以未分化型癌居多。

　　而实际上统计我院的数据，在 2005 年 3 月—2007 年 3 月期间我院行内镜下治疗的纯未分化型癌 327 例 343 处病变中，有 72 病例 74 处病变是从未感染的。也就是说，占内镜下治疗纯未分化型癌的 22%。大家是不是觉得"意外地多"呢？或许有我院未分化型癌较多的偏差，但目前为止一直都被认为"罕见"的这类病例，在纯未分化型癌中能占到 22% 的程度，也提示在今后的诊疗过程中这类病变可能并不是很难遇到的了。

　　当然，我院在从未感染的定义方面，为了防止单一检查的假阴性，也是经过了多种检查综合判断。通常需要满足以下 6 个条件。

1. 没有除过菌。

2. 尿素呼气试验阴性。

3. *H.pylori* 抗体阴性。

4. 胃蛋白酶原法阴性。

5. 内镜观察胃体下部 RAC（regular arrangement of collecting venules）阳性。

6. 病理组织学 *H.pylori* 未感染并且新悉尼诊断分型（updated Sydney system）为无或轻度炎症细胞浸润。

在满足这些条件的前提下，才能对 *H.pylori* 从未感染未分化型癌的特点进行逐一讲解。

野中：这难道是真的啊！这样做实在是太严格了！

　　稍微放宽一点，只做 1，2，3，5 这几项不行吗（笑）？

　　要是我的话……我总这么说话，可能堀内老师都已经烦死我了吧！

堀内：确实最近有从尿素呼气试验、*H.pylori* 抗体阴性、大便 *H.pylori* 抗原阴性中三选二，加上没有除过菌以及 RAC 阴性一共 4 项就可以诊断的说法。但由于我们报道的都是第一次进行讨论的病例，所以也就采用更加严格的条件了。

野中：堀内老师真的是太认真了，要是换做我，简单的几条完成后，可能就会觉得"都做全了，完活儿！"了（笑）。

> ## 肿瘤很小，多为平坦型黏膜内癌，印戒细胞癌较多

堀内：估计各位当中也有曾经发现过 *H.pylori* 从未感染未分化型癌的医生，这种病灶一般都很小，小到有时候根本就不想活检。

根据我院的数据，肿瘤的平均直径约为 7mm。此外，曾经诊断过 *H.pylori* 从未感染未分化型癌的医生可能也会有同样的印象，一般来说都是"黏膜内癌且纯粹的印戒细胞癌"。

那么，为什么会这么小呢？以前，为了比较 *H.pylori* 从未感染未分化型癌和 *H.pylori* 感染未分化型癌的生物学行为差异，曾经使用过细胞增殖的指标 Ki-67 labeling index 进行对比研究，结果表明从未感染的一组水平较低。也就是说，提示增殖能力较低，肿瘤难以增殖，肿瘤直径较小，且难以深浸润。

野中：那这么说的话，我就是漏诊了，一年之后再发现，那也是不要紧的了？

堀内：先不要这么着急下结论嘛，且听我细细道来。

未分化型癌一般在黏膜中间部位的腺颈部发生，增殖能力较低的 *H.pylori* 从未感染未分化型胃癌也一般会局限在腺颈部而不是露出于表层，因此，大体形态上以平坦型居多。而且还要注意的是，此时使用靛胭脂染色，可能会更加难以分辨。

在我们医院的 74 例 *H.pylori* 从未感染未分化型癌的病变中，有 69 例病变是纯粹的印戒细胞癌，5 例病变是低分化癌和印戒细胞癌混合存在。对于为什么是印戒细胞癌，说实话我也不知道。不过，我倒是知道这印戒细胞癌多的情况也恰恰与肿瘤直径较小和多为黏膜内癌相关联。

　　以前，曾有报道将混有分化型的组织混合型癌排除，再将所有经内镜治疗的未分化型癌分为治愈性切除和非治愈性切除两组进行对比分析，结果表明混有低分化腺癌成分的病例多提示内镜下非治愈性切除。并且，混有低分化腺癌的病例和纯粹的印戒细胞癌病例相比较，前者内镜下治愈性切除率为 77.7%，而后者可高达 93.8%。此外，纯粹的印戒细胞癌多为黏膜内癌，肿瘤的直径也明显偏小。所以，综上所述可得知，*H.pylori* 从未感染未分化型癌以印戒细胞癌居多，黏膜内癌居多，且肿瘤直径偏小。

> ## 与 *H.pylori* 感染未分化型胃癌相比较，更容易发生在胃的肛侧

堀内：发现过这类病变的医生们估计都会有同感，就是在肛侧胃明显多。我们医院的数据，除了一例之外，全部在胃体下部的肛侧。

市原：这个说法可是第一次听说，为什么肛侧胃多呢？

堀内：当然我这是推测。由酷文献发行出版社医学书院出版的中村恭一老师执笔的《胃癌的结构》这本书上提到过，分化型癌多易发生在萎缩边界的肛侧，而未分化型癌多易发生在萎缩边界的口侧。

市原：噢！也就是说，在 *H.pylori* 从未感染的胃内，萎缩边界一直都在幽门附近，未分化型癌也就容易在这边界附近（肛侧胃）出现了。对吗？

堀内：当然了，在 *H.pylori* 从未感染的胃内是否能说"萎缩边界"这样的词也需要斟酌。不过，胃底腺和幽门腺相"对战"的区域（腺交界）黏膜分化调节比其他地方更加激烈，因此也可能更容易癌变。

　　真正的理由虽然也并不知道，但是在找 *H.pylori* 从未感染未分化型癌时，如果以胃体下部、胃角、胃窦等肛侧胃作为重点区域进行观察，则找到病灶的可能性就会增高。这就是我们医院的观察数据所提示的特点。

市原：原来如此……明白了！通过病例搜集整理，最后都能分析出癌发生的机制，真是太好玩儿了！哎呀！把癌这么沉重的话题说成"好玩儿"，可能会招致社会上的愤怒和批判吧！

色调方面白光下呈褪色表现，NBI 放大内镜下可见小凹间区增宽

堀内：未分化型癌大部分在白光观察下都呈褪色表现。这方面的理由其他地方有说明，我就不讲了，因此，*H.pylori* 从未感染未分化型癌也是褪色表现。我院的病例中除了一例受到活检的影响较大导致发红之外，也都是褪色表现。NBI 放大内镜观察也大多数都呈小凹间区增宽的表现。

市原：这方面我倒是能理解，未分化型癌局限于黏膜内，在"腺颈部"横向生长，会导致《秘籍1》第148～153页田沼老师所说的"蒙克的呐喊"现象出现。腺颈部区域的腺管损伤，出现像膝盖弯曲一样的形态，腺管密度也稍稍降低，腺管开口排列紊乱，从而使得看上去小凹间区增宽。

堀内：我们看看【病例1】中比较有代表性的内镜图（图1、图2）。

肿瘤露出于黏膜的表层后，就会出现波状血管（wavy micro-vessels）、螺旋形态（corkscrew pattern）等表现。

那么，与 *H.pylori* 感染未分化型癌又有什么不同呢？一言以蔽之，它的范围诊断正确诊断率，也就是被发现的难易度不同。

以前，对于未分化型癌，应用 NBI 放大内镜观察，在病变的口侧一端和肛侧一端的边界线（DL）上用 APC（argon plasma coagulation）进行标记，然后再跟 ESD 术后病理标本进行对比。两端的 APC 标记点与肿瘤的边界一致则判断为诊断正确，反之则判断为诊断错误。用这种方法研究后表明，未分化型癌整体的 80% 可以正确诊断，而误诊的主要原因是炎性细胞浸润。机制是炎症细胞进入非癌部位的小凹间区，也导致小凹间区的增宽，难以跟肿瘤导致的小凹间区增宽相区别，最终导致了 NBI 下的诊断困难。

将上述病例进一步再分成 *H.pylori* 从未感染、除菌、未除菌（正在感染）三组继续研究。分析前面所说的小凹间区增宽、波状血管（wavy micro-vessels）、螺旋形态（corkscrew pattern）等表现在 APC 标记部位各占比例。其中小凹间区增宽在从未感染组达 97.6%、除菌组占 70.4%、未除菌组占 63.6%，在各组中都很多。

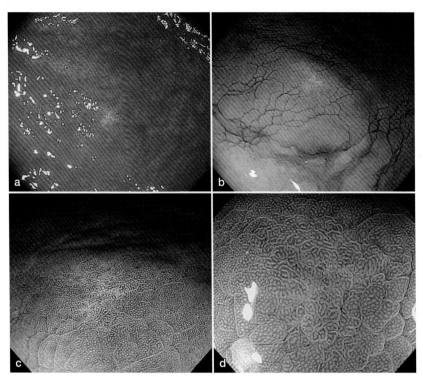

图 1 【病例 1】*H.pylori* 从未感染胃癌的内镜图

a：白光内镜图，可见褪色黏膜。

b：靛胭脂染色，虽然也可以识别出褪色黏膜，但与普通白光观察相比，还是有点难以识别。

c：NBI 非放大观察，可见发白的黏膜。

d：NBI 放大观察，和周围黏膜相比较，癌区域的腺管与腺管之间（小凹间区）增宽。

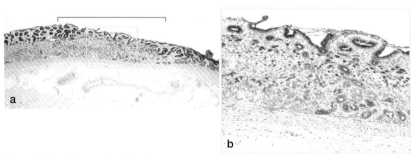

图 2 【病例 1】ESD 术后病理图

a：低倍放大图，与非癌区域比较，癌区域（红线区域）的小凹间区增宽。

b：a 图黄框内的高倍放大图，可见局限于黏膜中层（增殖带）的印戒细胞癌。

也就是说，小凹间区增宽诊断的难易度对整体病变范围诊断的正确率影响最大。首先除菌组和未除菌组进行对比，正确诊断率分别为 92.6% 和 60.6%，可见除菌组高得很明显。这是因为除菌后，原本进入非癌部位的炎性细胞消失，其所导致的小凹间区增宽明显改善，而癌所导致的小凹间区增宽则没有影响，所以病变的范围诊断才变得更加容易。

此外，*H.pylori* 从未感染组和未除菌组进行对比，从未感染组正确诊断率为 100%，高得很明显。这是因为从未感染组从一开始就没有 *H.pylori* 所导致的炎细胞浸润，癌所导致的小凹间区增宽与非癌部位相比差别明显。另外，从未感染组和除菌后组相比较，正确诊断率则没有显著的差异。

综上所述，<u>正因为没有 *H.pylori* 导致的炎细胞浸润，*H.pylori* 从未感染组范围诊断的正确率很高，而这很容易实现的范围诊断</u>，在发现肿瘤时也直接与肿瘤的容易被识别相关联。

另外，那些曾经有过白光观察下呈褪色表现的未分化型癌因邻近萎缩边界，导致范围诊断困难，从而难以被发现这类经验的医生们不想说点什么吗？*H.pylori* 从未感染就不会有萎缩，相应地也就不会出现因萎缩所导致的发现病变以及范围诊断困难的问题。所以 *H.pylori* 从未感染未分化型癌在白光下观察所呈现的褪色区域也更容易被识别。

野中：我再问一个问题行不行？

堀内：太难可不行……（笑）。

野中：当然了，咱们说点不那么严肃的事儿。在以前的教科书上，会提到一个词叫作局限性萎缩。也就是像堀内老师所提示的那样的很小范围的褪色黏膜，活检一般也都不是癌。

像那样只有局限的部位发生萎缩，是真的吗？我是一直持怀疑的态度，老师如何认为呢？

从我个人的认知来说，比如胃 MALT 淋巴瘤经过除菌治疗完全好转（complete remission，CR）后，可能会出现这种散在的局限性萎缩，我也能想象这可能是因为这些胃 MALT 淋巴瘤病例通过抗生素等因素在不知不觉中成功除菌所导致……

堀内：确实如果见到那种大小的局限性褪色区域，并且能够观察到能反

映 *H.pylori* 除菌后黏膜再生的一些表现时，需要考虑野中老师所说的 MALT 淋巴瘤完全好转（CR）的情况。一般来说，5mm 左右、细长的形态，也多会考虑是浅表性胃炎、糜烂性胃炎好转后所致。当然了，如果不是 NBI 放大观察，诊断还是会很困难的。

什么样的人容易得 *H.pylori* 从未感染未分化型癌呢？与吸烟有关吗？

堀内：前面说了 *H.pylori* 从未感染未分化型癌的内镜下表现、ESD 治疗效果特点等内容，下面说说内镜检查所要针对人群，也就是什么样的人容易得这种 *H.pylori* 从未感染未分化型癌。

以前，有报道曾经从患者背景、既往史（是否有其他癌、糖尿病、高血压、血脂异常的口服药物治疗等）、不良嗜好史（饮酒、吸烟）等多个方面，针对 *H.pylori* 感染或既往感染的未分化型癌以及 *H.pylori* 从未感染未分化型癌进行了对比研究。其中的结果表明 *H.pylori* 从未感染组中的青壮年（30 ~ 68 岁）严重嗜烟［BI（Brinkman index=1 日吸烟支数 × 累计吸烟年数）340 以上］者较多。因为都不是与健康人群做比较的结论，所以也不能说吸烟就是导致癌的起因。但是，与 *H.pylori* 感染或既往感染的未分化型癌的人相比，吸烟较多这一点的确可能是 *H.pylori* 从未感染分化型癌或者其他一些癌的发病原因。

因此，在针对 *H.pylori* 从未感染的青壮年吸烟者进行内镜检查时，最好注意排查 *H.pylori* 从未感染未分化型癌的可能性。

H.pylori 从未感染未分化型癌不会变成进展期癌？

堀内：在目前的阶段，*H.pylori* 从未感染胃癌的预后还比较好，那么不管它行不行呢？瞪大了眼睛也没发现是不是也不要紧呢？也许有人会有这样的疑问吧。野中老师好像也曾经有"漏诊后一年左右是不是也没什么危险啊？"这样的问题让我回答。

然而，如【病例 2】，虽然不多见，但进展期癌也是存在的（图 3、

图 4)。

　　机制方面倒是还不清楚，但是它毕竟还是癌，不管什么机制也还是有继续进展的可能性。因此在它还没有成为进展期癌之前就通过内镜检查发现，进而施行内镜下治疗还是非常必要的。

野中：不愧是堀内老师，太优秀了！听了这些，我们是不是可以这样认为，只要发现那种局限性的褪色黏膜，就一定要全部活检呢？

堀内：一般观察时确实应该全部活检，如果能用 NBI 放大内镜观察，就要找到比如小凹间区增宽等未分化型癌特征性内镜下表现之后再进行活检。当然 NBI 观察时如果有怀疑也要活检。虽然可能也有人会说活检后出血很麻烦，但是为了不漏诊癌而做活检，总归是没有坏处的。

酷 知识点： *H.pylori* 从未感染未分化型癌的特征

- 肿瘤小。
- 多为黏膜内癌。
- 大体形态多为平坦型。
- 多为印戒细胞癌。
- 与 *H.pylori* 感染胃癌相比多位于肛侧胃。
- 白光观察呈褪色表现。
- NBI 放大内镜观察多出现小凹间区增宽。
- 青壮年重度嗜烟者高风险。
- 因为存在进展期癌，需要早诊早治。

■ **文献**

[1] 春間 賢（監修），加藤元嗣，井上和彦，村上和成，他（編）. 胃炎の京都分類，日本メディカルセンター，2014.

[2] Horiuchi Y, Fujisaki J, Yamamoto N, et al. Biological behavior of the intramucosal *Helicobacter pylori*-negative undifferentiated-type early gastric cancer: comparison with *Helicobacter pylori*-positive early gastric cancer. Gastric Cancer 19（1）：160–165, 2016.

[3] Horiuchi Y, Fujisaki J, Yamamoto N, et al. Mixed poorly differentiated adenocarcinoma in

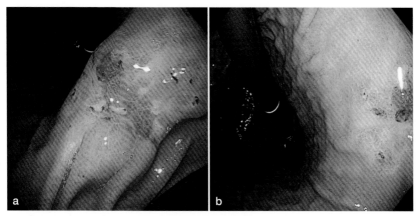

图 3 【病例 2】*H.pylori* 从未感染进展期胃癌的内镜图

a：胃角小弯的进展期癌的内镜图。

b：癌与 RAC 相邻。

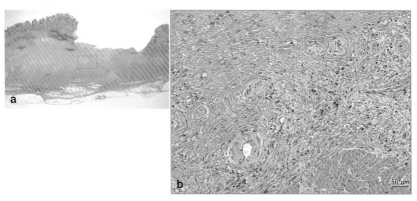

图 4 【病例 2】外科手术后的病理图

a：癌区域的光镜图。

b：a 图蓝框内的放大图，可见癌已经浸润至固有肌层。

undifferentiated-type early gastric cancer predicts endoscopic noncurative resection. Gastric Cancer 21（4）：689-695, 2018.

[4] 中村恭一. 胃癌の構造，第 3 版. 医学書院，2005.

[5] 藤崎順子，山本智理子，堀内裕介，他. *Helicobacter pylori* 陰性未分化型早期胃癌の特徴. 胃と腸 49（6）：854-861, 2014.

[6] Horiuchi Y, Fujisaki J, Yamamoto N, et al. Accuracy of diagnostic demarcation of undifferentiated-type early gastric cancers for magnifying endoscopy with narrow-band imaging: endoscopic submucosal dissection cases. Gastric Cancer 19 (2): 515-523, 2016.

[7] Horiuchi Y, Fujisaki J, Yamamoto N, et al. Diagnostic accuracy of demarcation using magnifying endoscopy with narrow-band imaging for *Helicobacter pylori* uninfected undifferentiated-type early gastric cancer. Gastric Cancer, 2018 [Epub ahead of print]

[8] Horiuchi Y, Fujisaki J, Yamamoto N, et al. Diagnostic accuracy of demarcation of undifferentiated-type early gastric cancer after *Helicobacter pylori* eradication. J Gastroenterol 52 (9): 1023-1030, 2017.

[9] Horiuchi Y, Fujisaki J, Ishizuka N, et al. Study on Clinical Factors Involved in *Helicobacter pylori*-Uninfected, Undifferentiated-Type Early Gastric Cancer. Digestion 96 (4): 213-219, 2017.

7 *H.pylori* 阴性病例内镜观察（筛查）的酷要点

> *H.pylori* 阴性（从未感染）病例，让研修医生做可以吗？不在后面看着也不要紧吗？

写这一部分，其实是带着反省的心情，希望以后不要再犯类似的错误。

这是在我成为年长七八岁的高年资医生后，有研修医生（相当于国内目前的规培生）跟着我，同时工作方面杂事儿也比较多的时候。

跟我刚好有类似经历的医生们请一定要读一读这部分。

作为高年资医生，会想让研修医也做一做内镜检查吧！现在想想，真是很恐怖啊！

在研修医生刚开始从事内镜检查时，最起码应该在其安全通过咽部进入食管，直至筛查结束期间，一直站在后面坐镇。

然而，已经工作 7~8 年的高年资医生通常都比较忙，要么被病房叫去看患者，要么被门诊叫去采血，总是忙得团团转。

结果，根本就无法保证在研修医插入内镜开始到检查结束的全过程中都站在后面。

最终，像可能没什么异常的 *H.pylori* 阴性（从未感染）年轻患者，或者已经知道 *H.pylori* 阴性（从未感染）的患者，以及胃癌术后（除菌后）每年定期复查内镜的患者，就都完全交给研修医了。

而对于胃癌术后患者，根本不考虑胃癌发生的可能性高出常人，反倒是觉得残胃观察的范围较小，并且每年都做内镜检查，应该没有病变，所以就任由并未熟练掌握内镜的年轻医生们去做检查，而转身忙别的事情去了。

如果这个时候漏诊的话……恐怕后悔都晚了。

当然，现在绝对不会发生这样的事情了。一定会有我或者其他指导医生在旁边提醒着对于 *H.pylori* 阴性（从未感染）病例的检查注意事项，也就是本章的酷知识点，再让年轻医生们施行检查。

127

对于术后胃观察的要点，在《秘籍 1》第 228 ~ 233 页中有着详细的说明。请在那里复习。

简单的复习一下，由吻合口息肉样肥厚性胃炎（stromal polypoid hypertrophic gastritis，SPHG）发展成为的早期胃癌有以下酷知识点。

"酷" 知识点：由 SPHG 发展而来的早期胃癌

- 毕 Ⅱ（Billroth Ⅱ）术后。
- 术后时间较长。
- 内眼型多为隆起型。
- 多为分化型腺癌。
- 跟观察的形态感觉不同，M 癌反倒较多。

另外，还有报道提示残胃再发癌多发生于残胃的上部小弯（包括缝合部位）以及后壁。

H.pylori 阴性（从未感染）胃的观察要点（关注部位）

再回到本章的主题，*H.pylori* 阴性（从未感染）胃做内镜筛查时，观察要点（关注部位）是哪里呢？

有研究表明，随着 *H.pylori* 感染患者逐渐减少，反流性食管炎的病例反倒增多。所以首先，评价是否有 Barrett 食管非常重要。这些内容在《秘籍 1》中都有记载，请再复习一下第 48 ~ 55 页。

Barrett 食管要注意观察 "0 点到 2 点钟方向"（图 1）。

因此，指导医生应该先让研修医理解这些内容，充分观察、摄图，然后再进入胃内继续观察。

进入胃内后，当然首先应该是 *H.pylori* 阴性（从未感染）漂亮的胃黏膜。接下来最重要的注意点是：

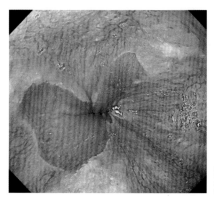

图 1　Barrett **食管癌**
2 点钟方向的发红隆起。

知识点： *H.pylori* 阴性（从未感染）胃筛查最重要的注意点

• 不要漏掉褪色黏膜（未分化型胃癌）。

正如我们看到的病例（图 2），像这样褪色的黏膜，如果发现了一定要活检。

　　关于这部分内容，这次的《秘籍 2》也请到了特别擅长该领域的堀内老师执笔，请各位再详细参阅那一部分（第 115 ~ 126 页）。

　　然后，在胃窦可能还会发现章鱼足吸盘样的糜烂。当然，像这样的糜烂，全都进行放大观察并且活检，事实上还是很困难的。

　　不过，确实在 *H.pylori* 阴性（从未感染）病例中胃窦的章鱼足吸盘样的糜烂也有癌变的可能。

　　我在近 1 ~ 2 年间就曾经遇到过一例。

　　关于这个病例（图 3）和讨论的内容，来自一次在札幌充满了昭和芬芳的旅馆中与众多内镜高手以及手稻溪仁会医院的年轻内镜医生（村上）共同举办的"酷！第一届病例讨论会"。当时全体的讨论内容都由市原老师实时记录在了电脑里，但是由于内容太多……医学书院只选取了其中的一部分。

　　关于讨论会病例相关对话，请各位移步"gastropedia"阅读，下面是

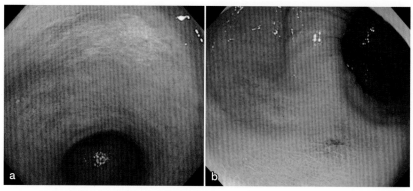

图2 *H.pylori* 阴性（从未感染）胃的 0-Ⅱb 型（sig）
a: 病例 1，b: 病例 2。

网页链接！

⇒【Web 特别活动"酷！第一届病例讨论会（酷讨论会 in 定山溪）"的实况报告】

URL https://gastro.igaku-shoin.co.jp/article/category/fukurotoji_2

先不管去不去"gastropedia"读那些冗长的对话，总结出酷知识点是必须的。

"酷"知识点： *H.pylori* 阴性（从未感染）胃癌的注意点

• 要注意即便是 *H.pylori* 阴性（从未感染）也有胃癌存在的可能。
• 要注意单发的糜烂。
• 用 NBI 放大观察也难以确定良恶性的糜烂当然存在。
• 要注意服用 PPI 后形态依旧没什么改变的单发糜烂（需要做一下活检）。

实际上，这个病例是已经被当作良性糜烂，而一直被放过了一段时间（图3）。

作为指导医生，其实是应该跟研修医一起观察，以免将这样的病例

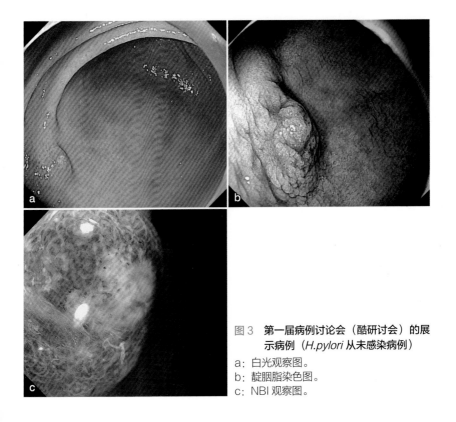

图3　第一届病例讨论会（酷研讨会）的展
示病例（*H.pylori* 从未感染病例）
a：白光观察图。
b：靛胭脂染色图。
c：NBI 观察图。

简单地放过。

　　再说句题外话，我真的觉得一面自己参与讨论，一面还能将讨论会全体人员的发言都实时录入电脑的"市原真"这小子（这位男老师）恐怖至极，他是有三头六臂吗？为什么用录音机全程录音的我，现在还要费力地一点点往电脑里打字呢？

　　答案后来见了分晓。"野中康一在那之后把录音机弄丢了"。如果知道了这些事情的前后始末，是不是觉得他简直就是"神"了？（笑）

　　哎呀！这部分没用的东西还是讲得太多了。一定会有人说，这部分的实际内容，好像也没有什么实际内容嘛。

　　不过也不要紧，反正市原老师在《秘籍1》中也讲过。"秘籍其实就是个读物"。这跟艺人乌干达猛虎（译者注：日本艺人，因貌似乌干达某总统而得名，以暴饮暴食为主要特点）的名言"咖喱饭其实就是个食品"是一个道理。

还要注意是否有胃底腺型胃癌

还有一点，还要注意是否有目前备受关注的胃底腺型胃癌，因为它也是一种在 *H.pylori* 阴性（从未感染）的胃内发生率较高的癌。

一定要常存"耍酷"的意识，注意观察胃的上中部（U、M）是否有黏膜下肿瘤样的隆起。

为什么这么说呢？因为如果不去留意，是永远无法发现的。

关于胃底腺型胃癌，我们已经请了日本对之了解最为详细的上山老师进行了讲解，请各位移步那一部分（第 83～103 页）学习。

上山老师一看上去就绝对是高手（酷医生）！

多年前第一次会面，那时候他还不是在胃底腺型胃癌方面很著名的医生，但是给人的印象和声音的音调都完全是高手（酷医生）的感觉。后来，"胃底腺型胃癌"这个课题在日本很火，他和顺天堂大学医学部人体病理学的八尾隆史教授一起，也成为了日本在该领域最为有名的医生。真是让我又尊敬，又嫉妒（因为我也想象他那么酷！）。

关于黏膜下肿瘤，我也有一篇酷文献，提示胃间质瘤多发生于 *H.pylori* 阴性（从未感染）胃或者萎缩程度较轻的胃 U、M 区域。

Nonaka K, Ban S, Hiejima Y, et al. Status of the Gastric Mucosa with Endoscopically Diagnosed Gastrointestinal Stromal Tumor. Diagn Ther Endosc: 429761, 2014.

URL https://www.hindawi.com/journals/dte/2014/429761/

因此，与胃底腺型胃癌（黏膜下肿瘤样隆起）一样，要常存胃黏膜下肿瘤的意识，在胃 U、M 区域仔细地观察吧！

终于这部分要结束了……是不是脑海中只剩下"咖喱饭其实就是个

食品"了呢？（流泪）

那样的话就麻烦了，还是总结一下酷知识点后再结束吧！

酷知识点：给 *H.pylori* 阴性（从未感染）患者施行筛查时的注意点

- 操作医生和指导医生都要常存"要酷"（变得更酷）的意识进行筛查。
- 要注意 Barrett 食管的"0 点到 2 点方向的发红黏膜"。
- 要注意观察是否有褪色黏膜。
- 还是要注意单发的糜烂（即便犹豫想要随诊，也一定要活检一次再说）。
- 注意 U、M 区域是否有黏膜下肿瘤样的隆起性病变。
- 注意 U、M 区域是否有黏膜下肿瘤（间质瘤等）。

■ **文献**

[1] 長南明道，三島利之，石橋潤一，他. 早期の残胃癌の特徴―診断のポイント―内視鏡. 胃と腸 39（7）：1031-1034, 2004.

⑧ 胃 NBI 放大观察下的异常血管

问过了很多遍的问题，还是想再问一下，NBI 放大观察下的异常血管，该如何考虑，如何判断呢？

野中：在参加放大内镜研讨会时，内多老师经常坐在我邻近的座位，其实几年前刚开始参加研讨会时，内多老师那自带低音炮音效的声音就给我留下了深刻的印象……更何况，这个"低音炮"还总是直截了当地说："我不认为这是异常血管。"也是从那时候开始，陆续从内多老师那里学到了很多放大内镜的相关知识。

在放大内镜研讨会上，内多老师对于图像的解读跟我们并没有太大的分歧，只有一点，他对"异常血管"的判断，要比我们一般医生更严格。

换句话说，每当我按自己的标准，在难以确定是"异常血管"还是"非异常血管"，最后判断为"异常血管"时，内多老师都会用一句"我不认为这是异常血管"来带给我挫败感。

当然，这些病例最终也都由"低音炮"给了我合理的解释……

总之，在微血管这方面，对于"异常"和"非异常"，他的标准线与别人不一样。而这种标准线，又都是包含主观因素在内，所以出现这样的差别也很正常。

大家都一定记得由日本消化学会、日本消化内镜学会、日本胃癌学会 3 家学会共同发布的诊断流程 MESDA-G（Magnifying Endoscopy Simple Diagnostic Algorithm for Early Gastric Cancer）吧（图 1）！

*顺手上网查了一下，用我的电脑输入了"めすだじい"（MESDA-G 的日语发音）搜索后，显示的结果是"目スダジイ"，直接导向了山毛榉……

闲言少叙，如图 1 所示，当发现可疑胃癌的病变时，首先要判断是否有 DL（demarcation line）。如果能确定 DL（+），则需通过进一步判断是否有不规则的微血管结构（irregular microvascular pattern，IMVP）

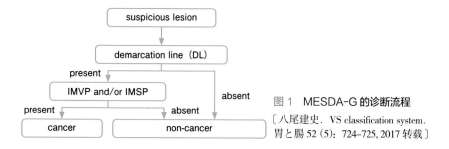

图 1　MESDA-G 的诊断流程
〔八尾建史. VS classification system.
胃と腸 52（5）：724-725, 2017 转载〕

或不规则的微表面结构（irregular microsurface pattern，IMSP）来确定是癌还是非癌。

所以说，一般的内镜医生（约占 90% 的人群）都能认可的标准与我们自己的标准如果都不一致，那也就不"酷"了……

因此，借这本《秘籍 2》的机会，也请内多老师给我们好好讲一讲这个标准。

内多老师只教我一个人，那实在是有点浪费了，还是希望更多的年轻内镜医生们能够掌握这些知识，所以通过这本《秘籍 2》也想达到全体读者一起共享的效果（只是看书无法体验"低音炮"的音效，实在是遗憾，请大家一定要通过学会或者研讨会去体验一下吧！）

放大内镜下观察胃的病变是否为癌？

内多：野中老师，在放大内镜研讨会时，咱们确实是离得很近啊！

不过……野中老师，您的香水是不是喷得太多了？别人想酷，您这是"香酷"啊！（笑）

咱们还是回到正题，对于正常还是非正常，提到这个话题，我就想问一句，"胃炎算什么？也算非正常吗？"所以说，首先应该明确的是，"什么才是正常"。

不管是谁都能认可的正常胃的镜下表现一般指从未感染过幽门螺杆菌，没有炎症，除此之外的都是非正常。换个说法，提到异常，也可以有"虽然异常，但也只能看到炎症"和"异常，高度怀疑癌"

这两种情况。而我们为了便于理解，就暂且按"异常 = 癌"来讲解了。

讲解之前，再一次强调放大内镜下胃癌诊断的基本事项。在放大内镜下明确胃的病变是否为癌，需要应用 MESDA-G 进行判断（图 1）。

首先，如果全周都能看到 DL，则需怀疑肿瘤。此时可以将大部分炎性变化排除在外，所以说 DL 存在与否非常重要。这和病理诊断时有前锋线就要怀疑肿瘤是一个道理。

接下来进行病变内部的评价。不规整是恶性肿瘤，而规整则判断为良性肿瘤。诊断方法是 VSCS（VS classification system），这是一种通过小凹边缘上皮和微小血管结构的各自形态、相互形态的形状、分布、排列来判断的方法，即便是初学者也很容易理解掌握。

临床上绝大多数的癌都可以通过 MESDA-G 进行诊断。这是放大内镜诊断的基础知识，需要正确理解掌握。

然而，在研讨会上出现的那些困难病例，有时候很难区分出良恶性，这一类病变的活检结果在病理上可能也都会纳入 Group 2 吧？关于这样的病变我是如何判断的，下面我将重点讲述。

首先，从结论开始，不管一般的内镜检查多么怀疑是癌的病变，如果通过放大内镜所观察的微血管结构还不足以判断是否为癌时，或者因为放大倍数不够而无法对血管作出正确评价时，都不能诊断为异常血管。

很多的高大上的诊疗中心可能都是主要看癌，而我工作的一般医院则以健康体检与筛查居多，得益于此看到非癌的情况也比较多，于是可以接触到非常多样化的非癌病变微血管结构图像。所以我对异常血管的阈值偏高。比如图 2，请大家看看，怎么判断？哪个是癌？

野中：内多老师，我知道呦！话说回来，也可能是经常跟内多老师一起读片的原因吧！不过，要是说错了就尴尬了，所以我不说（笑）。

内多：野中老师不愧是老江湖啊！不过，您不觉得其中哪个病例难诊断吗？（笑）

这两个病变的表现，如果在未分化型癌或者淋巴瘤中，应该会被 q

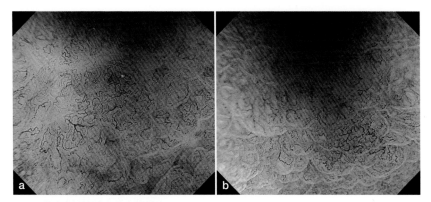

图2　放大内镜观察下的血管结构
哪个是印戒细胞癌，哪个是良性溃疡周边

解读为异常血管。但实际上，图2a 只是单纯的溃疡周边水肿黏膜，而图2b 才是未分化型癌。

　　像这样在非癌中也可以看到的血管，如果同样的表现也出现在癌中，我就不会判断其为异常血管。

野中：啊！果然……还真是这样啊！我也觉得图2a 是非癌，图2b 是癌，所以，认为图2b 是异常血管。可这个跟内多老师平时的读片习惯有点不一样呢？

　　想变酷，请内多老师对此处再简单易懂地讲解一下吧！这可不是说读者，首先是为了"想酷"的我……

内多：野中老师，您已经是很"香酷"了啊！从您所喷的香水量就能判断出了啊！（笑）

　　不过下面的内容可能确实有点难了，我简单讲一下。为了判断是否异常（肿瘤），应该首先学习掌握萎缩性胃炎、浅表性胃炎、增生等没有异常（肿瘤）病变的放大内镜下表现。而难点在于各种特异度较高的病变。

　　在 CT 和 MRI 中，为了理解什么是异常，首先要充分学习掌握什么是正常。大家是不是也有死背正常表现的图谱之类的回忆呢？放大内镜也是如此。如果有非癌的图谱那就好了。医学书院出版《秘籍》固然很好，但是如果还能出版《非癌的图谱》，而不是《胃癌的图谱》，那就更好了。

⇒知道了，《非癌的图谱》很有意思嘛！必须尽快安排！（《秘籍》责任编辑沃利）

不过"与非癌难以鉴别的表现，就不能算作癌"这种主观的诊断并没有改变。

为了能够更深入地诊断，并且尽量将主观的因素排除。首先，①要理解正常胃黏膜的毛细血管的结构，也就是一看到血管，就要知道是毛细血管中的哪一类。接下来，②要理解掌握胃炎等良性病变的血管变化。再下一步，③通过病理对照，要知道放大内镜下观察到的血管在病理学上是会发生什么样的现象。

当然，只看病理标本，是无法对血管结构进行评价的。但是，通过组织结构和间质的状态与放大内镜观察图像进行对比，找出与放大内镜下表现一致区域的特点，就可以理解。在理解了这些之后，就可以观察到癌所引起的特异性血管变化。下面将会有更难理解的内容，请大家再加把劲儿，看看能不能读懂。

掌握血管结构图像的根本！

内多：广义的毛细血管是指连接微动脉和微静脉的血管，分为直径最细的毛细血管网（广义中的真毛细血管）、毛细血管后微静脉、集合微静脉。

胃的毛细血管基本结构是由微动脉分支而出大的毛细血管网包绕腺管的周围再向表层走行，然后接续毛细血管后微静脉，进一步再汇入集合微静脉后，从表层回流至黏膜深层的微静脉。

部位不同，其黏膜表层的形状也不一样。在胃底腺黏膜中，毛细血管网包绕腺管后逐渐吻合，走行于最表层腺管开口周围，再汇入集合微静脉。放大内镜观察下可见血管围成的圆圈中有类圆形的小凹边缘上皮，称为血管内上皮形态（图3）。

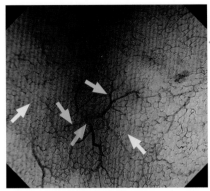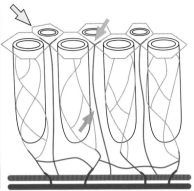

图3　放大内镜观察下的胃底腺区域和示意图
黄箭头是毛细血管网，绿箭头是毛细血管后微静脉，蓝箭头是集合微静脉。

　　而幽门腺黏膜或肠上皮化生中，毛细血管网相互吻合后流向表层，于小凹上皮的正下方可以看到最终汇入集合微静脉的毛细血管后微静脉，在放大内镜下这种比毛细血管网稍稍粗一点点的血管呈线圈儿状。这被称为上皮内血管形态，在小凹上皮稀疏的区域也可以清晰地看到深部的毛细血管网（图4）。

　　毛细血管网的血管直径非常细，只相当于能通过一个红细胞的大小。它们相互吻合汇流向集合微静脉，血管直径也相应逐渐增粗。因此粗细不均一也很正常。因为关于粗细，也没有明确的分类标准，所以当我们比较毛细血管的直径时，如果不把毛细血管网、毛细血管后微静脉、集合微静脉分开进行比较，也是不合理的。就像你不能拿腹主动脉跟主动脉比较大小一样。

　　因此我用最大放大倍数去观察，作出诊断也都是在能够判断清楚毛细血管的前提下。如果无法判断，当然也就不能做出正确诊断了。

野中：突然某某静脉等汉字一下子增多了啊（译者注：日本人对日语中汉字的识别量逐年减少）！上面这几行完全没读懂，眼皮发沉的年轻内镜医生，快醒醒！喂！快睁开眼睛（笑）！睡着了可就完蛋了！这跟人生游戏一样啊，回到刚才，把这几行再读一遍，拜托了！

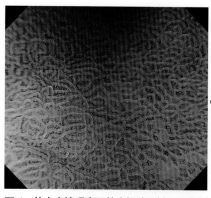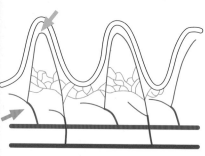

图4 放大内镜观察下的幽门腺区域和示意图

一般在黏膜表面看不到毛细血管网，但可见汇入集合微静脉的线圈儿样血管。
绿箭头为线圈样血管（相当于毛细血管后微静脉），蓝箭头集合微静脉。

注意血管结构图像的变化！

内多：在萎缩性胃炎或肠上皮化生中，在水肿或者糜烂之外，受黏膜深层的淋巴滤泡、扩张腺管等影响，胃的小凹上皮也会呈现多种多样的表现。

与之相应的内部血管也会出现多种多样的变化。比如变得更清晰、更模糊、能看得更远、增多、减少、伸长……这些炎症性的非特异变化到底是源于何处，相关的研究极为重要。

小凹上皮在炎症时的变化，有时也会被误判为癌。比如图5，此时小凹上皮的结构呈现出大小不等，虽然不容易观察，但也能看到小凹间区的血管密集地增生。看这一图像，很容易判断为癌。

然而这确确实实是一例炎症性变化的病例。这样的表面结构，与之相应的也会出现多种多样的毛细血管。稍稍地扩张、增生后出现纤细的小血管、血管分布不均匀等。只不过这些也并不是能够诊断为癌的具有特异性的血管变化。

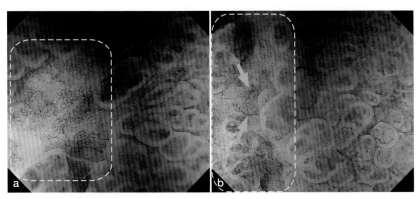

图5　**类似的毛细血管图**
黄色虚线围成的区域可见纤细均一的毛细血管网，局部可见毛细血管后微静脉（绿箭头）。

我们可以看到上皮下方的毛细血管网管径纤细均一，相互吻合。并且，小凹间区的血管最后都汇于同一个上皮内（VS concordance）。虽然表面结构不规整，血管的评价也很难，但是原本的血管结构依旧存在。

野中：最后的这几句讲解，就是内多老师经常用"低音炮"发言的内容啊！～

图5以及这个讲解词才是我们想要的啊！太酷了！对年轻内镜医生们来说，想听内多老师用"低音炮"讲解的，也正是这些内容啊！

读刚才那几行真是让人死的心都有了，如果那时候合上书，没能读到这一部分，那可就吃了大亏了吧（笑）。

对比病理标本，找到共通点！

内多：想要寻求所见血管的病理学证据，只能通过与病理的对比，寻找共通点这一种办法。我们回到图2，观察良性溃疡边缘的表现。虽说白光内镜下只是个普通的 H2 期溃疡，但是如果只看放大内镜下的图片，相信也很难与未分化型癌相鉴别。

当然我们做了活检，请看图 6b，只是炎症细胞的浸润。

为了提高诊断能力，像这样的病例经过反复讨论。就可以说出来上皮下浅层有什么细胞浸润，是癌细胞，是淋巴细胞，是中性粒细胞，还是巨噬细胞。然后也就明白了这样血管变化的出现与之的共通点。

我们一般都通过 ESD 的病例学习，也许通常只对癌的内部感兴趣，但是因为周围部分背景黏膜也会一同被切除，所以癌边缘处背景胃黏膜一侧所出现的血管变化也是可以通过病理学分析是如何发生的。我认为反复进行这样的工作，对提高放大内镜诊断能力才是最为重要的。

癌有时也会出现炎症样的变化，容易误诊。但是，不能仅仅因为这点就简单地改变自己的内镜诊断。首先，弄清楚"癌中出现胃炎样变化是如何发生的呢？"然后再根据情况逐渐修正自己的诊断标准，这才是正确的做法。

最后（比平时更加低沉的"低音炮"），我之所以会比别人判断血管更加严格，主要是基于对良性病变的非特异性变化的把握。而且，对异常血管的判断，也是通常以能观察到血管的细枝末节为前提。

不过，这只是我作为一名医生的个人经验和意见。到底能达到什么程度的正确诊断率，还需要今后更多的研究。放大内镜诊断，目前还不算完全成熟，每位医生都有自己操作的习惯和判断的方法。这也是现状。

图像相关的诊断与病理的老师们一样，最终都要依靠主观的判断。所有人都能做出同一诊断，基本上也是不可能的。做到充分把握诊断依据，准确把握诊断标准，然后在研讨会上讨论，从而逐渐提高自己的诊断精度，这是非常必要的。我想这些对于专家老师们来说应该也都是自然而然地事情了吧！

如果我的上述理解能让拿到这本"酷书 2"（《秘籍 2》）的各位变得更"酷"，那我将不胜荣幸！

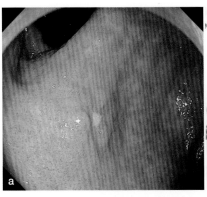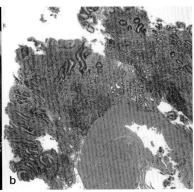

图 6　图 2a **的白光内镜图和活检病理图（炎症）**
a：白光内镜图，b：活检病理图（炎症）。没有恶性表现，只有炎症细胞的浸润。

"酷"知识点：放大内镜下异常血管的诊断标准（内多流）

- 与非癌血管无法鉴别，则不判断为异常血管。
- 毛细血管也分很多种，各自的直径不同。

■ 文献

[1] 八尾建史．VS classification system．胃と腸 52（5）：724–725, 2017.

[2] 加藤元嗣，武藤 学，上堂文也，他．胃の拡大内視鏡による 3 学会合同診断体系．胃と腸 51（5）：582–586, 2016.

[3] 八尾建史．胃粘膜における NBI 併用拡大内視鏡所見の成り立ちと診断体系（VS classification system）．胃と腸 46（8）：1279–1285, 2011.

[4] 内多訓久，八尾建史，佐々木紫織，他．拡大内視鏡による胃癌の側方進展範囲診断．胃と腸 51（5）：604–613, 2016.

⇒请关注「gastropedia」！
【视频教学】目标! 最棒的放大内镜观察
内多训久（高知红十字会医院 消化内科）
URL https://gastro.igaku-shoin.co.jp/article/category/ucchy

❾ 胃 NBI 放大观察

通过 NBI 放大观察判断胃癌的组织学类型——我要教压箱底的绝技了！

首先，这部分内容，千万不要去问精通内镜的医生。

"这是被诅咒的"……要是还不够恐怖，那就"18 岁以下禁止观看"。

如此这般，您不敢看了吧……（笑）。是不是应该下决心把这部分从目录当中去掉？

其实，也没什么大不了的。

不过，这倒是我在自己的研讨会上，讲到胃的 NBI 放大观察时，为了不让听众反感，让已经低头，可能已经厌烦内镜诊断或者讨厌我野中康一的年轻医生再次把头抬起来所做的终极幻灯片（最后的王牌）。

本书的宗旨原本就是将我近 10 年研讨会上的内容简单易懂地发表，从而使年轻内镜医生能够在短时间内达到内镜下九成以上的正确诊断率。

另外，将所有内容都编入书中，换句话说也是把我们这些"耍酷人士"认可的经典《胃与肠》杂志，作为最高水准的证据加以引用。也依旧是这本《秘籍 2》沿袭上一本而来的想法。

然而，这一部分却不是这样了……这些内容中包括我（野中康一）的经验以及主观的东西在内。因此，要不要这部分，一直我都很犹豫。当然可以肯定的是，如果不登载这部分，对于我自身以及世界来讲可能都会有好处。

如果登载了，可以想象一定会招致很强烈的批判甚至投诉。所以，我想还是要先讲几条注意事项*。

- 因为是过于危险的一页，一切后果（包括被诅咒）自负。
- 信不信由你（都市传说风格）。
- 绝对不要在公开发表时或者刊物上引用。
- 如果与您的病例诊断上有出入，我概不负责。

* 与投币停车场中看板上所写的"停车场内的事故概不负责"一个道理！

那么接下来……就见证奇迹吧！（图 1）

　　需要提醒大家注意的是，恶性度并不是从左到右逐渐增高，这只是我随意排列而已。

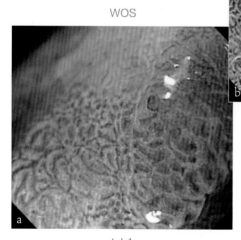

图 1　被诅咒的图片（18 岁以下禁止观看）*

WOS: white opaque substance，VEC: vessels within epithelial circle.

* 看了图片要想不被诅咒，需要劝至少 10 人以上购买《秘籍》

VEC pattern

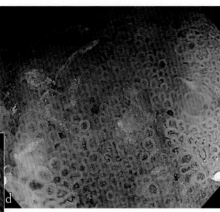

irregular mesh pattern

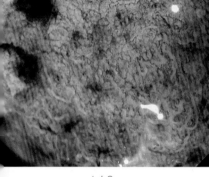

d

pap

tub2

　　首先，要以所面对的肿瘤是早期胃癌作为已知条件再进行下一步的
考虑。

　　如果在查房时被提问"请你用 NBI 放大内镜表现判断一下这个胃癌
的组织学类型"，是不是会出现紧张得脚软站不稳的状况呢？（像刚出生

小鹿一样的感觉）

其实按照平时检查那样去描述，就完全没问题了。

刚才突然读到被诅咒以及那些让人恐怖的注意事项的医生们，应该也是能理解这种紧张感的吧（笑）。

《秘籍1》第173～177页中也讲过，首先，当出现白色的粉状物（white opaque substance，WOS）时（这种表现的描述也变成俗语了），一般可以说这是"肠型病变，分化型腺癌"（图1a）。

这可是超级酷、超级帅的特殊技能之一啊！

看这张图（图2）。

看到了吧！这也是白色粉状物的表现。这种情况在组织学上是微乳头样结构，可见很小的腺管结构像锯齿一样排列，可能因为吸收或者散射NBI的光，导致看上去如WOS一般。当然由于没有证实，也不能说就不是因为脂肪滴所导致的WOS……反正也有这样的形态存在。

我第一次见到这样的表现，是在某次研讨会上看"秘籍创造者"之一的滨本老师的读片。在我看来，他的读片是一如既往的"变态"。

在那之后，我也遇到过3例这样NBI放大观察下的形态，也都完全"命中"（太酷了）。而最近我也在自己的研讨会上将这些内容教给了年轻医生，就仿佛很久以前我自己就知道一般。不过，年轻医生要是也买了这本《秘籍2》……是不是就露馅儿了？

话说回来，关于《秘籍2》的事宜，我其实也发邮件联系滨本老师来着，可是，他好像换了地址……似乎去私立医院了。

在网上一顿"深度"检索。

总算发现医院名称似乎是"永山消化、内镜内科"（位于旭川市）……然而这样只看名称，也不知道是滨本老师开的啊（译者注：日本私立医院通常用院长的姓氏命名，比如叫滨本消化内科，就比较正常了）！可能，这里面也是有什么咱们不了解的复杂原因吧！（笑）……

我每年都会有几次去北海道讲课的机会。还想着下次提前点儿过去让滨本老师给我做个胃镜，所以就别再继续这种话题了。

不过，我个人非常感兴趣的是，在永山消化、内镜内科的招聘启事中，有一项写着"燃油补助：冬季一律10万日元"。这补助的是什么燃

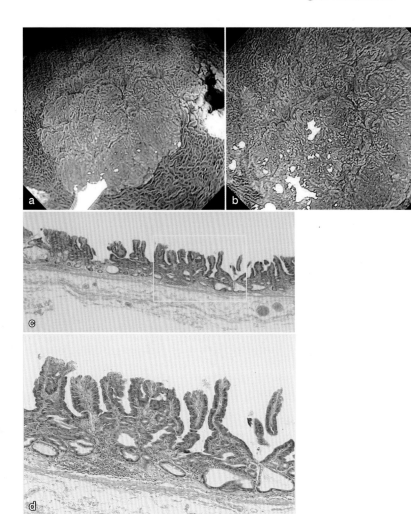

图2　微乳头样结构的组织学图像在 NBI 放大观察时的形态
〔滨本老师提供〕

油呢？难道是对去夏威夷旅行时的飞机燃油附加费的补助吗？（后来北海道的医生告诉我，由于冬天太冷，用油炉等取暖设施所需的费用太高，所以北海道的各个单位都会给所有的职员支付这个补助，如果没有这个补助，职员们会被冻死吧……）

哎呀，在背后说了这么多，滨本老师恐怕要跟我"绝交"了，我还是别联络滨本老师了……

接下来，是只要看到网格样的血管（fine network pattern），就可以肯定地说"分化型腺癌，tub1！"（图 1b）。这个也基本上都可以"命中"。

再继续下去，当这种网格样的血管呈现出一些不规整的感觉时（图 1c），也就是我们常说的不规则网格血管表现 irregullar mesh pattern，此时也可以说"分化型腺癌，考虑中分化管状腺癌，tub2"，别管对不对，先酷了再说！

不知道您理不理解刚才的"台词"，因为不管是谁，也都无法断定 tub2（笑）。tub2 有各种各样的表现，所以也只能说具备这种可能性。

不管怎么说，先判断起码是分化型腺癌，先把要酷的最基本状况确定下来，至于能不能更酷，那就再稍微挑战一下呗！

这就好像，先跟对方告白："我们交往吧！"然后等到对方同意后，再趁热打铁找机会挑战一下能不能接吻……（像高中生一样，不过放在现在的孩子身上，可能得是初中生了吧！）不过估计最终都是被抽的结果（泪）。

再有，上一本秘籍也提到过 Kanemitsu，Yao 等报道的 VEC（vessels within epithelial circle）pattern，也非常酷。也就是圆形的白色环状边缘也就是 MCE（marginal crypt epithelium）所包围的小凹间区上皮的间质内有血管存在的表现。用通俗的话讲，即存在着"一颗颗类圆形的腺体结构（青蛙卵样）"，并且这一个个结构中还有血管在里面。也就是图 1d 中的样子。

如果存在着这样的表现，就赶紧用"包含 pap，考虑为组织学上的乳头状结构"尽情地要酷吧！

最后，也是包含最危险诅咒的一个。

也就是 por（低分化腺癌）和 sig（印戒细胞癌）的鉴别。虽然已经明确诊断为未分化型癌，但放大内镜研讨会上的高手老师们仍然可以再细分到这种程度。

请看图 3

注意并不是按顺序恶性度逐渐增高，只是印象上的诊断。

印象上大家能理解吗？ por 和 sig 之间的区别大家能发现吗？两者之间的区别倒是没有固定的分界线可以划定，因为两者都可以看到散乱的异常血管。

终归只是印象诊断！！

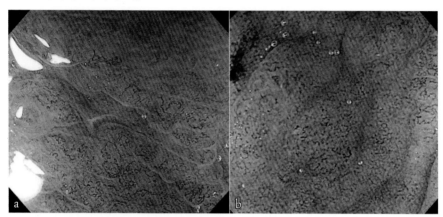

por

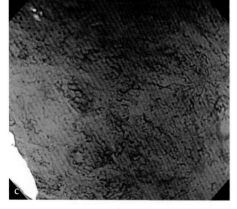

sig

图 3　por 和 sig 在一定程度上的鉴别

用通俗的话来讲，跟 por 比较，sig 的腺管结构消失更显著，再看螺旋状血管（corkscrew pattern），可见一根根短缩血管之间的间隔更大，呈现出更稀疏的散乱，并且，这一根根血管的粗细也明显不一致。这个时候，就可以直接说"考虑是未分化型癌，并且更倾向于 sig……"来小小地挑战一下了。就像刚才提到的高中生告白那样（笑）。

如果反过来说，也可以形容 por 是还有一定量的腺管结构残留，尚有一定数量的比较均一的短缩血管。

虽然这两种说法都不怎么科学严谨……

对了，为了减少低水平内镜医生的数量，还得进一步说明一下，我们这所说的 por 其实主要指 por2。

我想大家应该也都真正知道吧？（这么写也许不太好，实际上不懂装懂的内镜医生也确实是不少……）

在我年轻的时候，认为组织学上是按 tub1 ⇒ tub2 ⇒ pap ⇒ por1 ⇒ por2 ⇒ sig 的顺序排列恶性度的（不好意思，实在是太幼稚了）。

1 的后面就是 2，也确实很容易简单地认为恶性度会随数字升高而变高，这也是没办法的事儿。

而我们内镜医生平时所说的 por，其实就是指 por2。

正如《胃癌处理规范》中所记载的那样，por1 是指实性（solid type），而我们平时所遇到的 por 应该多数是非实性（por2）。

当知道这是未分化型癌，能看到图 4 所示腺体的小凹间区增宽的表现时，请用理所当然的表情继续发言"可以推测虽然有可能被表面正常的上皮覆盖，但印戒细胞癌（sig）在腺颈部水平进展"。归根结底，这还是对已知未分化型癌的描述。

不知道为什么，写到这里，反倒是觉得轻松了（笑）。与其他老师执笔，根据各种强有力证据去阐述的方法完全不同，我之所以冒着生命危险总结这些内容，也只为赠给已经对胃 NBI 放大内镜观察有了厌烦情绪的你。不过话说回来，这些东西也是相当管用的。

在被真正地诅咒之前……请在 10 秒以内赶快进入下一章节吧！本章中所读的内容也最好不要外传。尤其是如果被部下看到，有可能就会被认为是个不靠谱的上级医生了（笑）。

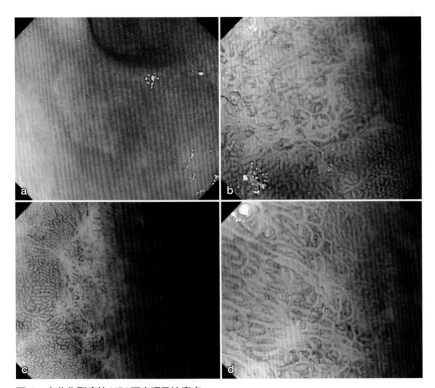

图 4　**未分化型癌的 NBI 下表现及注意点**
注意！在 NBI 下对未分化型癌进行范围诊断是不可以的，应该进行 4 象限活检。

被诅咒知识点：NBI 放大观察判断胃癌组织学类型的秘技

- 白色粉状物的表现（WOS）。
  - → "肠型病变且为分化型腺癌"（绝对可以命中）。
- 网格样的血管（fine network pattern）。
  - → "分化型腺癌，tub1！"（基本可以命中）。
- 网格样的血管，但有一些不规整的感觉，为异常血管表现（irregullar mesh pattern）。
  - → "分化型腺癌，考虑中分化管状腺癌，即 tub2 的可能性"，（别管对不对，先酷了再说！反正 tub2 谁也拿不准）。

- 存在一颗颗类圆形的腺体结构（青蛙卵样），并且这一个个卵样结构中间还有血管在内的表现。
  - → "包含 pap，考虑为组织学上的乳头状结构"（立即竭尽全力耍酷）。
- 腺管结构消失（跟 por 比较，sig 的腺管结构消失更显著），再看螺旋状血管（corkscrew pattern），可见一根根短缩血管之间的间隔更大，呈现出更稀疏的散乱，并且，这一根根血管的粗细也明显不一致。
  - → "考虑是未分化型癌，并且更倾向于 sig……"（挑战一下，就像高中生告白那样）。
- 腺体的小凹间区增宽的表现（仅限于已经知道是未分化型癌）。
  - → "可以推测虽然有可能被表面正常的上皮覆盖，但印戒细胞癌（sig）在腺颈部水平进展"（用理所当然的表情发言）。

■ 文献

[1] Kanemitsu T, Yao K, Nagahama T, et al. The vessels within epithelial circle（VEC）pattern as visualized by magnifying endoscopy with narrow-band imaging（ME-NBI）is a useful market for the diagnosis of papillary adenocarcinoma：a case-controlled study. Gastric Cancer 17（3）：469-477, 2014.

[2] 金光高雄，八尾健史，長濱 孝，他. 拡大内視鏡による胃癌の組織型の診断—分化型癌. 胃と腸 51（5）：615-620, 2016.

⑩ 胃型腺瘤

胃型的腺瘤到底是什么？放大内镜研讨会上高手老师们说"这是胃型的病变！"他们是怎么知道的呢？

田沼、市原：那就说说"胃的腺瘤"。可能有人会说，腺瘤啊！也不死人啊！没必要研究了吧！可千万别这么讲，且听我们说下去。

的确，说到胃的腺瘤，一般给我们的印象都是"白色颗粒状扁平隆起""怎么看都稳稳当当的样子"。事实上，组织学上也是低异型度、低恶性度。而像这样稳稳当当的病变，如果查一下黏液形质，基本上都是肠型（小肠型）。所以，在临床上如果遇到这样的白色颗粒状扁平隆起，直接说"这是肠型腺瘤"，基本上也都正确。并且不仅仅说是腺瘤，在前面还加上个"肠型"，则更显得学识渊博（笑）。不过，要想更酷，还得再往更深入的领域多探一步，这一步就是"胃型腺瘤"。对，在胃的腺瘤中，除了"肠型"之外，还有"胃型"。这可不是想象中的那么简单。

胃型腺瘤一般容易发生于胃体上部，多是大大小小的管状腺管密集地增生所形成的半球状 – 结节状隆起性病变。有报道进一步将它按内镜表现分成了 4 型：①高耸的绒毛状隆起。②表面比较光滑的亚蒂隆起。③中央伴有凹陷的平坦隆起（内反性增殖）。④结节集簇样，类似大肠 LST-G 外观的隆起（图 1）。

「酷」　文献《胃与肠》

九嶋亮治，松原亜季子，吉永繁高，他. 胃型腺腫の臨床病理学的特徴 ─ 内視鏡像，組織発生，遺伝子変異と癌化. 胃と腸 49（13）：1838–1849, 2014.
URL https://webview.isho.jp/journal/detail/abs/10.11477/mf.1403200109

大略地看图 1，我们就能知道，胃型腺瘤有着多种多样的内镜下表现。只要看到胃的隆起型病变，就马上说"这是个胃型腺瘤"，是不

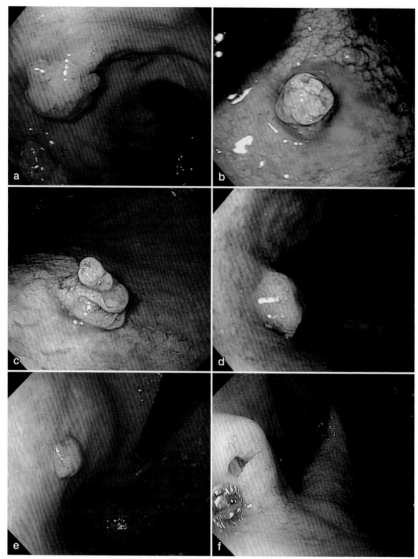

图1　胃型腺瘤（幽门腺腺瘤）的内镜下表现

a：胃体下部前壁，可见绒毛状的高耸隆起，色调无明显变化。

b：胃底穹隆大弯后壁，可见绒毛状的高耸隆起，普通白光下观察时色调无明显变化。

c：胃体中部前壁，可见边界清晰的结节状隆起，基底局部呈绒毛状，顶部相对平滑，呈结节状。普通白光下观察时色调无明显变化。顶端稍显发红。

d：胃底穹隆后壁，可见绒毛状的较高隆起，普通白光下观察时色调呈褪色至发黄。

e：胃体中至上部后壁，可见边界清楚的明显隆起，色调与周围一致。

f：胃体上部后壁小弯，可见中心区域呈裂口样的凹陷病变，与周围相比较，更趋于绒毛状，同时在裂口内也可看到绒毛状的结构（内反性增殖＋）。普通白光下观察时发白。

（未完待续）

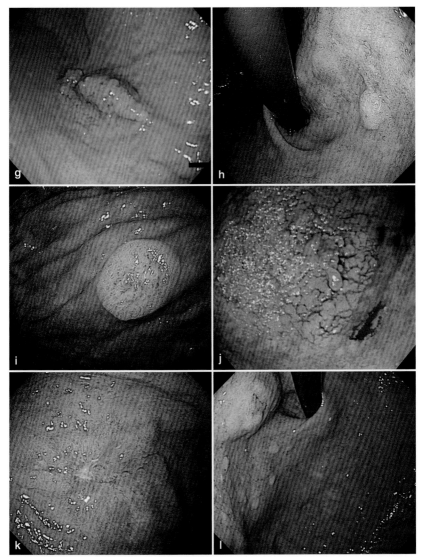

图 1　胃型腺瘤（幽门腺腺瘤）的内镜下表现（续）

g: 胃体上部大弯前壁，可见边界清楚、整体呈结节状、中央高耸呈绒毛状，周边相对平坦的隆起，色调稍显发白，背景黏膜非萎缩。

h: 胃体上部小弯，可见整体发白，局部发红的病变，表面黏膜结构呈绒毛状，但是与周围黏膜并无显著差异。

i: 胃体上部大弯，可见整体发白的病变，表面绒毛状，中央区域绒毛状结构较为粗大，且可见裂口状凹陷（内反性增殖＋）。

j: 胃底穹隆大弯前壁，可见边界清晰的结节集簇样病变，中央呈稍高耸的绒毛样隆起，白光下呈褪色表现。

k: 胃体中部大弯，可见伴有发红糜烂的凹陷型病变。周围虽然伴有不规则的隆起，但表面看上去为非肿瘤。

l: 胃体上部小弯后壁，可见 30mm 大小黏膜下肿瘤样隆起，顶部有 15mm 大小褪色黏膜，中心伴有裂口样凹陷，内部有绒毛状结构。内反性增殖＋。　　　　　　　（未完待续）

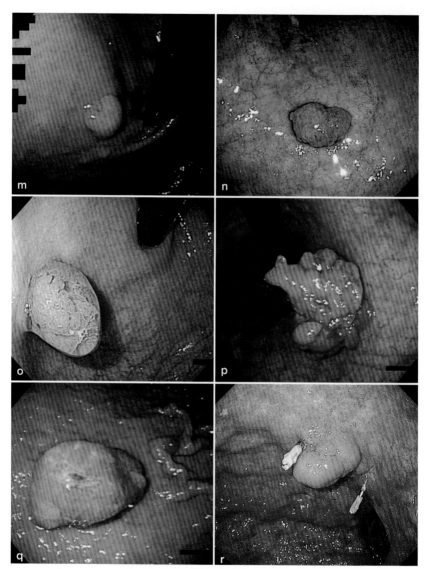

图 1 **胃型腺瘤（幽门腺腺瘤）的内镜下表现（续）**

m：胃贲门下方，胃体上部小弯后壁，可见表面光滑，稍显褪色的扁平隆起。
n：胃体中至下部小弯，可见边界清晰，表面沟槽状可存留靛胭脂染色液的隆起病变，普
　　通白光下观察呈发红改变。
o：胃底穹隆前壁大弯，可见边界清晰的隆起病变，发红，表面呈绒毛状。
p：胃体中部小弯后壁，可见表面发红呈绒毛状，整体呈海葵样的高耸隆起。
q：胃体中部大弯前壁，可见表面比较光滑，发红的亚蒂隆起。
r：吻合口旁的胃体上部前壁，可见呈褐色调，类似结节状，边界清晰，表面比较平滑的
　　隆起。

（未完待续）

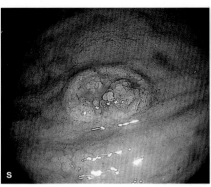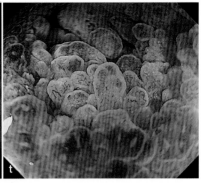

图1　胃型腺瘤（幽门腺腺瘤）的内镜下表现（续）

s，t：胃体中部大弯，可见有类似于黏膜下肿瘤样的隆起，NBI放大观察可见表面呈绒毛样、乳头样结构。

〔九嶋亮治，他. 胃型腺腫の臨床病理学的特徴―内視鏡像，組織発生，遺伝子変異と癌化. 胃と腸 49（13）：1838-1849, 2014〕

是很酷？不过，要是被研修医生问到"老师，说到胃型腺瘤，尤其强调是胃型，究竟有什么意义呢？"也得能答出来才行。对于胃型腺瘤的特点，很难用简单的一两句话概括。要想抓住它的特征，需要从理解胃型腺瘤形成机制开始。

　　因为肿瘤都是模仿来源黏膜的形态和机能，所以，类似于胃固有上皮的就称为"胃型"，而类似于肠黏膜的就称为"肠型"。这部分内容在第85页也写过，请再翻回去看看。而这里，我们再进一步复习一下小学理科学习过（也许是吧？）的消化道基本知识。

　　胃是主要管分泌消化液和黏液的"分泌型"脏器。而肠是主要管营养吸收的"吸收型"脏器。因此，胃型应该就是具有"分泌"的特征，而肠型则应具有"吸收"的特征。这样考虑的话，是不是对于两者间形态的差异就会有所理解了呢？实际上"胃型腺瘤（幽门腺腺瘤）就是大小不等的黏液腺密集地增殖，间质狭小，表层披覆稍显高耸的小凹上皮型细胞的肿瘤"。也就是说，胃型腺瘤给我们的印象就应该是分泌型腺体在表层上皮正下方呈房状增殖。也正因为腺体紧满性增殖，形成了半球形至结节状隆起。

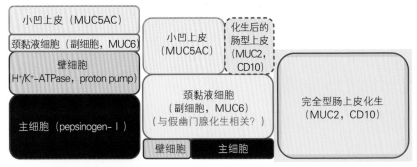

图2　肠型腺瘤对应的非肿瘤成分（粗黄框）

对了，还有一个，为了补充说明，再用一下第87页的图。

在胃黏膜中，包括化生在内，可以出现多种多样的细胞。其中，如果癌具有最表层细胞的性质，当然就是露出于病变表面了。同样，非癌的腺瘤如果具有最表层细胞的性质，也会露出于病变表面。所以，肠型腺瘤由于具有与完全型肠上皮化生（图2的黄色框）相同的性质，就会形成表层型的平坦隆起。

然而，如果肿瘤细胞具有的是稍稍深部一些细胞性质，那又会如何呢？比如，颈黏液细胞（图3的绿色粗框）……

"胃型腺瘤"，恐怕就是由具有最表层下方的那一层颈黏液细胞（类似于假幽门腺化生细胞）性质的细胞增殖而成。请再回想一下前面提到过的"表层上皮正下方呈房状增殖"。是的，胃型和肠型之间的区别，不仅是黏液的性质差异，还有增殖部位的不同。

（在这里一些思维敏捷的人可能会问"是不是不存在胃的小凹上皮型腺瘤呢？"是的，确实是这样，至少在现有的分型中，像这种小凹上皮性质的腺瘤，在日本是不存在的。是不是觉得不可思议。）

（思维更敏捷的一些人也许还有疑惑，"是不是还有壁细胞或主细胞性质的腺瘤呢？"这个嘛，可能不同国度的人考虑问题的角度也有差异吧！我也解释不了。）

对了，还有一点，胃型腺瘤也称为"幽门腺腺瘤"。这是因为肿瘤细胞的MUC6阳性，类似于幽门腺，所以才如此命名。那么为什么不

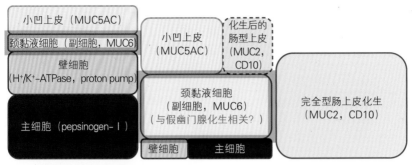

图3　具有粗绿框中性质的肿瘤是胃型腺瘤

直接用幽门腺腺瘤这个名称呢？是不是有人会提出这样的意见？我总觉得那样的话似乎又对颈黏液细胞不够尊重了。所以，还是叫胃型腺瘤吧！

　　对了，还有人说在约30%的胃型腺瘤中会发现高度异型或者癌变。当然，癌的诊断标准方面可能也有一定的问题，另外因为胃型腺瘤本身也非常罕见，所以对此还有很多东西我们也并不清楚。不过，目前基本上多推荐行内镜下切除。如果确实存在癌变的风险，别漏诊也就是了。

　　上面说了那么多，我们再仔细看看几个胃型腺瘤的病例吧！

■【病例1】

田沼：【病例1】为胃体上部前壁的半球形发红隆起病变。表面呈毛茸茸的绒毛状，总体看上去是柔软的隆起（图4a，b）。NBI观察可见颗粒状结构和局部融合的结节状结构（图4c）。于融合结节状结构处进一步行高倍放大观察，可见表面结构模糊。像前面病例一样，内部可见缩缅（译者注：日本特殊织法的丝绸，因经纬捻度不同，最后表现为表面凹凸不平）样细小血管（图4d）。

市原：那么我们再看看病理。

　　光镜下可见大块分叶状隆起（图5a）。提高放大倍数观察，可见各个隆起内"腺管密实地填塞其中"(图5b)。一般情况下，上皮增殖后，

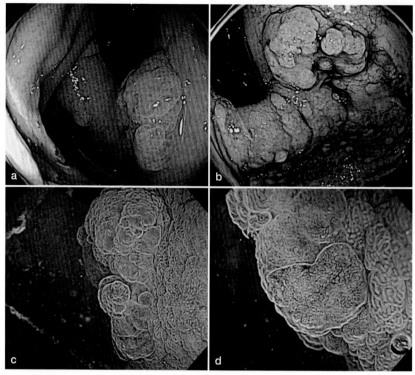

图 4 【病例 1】胃体上部前壁的半球形发红隆起病变
a: 白光观察。
b: 靛胭脂染色。
c, d: NBI 观察。

表面因为腺管开口或者乳头状结构的影响，多会呈现凹凸不平的状态，然而胃型腺瘤因为其中大量填充物的影响，导致表面只有薄薄地覆盖一层皮的感觉……就好像在气球中塞入了很多小橡胶球一样。

　　行免疫组织化学染色后，可见"表面气球的皮"的 MUC5AC 阳性（图 5c），而"中间填充的橡胶球"的 MUC6 阳性（图 5d）。这是胃型腺瘤典型的组织结构。

　　<u>胃型腺瘤给我们的印象应该就是分泌型腺体在表层上皮正下方呈散在的房状增殖吧</u>！让我们再在病理上确认一下。

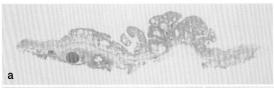

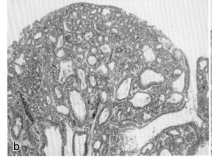

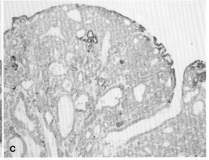

图5 【病例1】的病理图

a: 光镜图。

b: HE 染色图，低倍放大，可见腺管密实
地填塞其中。

c: MUC5AC 免疫染色，低倍放大，阳性
主要分布于表层被拉伸的上皮。

d: MUC6 免疫染色，低倍放大，内部增殖
的腺管为强阳性。

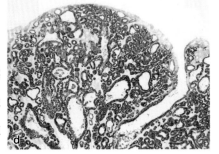

■【病例 2】

田沼：【病例 2】为胃体下部大弯后壁的发红穹顶形隆起病变（图 6a, b）。NBI 观察可见膨大的 pit 样结构和绒毛样结构（图 6c）。进一步行高倍放大观察，可见大小不等的颗粒样结构，内部也有与【病例 1】一样的缩缅样细小血管（图 6d）。

市原：我们再来看看病理。

　光镜下可见并未出现【病例 1】那样的大块分叶（图 7a）。而只是比较光滑的隆起。但是提高放大倍数观察后，结果也是跟【病例 1】一样，表层只有薄薄一层上皮，下方隆起内腺管密实地增殖（图 7b）。

　HE 染色可见确实没有明显的分叶，然而行免疫染色后，却可见

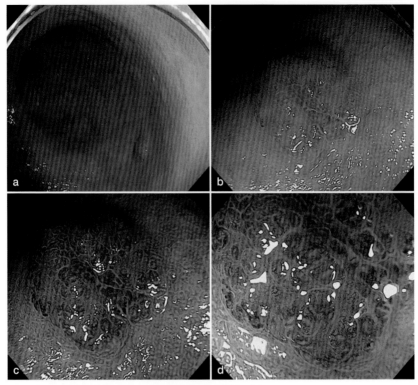

图 6 【病例 2】胃体下部大弯后壁的发红穹顶样隆起病变

a，b：白光观察。

c，d：NBI 观察。

MUC5AC 阳性的表层上皮一段段地沉入黏膜深部（图 7c）。似乎是模仿正常黏膜的小区间沟一样（只是我个人的感觉）。并且，除此之外的部分，都是 MUC6 阳性的腺管密实地增殖（图 7d）。

如何？表层上皮被拉伸、光滑的隆起、一个个的分叶等，这些形状从病理上您都能看出来了吗？

对了，血管方面也要说一句。

只看病理可能有点难理解，NBI 观察所见的缩缩状细小血管，大概就是 MUC5AC 阳性披覆上皮正下方的血管。推测可能是因为 MUC6 阳性的"橡胶球"挤压"气球的皮"而形成。不过，想要证明这个推

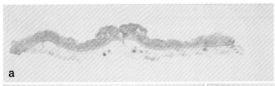

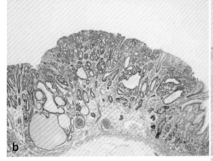
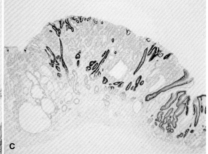

图7 【病例2】的病理图

a: 光镜图。没有【病例1】那样的大块分叶，仅稍稍有分叶的倾向。隆起型病变。

b: HE 染色图，低倍放大，可见表层光滑，内部腺管增殖。

c: MUC5AC 免疫染色，低倍放大，HE 染色显现不出来的分叶倾向，可以通过阳性带体现。

d: MUC6 免疫染色，低倍放大，增殖的腺管基本上都为 MUC6 阳性。

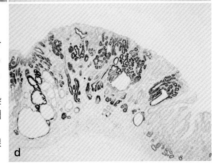

测，估计有相当难度。

田沼：胃型腺瘤通过"大小不等的管状腺管密实地增殖，形成半球状-结节状隆起型病变"似乎可以诊断。此外，NBI 放大观察下发现缩缩状细小血管增生可能也算是一个特征，但是因为没有大量的病例作为支持，所以还有待更进一步的研究。

■ **文献**

[1] 九嶋亮治，向所賢一，馬場正道，他．胃腺腫の病理診断—特に胃型（幽門腺型）腺

腫について．胃と腸 38（10）：1377-1387, 2003.

[2] 九嶋亮治，松原亜季子，吉永繁高，他．胃型腺腫の臨床病理学的特徴—内視鏡像，組織発生，遺伝子変異と癌化．胃と腸 49（13）：1838-1849, 2014.

[3] 九嶋亮治．上皮性腫瘍に対する免疫組織化学染色—胃腫瘍の免疫染色．胃と腸 52(8)：997-1009, 2017.

⓫ 胃神经内分泌肿瘤（类癌）

胃神经内分泌肿瘤（类癌）的治疗就是 ESD 吗？
让我告诉你们吧！

　　细节内容还是请参考相关书籍以及指南。我们在这里只想讨论一下单纯存在于胃体上部，仅表现为很小的胃黏膜下肿瘤（submucosal tumor，SMT）这部分类癌的治疗方法。

　　到目前为止，我已经做了超过 2000 例消化道各个部位的 ESD 手术，那么在这些手术中有多少是针对胃类癌的呢？记忆当中应该不超过 30 例。并且，都是没怎么仔细深入地思考，就直接进行了 ESD 切除。

　　就像《秘籍 1》第 178～185 页中所讲的那样，大部分都是在 A 型胃炎背景下，发生于胃底腺区域的类癌（图 1、图 2）。

　　当然，也正是因为我的经验还比较少，所以前段时间才第一次遇到了没有高胃泌素血症，也没有胃底腺黏膜的萎缩，完全在正常黏膜背景下孤立发生的直径略小于 1cm 的一个中年女性病例（图 3）。

　　因为是外院介绍给我准备行 ESD 治疗的病例，所以也没多想就提上了手术日程。然而在行 ESD 之前我亲自进行术前内镜检查时，却发现与平时认识的类癌不太一样。

　　"怎么跟平常的不一样呢？这样的还能行 ESD 吗？"

　　说起来很是惭愧，一直以来都是什么都不想就直接 ESD 了。不过，如果发现疑似胃类癌的病变，一般也会考虑是不是 A 型胃炎？或者是不是另外还存在其他类似大小的 SMT 等情况。从而想着要更仔细地进行观察。在我们研讨会上我也强调过这些内容。

　　也许是冥冥中的天意，当发现不是 A 型胃炎，我就有了异样的感觉。

　　下面我们先简单总结一下胃类癌，然后再说本章标题上所写的治疗。

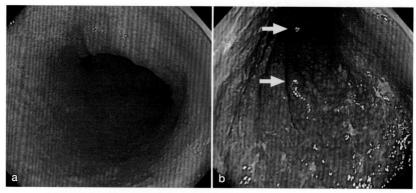

图1　A型胃炎背景下在胃底腺区域发生的胃类癌①

a：从胃窦到胃体下部都是没有萎缩的黏膜。

b：胃体黏膜表面附着白色混浊黏液，可见萎缩及肠化上皮。胃体中部大弯可见黏膜下肿瘤（黄箭头）。ESD后诊断为类癌。

〔野中康一等人，上部消化管内視鏡診断マル秘ノート．p.181，医学書院，2016 转载〕

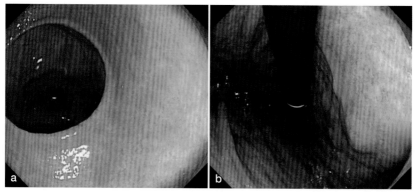

图2　A型胃炎背景下在胃底腺区域发生的胃类癌②

说到胃类癌……

- 《胃癌处理规范（第15版）》中，将低异型度神经内分泌肿瘤称为类癌，而将高异型度神经内分泌肿瘤称为内分泌细胞癌。

- 在WHO分型中NET（neuroendocrine tumor）的Grade1，2与《胃癌处理规

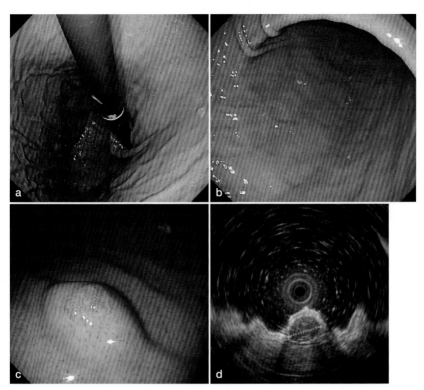

图3　在 *H.pylori* 阴性（未感染）胃中孤立发生，中年女性患者的胃类癌（略小于 10mm）

范（第 15 版）》中的类癌大体相当（严格来说，NET G2 中 Ki-67 指数 3%～20% 以及核分裂数 2～20 个 /10 HPF 这个范围中的高值病例应该有一部分是内分泌癌）。

- 严格来说，类癌虽然是上皮性肿瘤，但确是从黏膜深层发生，并且主体的增殖都是在黏膜下层或更深层。
- 内镜下表现为质硬的黏膜下肿瘤形态。
- 背景黏膜多为 A 型胃炎（胃体萎缩明显，胃窦正常）

表1 Rindi 分型

	Type Ⅰ	Type Ⅱ	Type Ⅲ
频率（%）	70~80	5~6	14~25
数量	多发	多发	单发
肿瘤大小（cm）	< 1~2	< 1~2	> 2
背景	胃体萎缩	MEN1*，Zollinger-Ellison综合征	单发性
血清胃泌素值	↑	↑	正常
胃内 pH	↑↑	↓↓	正常
转移阳性率（%）	2~5	10~30	50~100
肿瘤致死率（%）	0	< 10	25~30

＊：多发性内分泌肿瘤病Ⅰ型

〔Delle Fave G, et al. ENETS Consensus Guidelines Update for Gastroduodenal Neuroendocrine Neoplasms. Neuroendocrinology 103（2）：119-124, 2016 部分改动后转载〕

　　下面，进入本章主题的胃类癌治疗方针部分。首先，大家……应该知道"Rindi 分型"（表1）吧！

　　我，其实很不好意思讲，在遇到那个 *H.pylori* 阴性（未感染）正常胃黏膜背景下发生的类癌病例之前，是完全不知道这个分型的。这确实是太"不酷"了……

　　为了不暴露我当时的无知，其实这部分内容也可以不写。然而《秘籍》的宗旨就是高效地培养年轻内镜医生在短时间内成为"超酷内镜医生"。将那些谁都知道的东西写的似乎高大上而用来充数，可不是我们要追求的目标。

　　因此，为了不让大家也重蹈覆辙，陷入像我一样的窘境，这里也跟大家分享一下相关的知识。"Rindi 分型"是 1993 年由 Rindi 等提出，他们将因高胃泌素血症而发生的胃的 NEN（neuroendocrine neoplasms）归为 Type Ⅰ、Type Ⅱ，而将与胃泌素无关孤立发生的归为 Type Ⅲ（恰好前两天，跟市原老师发邮件交流得知，近年来又出现了最新的Ⅳ型，这个就留着在以后的《"某书"3》中再说吧！）。

　　另外，因为根据这个分型的不同，所采取的治疗方针也会不一样。

所以如果不清楚这个"Rindi 分型"，可就出大事儿（不酷）了！

细节问题还是请仔细读参考文献，我们在这里仅说说要点。

我们平时最常见到的 Type Ⅰ 在这里就不多说了，需要我们睁大眼睛仔细找的是 Type Ⅲ。

这是因为，Type Ⅲ 竟然有很高的占比（14% ~ 25%）。大家是不是也会有"我可能也漏掉了不少这类病变吧！"的感觉呢？ Type Ⅲ 是与胃泌素不相关且孤立发生的病变。

需要我们把眼睛瞪到不能再大去注意的是，Type Ⅲ 还有高的转移率（50% ~ 100%）和致死率（25% ~ 30%）。竟然能达到这种程度，这也太吓人了……

我是真的吓坏了……刚好写这部分内容的时候是正月，那次新年的初次参拜，礼钱我投了 1000 元……（译者注：日本新年第一天有初次参拜的习俗，一般会投入 5 元硬币作为礼钱）

咱们书归正传，继续讨论治疗方针。首先，可以确定的是，Rindi 分型的 Type Ⅲ 型，目前一定会建议外科手术切除并且行淋巴结清扫。我发现的那个 Type Ⅲ 的患者，也介绍到了腹腔镜高手樱本信一教授（埼玉医科大学国际医疗中心 上消化道外科）那里进行了外科手术治疗。

想将治疗方针进行一个总结，可是却发现① NCCN 的指南（2016），② ENETS 的指南（2016），以及本国（日本）的③胰腺、消化道神经内分泌肿瘤（NET）诊疗指南（2015）。之间有着微妙的区别……

因为我们住在日本，诊疗活动也都是在日本，所以还是详细分析一下③。

《胰腺、消化道神经内分泌肿瘤（NET）诊疗指南》(2015) 的治疗方针
《Type Ⅰ , Ⅱ》
- 肿瘤直径 ≤ 1cm，且个数 ≤ 5 个，且无 MP 浸润，且无淋巴结转移。
⇒随访观察或者内镜下切除。
- 肿瘤直径 1 ~ 2cm，且个数 ≤ 5 个，且无 MP 浸润，且无淋巴结转移。

⇒内镜下切除或者胃切除术 + 淋巴结清扫。

• 肿瘤直径＞ 2cm，或者个数≥ 5 个，或者有 MP 浸润，或者有淋巴结转移。

⇒胃切除术 + 淋巴结清扫。

《Type Ⅲ》

胃切除术 + 淋巴结清扫。

　　需要我们注意的是，前面所说的三个指南，不管是哪一个，对于 Type I 的小病变，都将随访观察放入了选项之中。

　　当然患者的年龄以及基础疾病也应该是我们确定治疗方针时需要考虑的。本章就以这样本书少见的严肃文字结尾吧！

■ 文献

[1] Rindi G, Luinetti O, Cornaggia M, et al. Three subtypes of gastric argyrophil carcinoid and the gastric neuroendocrine carcinoma：a clinicopathologic study. Gastroenterology 104（4）：994-1006, 1993.

[2] Delle Fave G, O'Toole D, Sundin A, et al. ENETS Consensus Guidelines Update for Gastroduodenal Neuroendocrine Neoplasms. Neuroendocrinology 103（2）：119-124, 2016.

[3] NCCN Clinical Practice Guidelines in Oncology. Neuroendocrine Tumors Version 2. 2016.

[4] 日本神経内分泌腫瘍研究会（JNETS）膵・消化管神経内分泌腫瘍診療ガイドライン作成委員会（編）. 膵・消化管神経内分泌腫瘍（NET）診療ガイドライン. 金原出版, 2015.

[5] 川口 実, 高木 融, 鵜田博美, 他. 胃カルチノイドの治療. 胃と腸 35（11）：1405-1415, 2000.

[6] 林 義人, 井上拓也, 辻井正彦, 他. GE-NET の治療方針. 臨床外科 70（4）：438-442, 2015.

[7] 平澤俊明, 河内 洋, 市村 崇, 他. 神経内分泌腫瘍. 胃と腸 52（1）：63-73, 2017.

12 胃活检结果与预估诊断不符时的处理

酷医生们在"病例研讨会"上的病例我已经了解得很清楚了，可我自己活检的结果不提示这个诊断怎么办？

活检结果提示不出来的进展期癌，还有这样的情况？

在现今时代能看这本书的各位年轻医生，听到活检结果提示不出来的进展期癌，马上就能够在脑海中浮现出这一类癌的形态及特点的应该不多。而对于那些做过多年内镜诊疗的医生而言，可能就会有人马上回应"这个嘛……确实见过啊……"下面就提示两个这样的病例。

对于刚刚已经习惯了内镜检查，发现病变、活检，然后自信地感叹"哎呀，确实是癌啊！看来我的内镜已经有一定的水平了"的年轻医生而言，某一天突然而来的打击，也是这样的病变。

即便做了活检，回报也只是 Group1 或者 Group2，于是便觉得"可能这只是溃疡愈合后形成的隆起吧！"或者"受炎症影响，也只能看到这种程度吧！既然报了 Group2，就随访一年后再说吧！"这样的处置，有时候也会追悔莫及。换句话说，完全依靠活检结果进行诊断，对于这一类病变，可能就会落入陷阱。像后面所要讲的这种活检诊断极为困难的癌，首先还是要通过肉眼所见高度怀疑是癌，然后再通过活检结果来对应验证。

"当存在这样肿瘤的情况被广为人知后，相应地我们能够救治的患者也会增加"，带着这样的信念，我们继续下面的讲解。

■ 某一天的"酷研讨会"（我们这群"酷医生"们聚在一起的读片会）上

请看图 1、图 2。

这个病例虽然是在体检时已经由胃 X 线检查提示了异常，但并未就

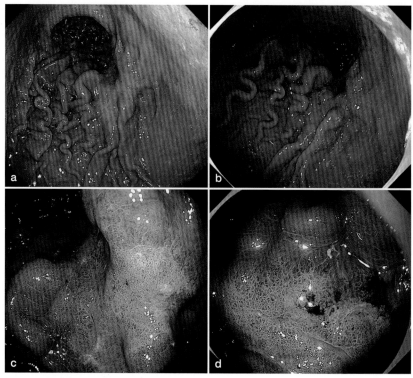

图 1 "酷研讨会"的病例
a，b：白光观察图。
c，d：NBI 观察图。

诊。一直到了距离体检的 6 个月之后，才以黑便为主诉到前一所医院就
诊，因为发现了溃疡，并且活检提示为 Group2，所以首先选择了 PPI 治
疗。治疗两个月后（即体检 8 个月后），再次内镜随访发现"溃疡仍旧存
在，有不好的感觉"，于是介绍至笔者所在医院。

那么，我们先来读片吧！

⇒【web 特别策划"酷！第一届病例读片会（酷研讨会 in 定山溪）"的实录报
道】

URL https://gastro.igaku-shoin.co.jp/article/category/fukurotoji_2

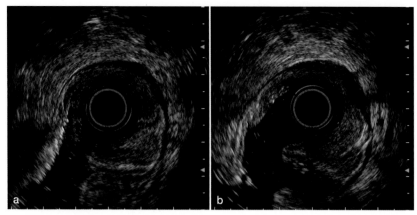

图2　EUS（专用机，12MHz）

　　"酷研讨会"的实况记录，请仔细读一读吧！

▨ 先敲定这个病变之所以被怀疑为癌的表现！

　　怀疑是癌的根据嘛……说实话还真的有点难啊！

　　在这个病例中，良性溃疡不会出现的表现虽然确实有好几个，但是没有直接提示恶性的表现，当然理论上也是不能怀疑为癌的。像"总是觉得不正常"或者"似乎觉得有点不寻常"这种，实在是难登大雅之堂。所以咱们还是要把病变表现总结一下。

　　❶ 病变的硬度

　　良性的溃疡一般不会变硬，当然病变自身也不会增厚。溃疡的纤维化与癌的浸润及伴随的侧方和深处间质反应所导致的厚度完全不同。关于硬度，可以参考《秘籍1》第217～220页的专栏。

　　这个病例的病变，即便气量变化，中心增厚的部位的形态也不怎么改变，说明其伸展性差。这就是怀疑是恶性的表现。

　　❷ 皱襞纠集

　　良性的溃疡瘢痕，周围皱襞纠集时基本上都是朝向中心一个点（反复发作的溃疡除外）。如果皱襞纠集朝向中心一片的区域，就应该怀疑是癌。本例的病变，就是朝向"一片"区域。

❸ 纠集皱襞前端的形状

纠集皱襞前端如果突然变细，或者前端突然中断，都是"疑似癌的表现"。而另一方面，前端变粗（杵状增粗）、愈合（融合）等也是"疑似癌的表现"，并且，还是"疑似癌已经黏膜下深层浸润的表现"。本例病变皱襞前端变粗明显，应该怀疑是癌，并且可疑黏膜下深层浸润。

而一般的胃溃疡瘢痕的皱襞纠集，则表现为前端的逐渐变细。

❷❸中关于皱襞的表现，请各位再关注一下，尤其是皱襞前端的形态，下面的酷文献中有详细记载。

 文献《胃与肠》

📖 馬場保昌, 杉山憲義, 丸山雅一, 他. 陥凹性早期胃癌の X 線所見と病理組織所見の比較. 胃と腸 10（1）：37–49, 1975.

URL https://webview.isho.jp/journal/detail/abs/10.11477/mf.1403112091

皱襞前端的示意图和相关的数据请再复习一下。

❹ 与三轮、崎田的溃疡时相分型是否矛盾

请参考《秘籍 1》第 196 ~ 214 页，对溃疡、癌、淋巴瘤进行鉴别。本病例的这个病变，如果是溃疡，那么黏膜面应该是相当于已经上皮化的"瘢痕期"，与增厚这一点相矛盾。因为瘢痕期理应是水肿性变化消失的时期。因此该病变的增厚不是因为水肿，而是可能在黏膜面的下方或者肌层的下方长了其他东西。

综上所述，该病例的疑癌表现可以做出如下总结：

- 病变质硬，伸展不良，并且增厚。
- 皱襞纠集，并且这些皱襞不是朝向病变中心一点，而是朝向中间的片状区域。
- 皱襞前端肿大，有愈合（融合）的表现。
- 如果是溃疡，这个病变就应该是瘢痕期，但却出现了与之不符的增厚。
- 表面披覆的上皮形态与一般溃疡瘢痕表面的愈合后上皮不一样。

※ 请参考《秘籍 1》第 201 页的酷文献《胃与肠》

▣ 胃型分化型癌也要注意！

怀疑恶性病变的表现有这么多，那这个病变怎么还是"Group2"呢？这才是重点。活检的病理诊断都很难明确的癌，到底是什么样的癌呢？这其实是"胃型分化型癌"。

在《胃与肠》中，这种看上去眼睛都痛的"胃型的分化型癌"也只是仅有数例报道。这类病变中，有的即便已经长到形成管腔梗阻的地步，由于黏膜表面极少存在癌露出的部分，进行活检时也很难做出癌的诊断。个别病变可能需要通过 EMR 进行大块活检。

在《秘籍 1》第 210 页展示的病例（需要与溃疡鉴别的进展期癌③）中，反复进行活检也难以诊断，通过 Dual 刀切开后再进行活检，依旧不能诊断，由于 EUS 还是怀疑有癌的结构，最终通过外科手术才明确是硬癌（译者注：即类似于皮革硬度的癌）。对于本次这个病例而言，实际上图 2 的 EUS 图像也是尤为重要。胃壁的分层结构基本上还能保持，但各层均有增厚，这就高度提示类似硬癌样的浸润癌。并且，因为黏膜肌层的肥厚也比较明显，即便是进行切开活检，这种厚壁的状态一般也不容易发生穿孔。

因此，本次的病例，通过 Daul 刀切开黏膜表面，进行了深挖活检。活检组织全都分瓶提交，可见超过黏膜肌层的黏膜下层也存在原本相当于黏膜内的腺管，所以术前还是怀疑为低异型度分化型癌。而文献 [5] 中的病例也是"缺乏细胞异型和结构异型的癌腺管在黏膜固有层深层和黏膜下层增生"，考虑诊断为低异型度分化型癌，与本次的病例经历了同样的诊断流程。

下面提示本病例外科切除标本的（小弯侧）剖开图（图 3a）和病变复原图（图 3b）。

从切片上看，在固有肌层有散在的胃型分化型腺癌的腺管浸润，这是局部已经露出于浆膜层的深浸润癌。内镜病变复原图提示，与黏膜侧露出部分相比较，黏膜下层侧的病变占更多比例，并且癌的局部已经突破浆膜，浸润到了横结肠的肠系膜（图 4）。本病变的黏膜表面存在的是

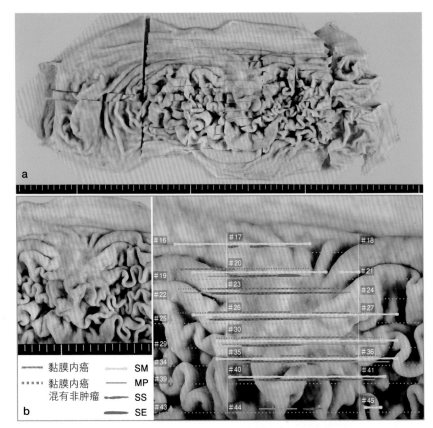

图3 "酷研讨会"病例的外科手术切除标本（小弯侧剖开）和病变复原图

a: 剖开图。

b: 切除标本的病变复原图。M, Gre, Type3, 68mm×36mm, tub1≫tub2, pT4a, sci, INFc, Ly2（D2-40），V2，（EvG），pN1（2/82），pPM0，pDM0，p StageⅢA。

"胃型分化型腺癌"。这一类癌"从表面上看似乎分化还可以，但是下面却有着出乎意料的深层浸润"，对于这种发育方式的恶性肿瘤，仅靠表层的活检，就很难明确诊断。这一类癌也基本上都是诊断困难的病例。而对于这类病例的术前诊断而言，当在黏膜肌层的下方（黏膜下层）取得活检，如果出现了与黏膜内同样的腺管，就要提出"哎呀！为什么黏膜下层会出现原本应属于黏膜内的结构呢？"这种疑问，进一步再以病理诊断为契机，最终得出癌的诊断。

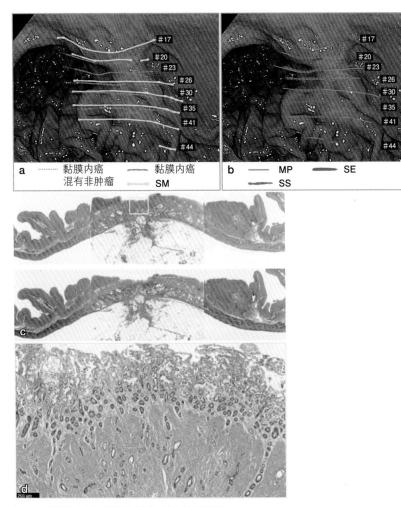

图4　"酷研讨会"病例的内镜和病理的复原图

a，b：内镜复原图（a 为 M、SM 的范围，b 为超过 MP 的范围）。

c：病理图（光镜），d：c 图黄框的放大图。

> **"酷"知识点：** 即便是下方已经看到了浸润癌样的结构，但病理诊断依旧只提示 Group1，2 时
>
> - 要考虑"像硬癌（皮革胃）一样浸润的胃型的癌"。
> - 避免不谨慎的随访间期耽误病情。
> - 诊断与预计不符时的下一步手段，要以"活检至黏膜下层"为目的，使用深挖活检、切开活检、EMR 大块活检（诊断性局部切除）、EUS-FNA 等方法。

这些内容一定要牢记！

有意思的是，在研讨会中有位老师曾经总结到："虽然只是低异型度，但竟然能够浸润到这种程度吗？脸长得如此和善，内心竟然如此险恶！……简直跟我一模一样啊！（笑）"直接让会场所有人笑喷。

至于这个"内心险恶"的人到底是谁，就请读者们遇到"酷医生"们时直接问问吧！

低异型度分化型癌——早癌

本节展示一例活检难以诊断的早期胃癌，病变的发现以及病变范围的确定都很难，所以作为"低异型度分化型癌"的范例提供给大家。

首先，低异型度分化型癌的病理学诊断标准是：

❶ N/C 比 50% 以下为主要条件。

❷ 核为卵圆形，而非肿大纺锤形，与高异型度的核相比总体较小，且偏向基底膜侧，排列极性多能保持。

接下来，低异型度分化型癌分为三种类型：

①与胃的固有腺体或其反应性变化难以鉴别的癌：低异型度胃型腺癌。

②与肠上皮化生难以鉴别的癌：低异型度肠型腺癌。

③牵手癌，爬行癌。

不论是哪一种，在病理学上与胃的变化都很难鉴别。

因为本书主要面向"初学者"，所以我觉得如果用虽不详尽但便于理

解的话来解释低异型度分化型癌，可以说成是"与幽门螺杆菌感染伴随的黏膜变化或者炎症、反应性变化极难鉴别的癌"。病理诊断很难，内镜诊断也很难。

※ 想要完全弄明白的读者，请参考下面提示的酷文献。

因此，如果不能充分掌握这种癌的临床病理学特点，不做内镜检查，就无法发现这样的病变（图5）。这种癌的典型内镜下表现如下：

- 正常色调~褪色。
- 大体形态表现为扁平隆起或者凹陷。
- 直径 20mm 以下。
- 表面无溃疡。
- 胃小区结构依旧存在。
- 即便进行色素喷洒观察，边界也很难明确。

背景黏膜一般为 C-3、O-1 以上的萎缩。想找到这样的癌，就应该注意观察是否有上述所有的特征。那么，在检查时，都需要注意什么呢？

文献 [10] 对此进行了讨论。结果提示，在低异型度分化型癌中，有 27.8%（32/115）的病例，在回头查看发现病变之前的检查图片时，可以找到病变。

而初次内镜检查难以发现病变的原因主要有以下三点：

❶ 采集了图，但是却没认识到是癌（只觉得是肠上皮化生或者是胃炎的变化）。

❷ 表面黏液附着，只能看到了病变的一小部分，如果能将黏液完全冲洗掉，应该能看出病变。

❸ 还有其他病变（癌等），观察的注意力都集中在那个病变，这个病变虽然也留了图，但是并没有注意到。

所以，要想不漏诊这样的病变，就要在充分理解病变特征的基础上，按部就班地看到各个部位，并且仔细地冲洗干净后再观察。另外，还要有"有一个病变，就可能还有另外一个"的类似于谚语"柳树下不会只有一条泥鳅"的概念（译者注：这日本谚语原本的意思是指在物资匮乏的年代，看到别人在柳树下成功捉到一条泥鳅，跟在后面在同样的地方尝试捕捉，也会获得成功，寓意山寨模仿容易成功，此处仅是用其字面

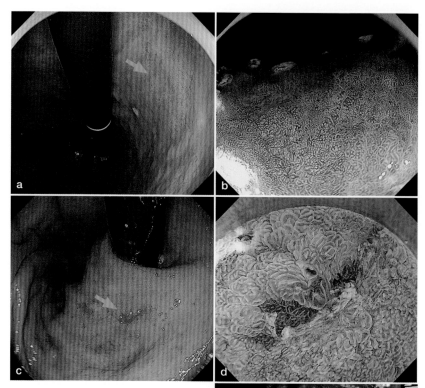

图5　低异型度分化型癌

a：胃体中部小弯可见约 20mm 大小的微隆
　起病变（Ⅱa 病变），与周围黏膜相比
　较，略显褪色。

b：NBI 放大观察，可见与背景黏膜相比，
　略呈浅褐色（brownish），内部血管呈
　规则网状（complete mesh pattern），
　且有散在的 pit 样结构。均为分化型癌
　的表现。

c：贲门前壁可见约 8mm 大小发红凹陷性
　病变。周围虽然也有地图样红斑，但是
　与之相比病变更显红，因为觉得有点大，
　取了活检，结果是低异型度分化型癌。

d：NBI 放大观察，可见与背景黏膜相比，
　略呈浅褐色（brownish），内部血管密
　度增高，虽然表面结构比背景黏膜小，
　但并无大小形态不均一或方向性不同等
　表现。

e：固定标本的大体观察（结晶紫染色后）。

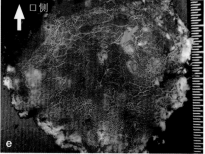

（未完待续）

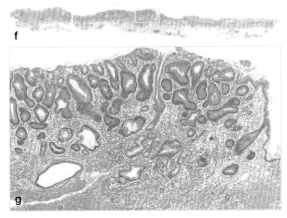

图5　**低异型度分化型癌**
　　（续）
f: 光镜图。
g: HE 图，f 中黄框的放大
　观察。

的意思），在检查时丝毫马虎不得。

　　下面我们看看实际病例的图片：

　　【病例 1】患者，80 多岁，男性，主要是胃型的低异型度分化型癌
（图 6）。位于中间带区域，褪色、表面有光泽度。为感染过幽门螺杆菌
的病例。

　　因为贫血，行上消化道内镜检查（EGD），发现胃体上部大弯约
20mm 大小扁平褪色区域，白光下观察边界不明显，AIW（醋酸靛胭脂水
洗法）染色后可见病变范围逐渐清晰。术前活检诊断为 tub1 low-grade。
1 个月后行 ESD 切除。

　　在 ESD 手术时，可见扁平隆起比初诊时更加平坦，并且范围也更加
不清晰。

　　而对刚刚切下来的标本进行醋酸下观察，病变范围依旧不清楚，真
是很难判断。

　　我们医院的病理诊断：U，Gre，Type 0-Ⅱa，25mm×21mm，tub1，
pT1a，UL0，Ly0，V0，pHM0，pVM0

　　这是个治疗时病变范围变得不清楚的病例。

　　【病例 2】患者，70 多岁，男性，纯胃型的低异型度分化型癌（图 7）。
位于中间带区域，颜色发红，没有光泽度，幽门螺杆菌正在感染病例。

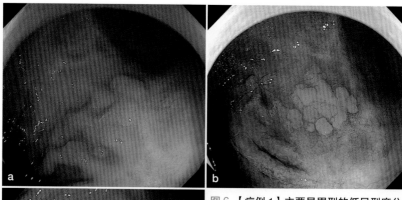

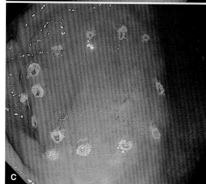

图6【病例1】主要是胃型的低异型度分化型癌

a: 白光观察图，胃体上部大弯见扁平褪色隆起。

b: AIW法，与白光观察相比较，范围更清晰，并且可观察到粗大化的胃小区结构。

c: ESD当天，标记后的图片，病变变得不清晰，在NBI放大观察下进行标记。

d: 病理复原图，U，Gre，Type 0-Ⅱa，25mm×21mm，tub1，pT1a，UL0，Ly0，V0，pHM0，pVM0。

e: 光镜图，f: HE标本（100倍），g: HE标本（400倍）。具有纺锤形核的柱状异型上皮呈管状、不规则分枝状，为低异型度分化型癌。

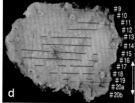

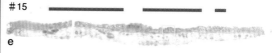

#15

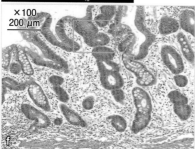

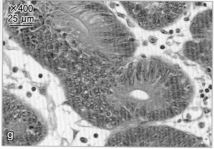

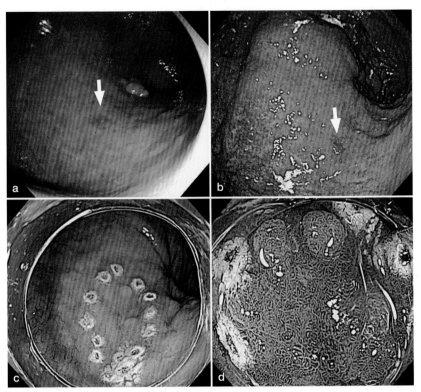

图 7 【病例 2】内镜下漏诊的纯胃型低异型度分化型癌病例

a: 白光观察图（另一个病变 ESD 前）。胃体上部后壁的隆起治疗前，病变的口侧现在看有一个发红凹陷，然而当时并没有注意。

b: 白光观察图（ESD 后）。隆起的部分是 ESD 术后溃疡，此时可见其口侧的发红凹陷，进行了活检，提示为分化型癌。

c: ESD 时，虽然做了标记，但是因为病变颜色与周围背景黏膜一致，病变范围非常不清晰。

d: NBI 观察，虽然可见呈浅褐色（brownish）的区域，但无法判定明确的边界。

（未完待续）

　　2 个月前曾行 ESD 手术，将胃体中部后壁的 0–Ⅰ病变完整切除，术后病理提示为治愈性切除（图 7a 肛侧的隆起）。随访复查胃镜提示胃体上部后壁约 10mm 大小的发红凹陷，活检提示 tub2～tub1，于是再行 ESD 切除。病变范围极难分辨。

　　我们医院的病理诊断：U，Post，Type 0–Ⅱc，5mm×4mm，tub1，pT1a，UL1，Ly0，V0，pHM0，pVM0

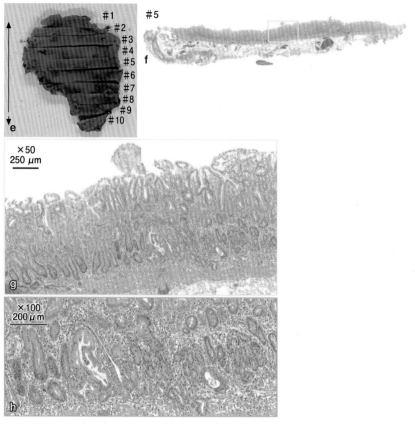

图 7 【病例 2】内镜下漏诊的纯胃型低异型度分化型癌病例（续）

e: 病理复原图，U，Post，Type 0-Ⅱc，5mm×4mm，tub1，pT1a，UL1，Ly0，V0，pHM0，pVM0

f: 光镜图，g: HE 标本（50 倍），h: HE 标本（100 倍）。细胞异型较轻的异型细胞仅伴有不规则分枝等结构异型，导致腺管结构不规整。

　　回头再看 ESD 前的图片，可见萎缩黏膜背景下的局限性发红，是一个应该被留意的表现。

　　【病例 3】患者，80 多岁，女性，纯胃型的低异型度分化型癌（图 8），位于 F 线外部区域（F 线肛侧），褪色，有光泽度，为感染过幽门螺杆菌的病例。

　　患者因为主动脉瓣狭窄的术前常规检查而行 EGD，于胃窦偏口侧后

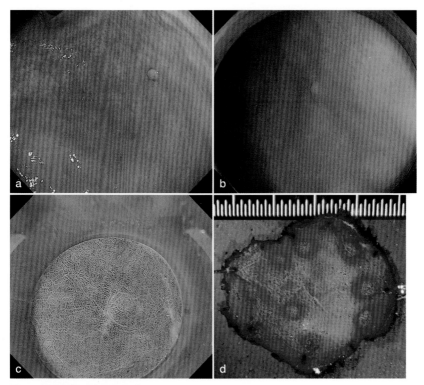

图8　胃型低异型度分化型癌

a: 白光观察图。胃窦口侧后壁的小隆起，隆起比较明显，褪色表现。
b: 白光观察图（活检后，ESD 当天）。褪色隆起较前明显变低平。
c: NBI 观察图（水下观察），以活检痕迹为中心，仅偏右侧的部分还有残留。
d: 固定标本大体图（结晶紫染色后）。

（未完待续）

壁见一约 4mm 大小边界清晰的孤立小隆起。虽然诊断为胃底腺息肉，但因为是孤立病变，进行了活检。结果提示为 "atypical glands, suspicious for adenocarcinoma of gastric type "。预定心脏手术后施行内镜下切除。

　　心脏手术后第 9 个月行 ESD 手术切除病变，但是手术当天再观察时，发现病变已经缩小，并且伴有形态的变化，仅能观察到一点点。

　　笔者所在医院的病理诊断：L, Post, Type 0-Ⅱa, 0.5mm, tub1, pT1a, L0, Ly0, V0, pHM0, pVM0。

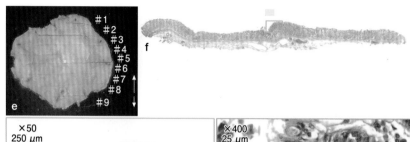

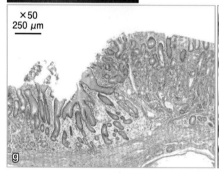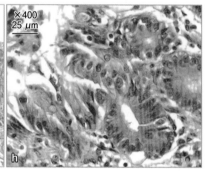

图 8 胃型低异型度分化型癌 （续）

e: 病理复原图，L，Post，Type 0-Ⅱa，0.5mm，tub1，pT1a，UL0，Ly0，V0，pHM0，pVM0。

f: 光镜图，g: HE 标本（50 倍），h: HE 标本（400 倍）。黏膜表层的极小一部分可见异型腺管的聚集，圆柱状的异型细胞构成小型管状或腺泡状。

这是个活检时为Ⅱa型隆起，但是手术时已经变化为仅剩一点点的病例。

类似于【病例 2】，因为有另外一个病变，所有注意力只关注了那个，而并没有意识到还有这个。或者像【病例 3】，最初术者也认为是胃底腺息肉，仅"因为孤立"而进行了活检才得以诊断。其发现难度可见一斑。只有完全贯彻仔细冲洗等基本操作，取得适宜的观察条件，找到与平时所观察病变的不同之处，尤其是比较细微的"看上去不舒服"的感觉，才有可能真正地找到它。

另外，对于那些范围诊断非常困难的低异型度分化型癌，可能像前面所说的那样，即便反复多次的活检，因为在病理学上很难做出准确的判断，所以难以正确诊断。一定要知道有这种取活检也难以诊断的癌。换句话说，在我们日常的临床工作中，不能撇开内镜诊断而只是依赖病理。应该在内镜做出基本诊断的前提下再去活检。病理结果和内镜诊断相结合，才是我们内镜操作的正确"姿势"（正常内镜工作的样子）。只有完全贯彻仔细冲洗等基本操作，取得适宜的观察条件，找到与平时所观察病变的不同之处，尤其是比较细微的"看上去不舒服"的感觉，才有可能真正地找到它。

像"病理回报虽然没有提示为癌，但是内镜下仍觉得有点不放心，还是建议半年左右再来复查一下吧"这种，才是内镜人在进行内镜诊断时应该具备的习惯。此外，内镜下活检还存在"活检位置"的问题（没取准等），也就是活检没取到真正的病变。如果活检结果提示 Group 1 就觉得不要紧，这样的诊断有时候也真是很危险。所以，像日常检查时那样，拍摄并留存能将活检前、活检后、活检位置等都展现出来的图片尤为重要。

心中常存低异型度分化型癌的概念，按部就班地做好检查的各项基本操作，基于内镜下的表现进行诊断，再与病理进行对比从而得出结论，可能才是接近诊断出这种癌的唯一对策。

■ 文献

[1] 吉村 平. 陥凹を呈する病変（3）ひだ集中を主体とするもの. 芳野純治，浜田 勉，川口 実（編）. 内視鏡所見のよみ方と鑑別診断　上部消化管，第 2 版. p.200-215，医学書院，2007.
[2] 長浜隆司，八巻悟郎，大倉康男，他. 組織異型が弱く 2 年 7 カ月経過観察を行った胃型分化型 sm 胃癌の 1 例. 胃と腸 38（5）：723-732, 2003.
[3] 松永千佳，馬場保昌，牟田仁彦，他. 粘膜下腫瘤樣形態を呈した胃型の分化型胃癌（進行 1 型＋Ⅱa 型）の 1 例. 胃と腸 34（4）：567-572, 1999.
[4] 藤澤貴史，阪本哲一，坂口一彦，他. 2 年間内視鏡的に経過観察した胃型分化型進行胃癌の 1 例. Gastroenterol Endosc 44（9）：1692-1698, 2002.
[5] 荒尾真道，上堂文也，大森正泰，他. EMR で診断しえた 4 型を呈した低異型度分化型胃癌の 1 例. 胃と腸 53（1）：108-115, 2018.
[6] 渡辺英伸，加藤法彦，渕上忠彦，他. 微小胃癌からみた胃癌の発育経過―病理形態学的解析. 胃と腸 27（1）：59-67, 1992.
[7] 九嶋亮治，松原亜季子，谷口浩和，他. 低異型度分化型胃癌の病理学的特徴―腺腫との鑑別を含めて. 胃と腸 45（7）1086-1096, 2010.
[8] 今井健一郎，小野裕之，角嶋直美，他. 低異型度分化型胃癌の内視鏡診断―通常内視鏡の立場から. 胃と腸 45（7）：1131-1144, 2010.
[9] 梅垣英次，江頭由太郎，竹内 望，他. 低異型度分化型胃癌の内視鏡診断―通常内視

鏡の立場から．胃と腸 45（7）：1145-1157，2010.

[10] 濱本英剛，村上雄紀，鈴木雄一郎，他．胃型形質の低異型度分化型胃癌の通常内視鏡診断—拾い上げ診断．胃と腸 53（1）：28-42，2018.

[11] 大倉康男，中村恭一．低異型度管状腺癌の生検診断．胃と腸 45（7）：1172-1181，2010.

[12] 伴 慎一．胃型形質の低異型度分化型胃癌の生検診断における問題点．胃と腸 53（1）：17-27，2018.

⑬ 术前内镜诊断与术后病理结果的不一致

术前内镜诊断认为是 UL1，而 ESD 术后的病理结果却提示 UL0，遇到过这样的情况吗？

田沼：术前觉得"这是 UL1 啊！"可是切除后病理结果却提示为"UL0"，你经历过这样的情况吗？为什么会有这样的情况发生呢？

那么"内镜下的 UL1"到底是指什么样的表现呢？文献上说"<u>皱襞纠集，亦或虽然没有明确的皱襞纠集，但表面可见线状或者面状的白色区域</u>"，或者"消化性溃疡，对黏膜牵拉，形成皱襞纠集"。也就是说，"现在正在溃疡"形成的伴白苔的黏膜缺损，或者"以前溃疡过"形成的痕迹（即皱襞纠集），都会被认作"内镜下的 UL1"。

那么"病理的 UL1"到底是指什么样的表现呢？文献上说"在 ESD 切除标本上间隔 3mm 取材的切片上，有明确的黏膜肌中断，且有两张以上的切片可见纤维化，或者单片纤维化的范围较大"，或者"存在黏膜肌走行方向不一致和黏膜下层的纤维化"。也就是说，只要看到<u>"黏膜肌中断或走行不一致"和"黏膜下层纤维化"，就可以认作"病理的 UL1"</u>。

简单地总结一下，组织学上的"黏膜肌中断、走行不一致和黏膜下层纤维化"，在内镜下就表现为"伴有白苔的黏膜缺损和皱襞纠集"。

"哎呀！原来这么简单啊！"看似很容易，可在实际工作中遇到的模棱两可的病例其实并不少。有报道称病理学的 UL1 在术前就能正确诊断出来的仅占 57.6%。是不是有人会惊讶："啊！？这只有一半啊！"实际上，UL 的诊断本身就有一定的难度。尤其是活检后的瘢痕，很多时候都会被看成是内镜下的 UL1。报道中也提到过，在那些内镜下 UL1，而病理仅提示 UL0 的病例中，几乎也都是受活检的影响。前面所说的"有两张以上的切片可见纤维化，或者单片纤维化的范围较大"是与活检后瘢痕相鉴别的标准。然而，在实际运用过程中，对于这个标准的判断也是非常难……

既然判断起来非常难，那为什么又必须要对 UL 的有无进行区分呢？

众所周知，UL 的有无对于是否适合 ESD，是一个关键的参照点。如果是分化型癌，UL0 浸润深度 M 的病变，无论多大，都适合 ESD 切除。但 UL1 浸润深度 M 的病变，就有了不超过 3cm 才适合 ESD 的限制。而如果是未分化型癌，无论病变多小，只要存在 UL1，那就不适合 ESD。

不适合 ESD 的主要理由就是"存在淋巴结转移的风险"。在《胃癌治疗指南（医生用 2018 年 1 月修订第 5 版）》中明确记载着"推测淋巴结转移风险不足 1% 的病变，如果能与外科手术切除有同等的治愈效果，就可以定义为治疗的'绝对适应证'"。

那么，为什么 UL1 就容易引起淋巴结转移呢？推测可能是由于"黏膜肌中断"的原因。黏膜肌是黏膜层和黏膜下层之间薄薄的一层肌肉，当它被破坏导致组织缺损时，即为溃疡。即便组织修复，也会留有痕迹（即纤维化）（想想我们的膝盖或者肘部在跌倒时受伤，也同样会留下这样的痕迹吧）。

当有癌的浸润时，黏膜肌在一定程度上可以发挥屏障的作用，如果没有了这个屏障，癌就很容易进入黏膜下层。此外，即便是屏障被修复（纤维化），但因为这个位置的屏障曾经遭到了破坏，从此处也可能已经有癌细胞通过了，做个比喻，监狱围墙被破坏过，就不能不怀疑已经有犯人越狱了吧！这么一想，是不是 UL1 容易引起淋巴结转移就好理解了？

这样看来，是不是判断是否有 UL 就变得极为必要了？尽管如前所述，难度很大。

当然，可能也会有人存在"也不用考虑那么细致，感觉能切，就先切下来看看呗！（因为对于 ESD 技术本身比较自信嘛）"的想法。不过，那样真的是正确的吗？《秘籍》系列的读者们，应该不会容许有这样的说法存在吧！

另外，UL1 病变因为存在黏膜下层的纤维化，从而使 ESD 的难度加大，也容易导致不完全切除或者术中穿孔等不良后果。即便具备高

超的技术，难度大的病变也还是难的，相应地也会给患者带来更高的
风险。从这个角度考虑，术前能否充分预知风险，对治疗方法和策略
的选择当然也会有很大的不同。

　　话说到这，我们也该回到本节的主题（如何诊断内镜下的 UL）
了。内镜下对于 UL1 的诊断，不能单单只留意"黏膜缺损和皱襞纠
集"，还要有对组织学变化的推测。比如想到前面所说的"容易把活检
瘢痕看成 UL1"，那这位患者之前是不是做过活检就格外重要了。下面
我们看看实际的病例。

■【病例 1】

田沼：胃窦小弯可见发红凹陷病变（图 1a）。病变中心凹陷明显，且有
朝向凹陷的皱襞纠集。充气后观察，可见病变拉伸度尚可，不过中心
部位的凹陷依旧还是很明显（图 1b）。

　　醋酸靛胭脂染色后，病变的范围变得更加清晰（图 1c）。病变中心
部位仍可见相对的凹陷，并且感觉有点僵硬。

　　那么，这个病变可以判定为 UL1 吗？

市原：病理上的诊断是 UL0，因为并没有消化性溃疡的瘢痕。说的具体
一点，"没有黏膜肌中断或走行不一致，也没有黏膜下层的纤维化"。

　　可是，为什么病变会这样凹凸不平呢？答案也许在这里（图 2）。
从黏膜肌"向上方"伸出了纤维肌性组织。这种跟直肠黏膜脱垂综合
征（mucosal prolapse syndrome，MPS）类似的变化，会导致黏膜内有安
装了"龙骨"的效果，从而使得隆起或者凹陷都比一般的更明显（详
情请参阅《秘籍 1》第 137 ~ 139 页）。不过，因为并没有黏膜肌自身的
中断，也没有黏膜下层的纤维化，所以当气量变化时，病变的伸展性
也还相对比较好。

　　胃窦是因为蠕动而容易受到牵引力影响的部位，于是跟同样受到
牵引力影响的直肠 MPS 类似，也会有相应的变化，从而导致本病例的
UL 诊断难度增加。

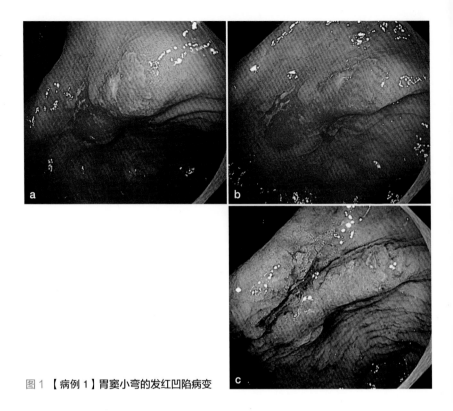

图1 【病例1】胃窦小弯的发红凹陷病变

■【病例2】

田沼 : 胃体下部后壁的发红凹陷性病变（图3a）。凹陷很深且伴有白苔，
近景观察可见凹陷处的结构不清晰并覆白苔（图3b、c）。靛胭脂染色
后，病变凹陷处有大量靛胭脂，变得深蓝（图3d、e）。

　　这是个相当深的凹陷，并且伴白苔。无论怎么看，都像是"正在
发生溃疡"的感觉。

　　那么，这个病变可以判定为UL1吗？

市原 : 本病例病理上的诊断实际上是UL0，因为黏膜肌很完整，并且黏
膜下层也没有纤维化（图4a）。不过既然如此，那为什么会出现那么
深的凹陷呢？

　　我们再进一步仔细观察，会发现尽管黏膜肌还保持完整，但是癌

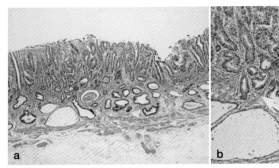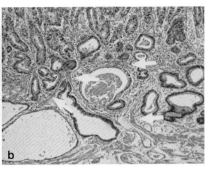

图2 【病例1】的病理图

a：病变的低倍放大图，黏膜肌没有中断，黏膜下层也没有纤维化。

b：病变局部的高倍放大图，黏膜肌向上方伸出了纤维肌性组织（黄色箭头）。

其实已经浸润到了黏膜下层。这是个黏膜下层浸润癌啊！所以才表现为深凹陷啊……

……等一下！黏膜肌还很完整，"黏膜下层浸润导致的深凹陷"这种说法有问题啊！在黏膜肌这个"河床"存在的前提下，病变的凹陷不应该是上面黏膜内成分变薄所引起的吗？这……

在这里进一步放大观察，可以看出，这确实是个很棘手的家伙（病变）！

这个病变的边缘部位呈现出的是高分化管状腺癌的表现（图4b），然而向内部方向走行过程中，腺管却急剧地变小（图4c）。也就是说，分化度开始减低。虽然还没有达到低分化腺癌的程度，但是这种分化度减低，却导致无法继续支撑黏膜的厚度，以至于发生凹陷，同时还伴有糜烂，这可能才是出现"深凹陷"的真正原因。

此外，黏膜内还可见到淋巴管侵袭（图4c 箭头）。本病例虽然只是个 SM 浅层浸润的病变（图4d），但由于黏膜内可以看到淋巴管侵袭，可以推测恶性度也许已经增加……

虽然这应该算是个罕见的病例，但是作为"不伴有黏膜牵拉的深凹陷，除考虑 UL 因素之外，还要知道有可能是分化度变低或者 SM 浸润等所导致"的教训病例，还是应该被我们记住。

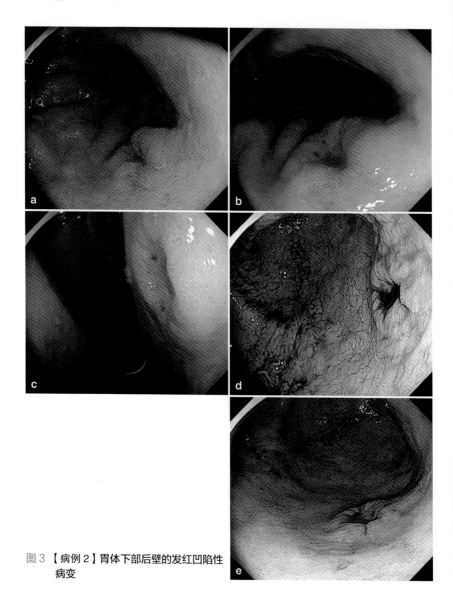

图 3 【病例 2】胃体下部后壁的发红凹陷性
　　　病变

■【病例 3】

田沼：胃窦后壁的发红凹陷性病变，且伴有白苔（图 5）。另外，周边黏

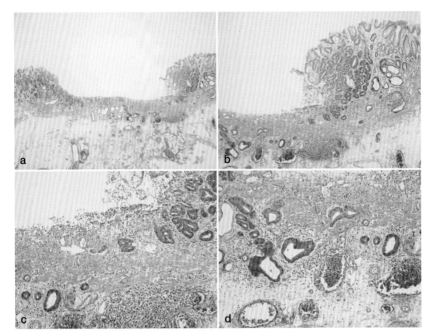

图 4 【病例 2】的病理图

a: 病变的低倍放大图，黏膜肌保持完整，黏膜下层也没有显著的纤维化。

b: 病变边缘的中倍放大图，整体是高分化管状腺癌。朝向中心方向突然出现急剧的凹陷。

c: 凹陷部位的高倍放大图，腺管呈小型化，表面可见糜烂，箭头处可见淋巴管侵袭。

d: 病变中心部位的高倍放大图，虽然伴有黏膜下层浸润，但是浸润只局限在黏膜下层的浅层，并且浸润处的纤维化并不明显。

膜似乎被牵拉，整体上有僵硬的感觉。

　　那么，这个病变可以判定为 UL1 吗？

市原：本病例还是 UL0，没有消化性溃疡，并且可以看到跟【病例 1】相似的变化。表面存在糜烂，黏膜内有像"龙骨"一样的纤维肌性组织的增生（图 6a）。只不过，程度要超过【病例 1】，感觉就像是非肿瘤腺管完全陷在了黏膜肌之中一般（图 6b）。病变内的黏膜肌相当地"被欺负"，非肿瘤腺管也已经开始再生，为什么会这样呢？

田沼：给大家看看这个病变 2 个月之前的图片（图 7）。是不是很不一样？实际上这个时候做了活检，而 2 个月后的病变发生了很大改变。

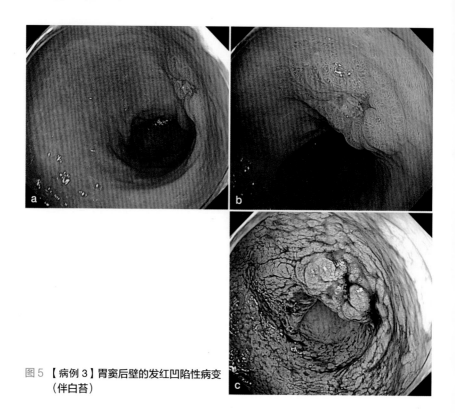

图5 【病例3】胃窦后壁的发红凹陷性病变
（伴白苔）

　　本病例中，因为活检导致糜烂的形成、纤维肌症以及黏膜肌走行
不一致的可能性是存在的。当然【病例1】那样因为蠕动牵拉的影响
也不除外。也许是这些因素的综合作用才最终导致了类似UL的外观。

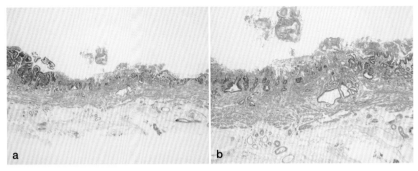

图 6　【病例 3】的病理图
a：病变的低倍放大图，黏膜肌虽然肥厚，但并无中断，也没有黏膜下层的纤维化。
b：病变内非肿瘤腺管增生，如同陷入了黏膜肌内一般。

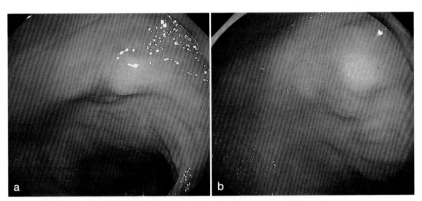

图 7　【病例 3】胃窦后壁的发红凹陷性病变（活检前：并无白苔）

■ 文献

[1] 藤崎順子，山本頼正，山本智理子，他. 内視鏡的 UL（＋）早期胃癌と病理学的 UL
　　（＋）早期胃癌の臨床病理学的差異. 胃と腸 48（1）：73-81, 2013.
[2] 長井健悟，竹内洋司，松浦倫子，他. 潰瘍合併早期胃癌の画像診断—潰瘍合併早期
　　胃癌の内視鏡診断. 胃と腸 48（1）：39-47, 2013.
[3] 日本胃癌学会（編）. 胃癌治療ガイドライン 医師用 2018 年 1 月改訂 第 5 版. 金原
　　出版，2018.
[4] 川田 登，小野裕之，田中雅樹，他. 潰瘍合併早期胃癌の ESD —潰瘍合併早期胃癌
　　ESD の治療成績. 胃と腸 48（1）：56-62, 2013.

专栏 2

溃疡瘢痕合并与否，这些病例让人苦恼的场景，每时每刻都在发生！

野中、市原：大家好！我们是野中和市原。

上一本《秘籍》的第102页中病例，最终诊断为 UL1，0-Ⅱc（分化型）。

"因为分化型癌即便有黏膜下层浸润，其纤维化程度也比较轻，所以皱襞纠集的表现基本上也都是源于合并溃疡瘢痕"。

《秘籍2》第191页。

内镜：文献上说"有皱襞纠集，亦或虽然没有明确的皱襞纠集，但表面可见线状或者面状的白色局部"。

病理：文献上说"在 ESD 切除标本上间隔2~3mm 切取的切片上，有明确的黏膜肌中断，且有两张以上的切片可见纤维化，或者单片纤维化的范围较大""存在黏膜肌走行方向不一致和黏膜下层的纤维化"。还有报道称"病理学的 UL1，在术前就能正确诊断的仅占57.6%"（注意：从第15版胃癌处理规范开始，UL0、UL1的定义都有了变化，所以与使用以前各版本的文献记载会有差异）。理解了这些酷文献，再看我们下面将要提示的两个病例吧！

"酷" 文献《胃与肠》

📖 藤崎順子，山本頼正，山本智理子，他．内視鏡的 UL（+）早期胃癌と病理学的 UL（+）早期胃癌の臨床病理学的差異．胃と腸 48（1）：73-81，2013．
URL https://webview.isho.jp/journal/detail/abs/10.11477/mf.1403113702

📖 長井健悟，竹内洋司，松浦倫子，他．潰瘍合併早期胃癌の画像診断—潰瘍合併早期胃癌の内視鏡診断．胃と腸 48（1）：39-47，2013．
URL https://webview.isho.jp/journal/detail/abs/10.11477/mf.1403113698

野中：我所认为合并溃疡瘢痕，与来参加讨论会的年轻医生们的意见并不一样。

像这样的病例，内镜医生也需要同病理医生一起讨论。

就像"直播到早上！"（译者注：日本朝日电视台每月最后一个周五深夜的固定讨论节目）一样（笑）。

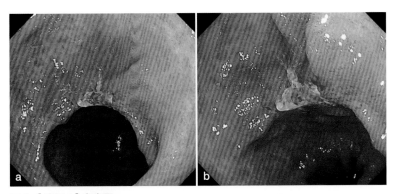

图 1 【病例 1】白光图

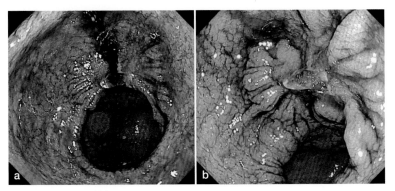

图 2 【病例 1】靛胭脂染色

我们把市原老师视作大岛渚（译者注：直播到早上的讨论嘉宾），而把我就视作田原总一朗（译者注：直播到早上的主持人）吧!

■【病例 1】（图 1～图 5）

野中：首先我们看一个 60 多岁的男性患者。在胃窦小弯可见约 45mm 大小的花瓣状浅凹陷病变（图 1、图 2）。

中心部位可见之前曾经做过活检。

吸气观察可见病变软，判断为分化型，黏膜内病变。这个病变如果判断为合并溃疡瘢痕，就会成为不适合内镜治疗的病变。而如果判断没有合并溃疡瘢痕，则为 ESD 适宜病变。因此，这是个术前诊断最为重要的病例。

表面虽可见白苔附着，这一点大家应该都没有异议。不过，很多医生都会把这种白苔附着直接判断为溃疡。

我们再复习一下上一本《秘籍》第221页，中关于溃疡的定义。糜烂指黏膜上皮的缺损，而溃疡则是指超过黏膜肌的缺损。

这个病变表面的白苔被冲洗干净后，可以看到依旧有腺管结构存在，并且没有明确的黏膜肌缺损。因此，仅从本身的表现也可以预判出这不是个溃疡性病变。在理解了以上这些的基础上，我们继续。

这个病例，经过吸气观察，可以看出皱襞的纠集吧。

在讨论会上，除了我之外的所有医生都认为这是"溃疡瘢痕牵拉导致"。

也就是说，并不适合内镜下切除……

然而，我却对是不是真的有合并溃疡瘢痕持怀疑态度。

谁对谁错不重要，我只是想把当时的议论是个什么样的状态记录传递给大家。

经过吸气观察，确实可以看出皱襞的纠集，但是，并不是那种紧紧地揪在一处的感觉，而且病变很软，该不会就只是由于中心处的活检所造成的吧？

就好像一些大肠里的伪凹陷型侧向发育型肿物（LST-NG PD），表面虽然也能看到黏膜皱襞纠集，但是并没有严重的纤维化，仅是黏膜内的病变。

最后，虽然是一人对其他所有人的状态，但因为胃窦 ESD 还是相对容易的操作，我还是选择实行了诊断性的 ESD（图 3）。当然，对患者也进行详细的讲解，取得了患者的知情同意。

图 3a 是 ESD 时最中心部位的黏膜下层表现，确实存在一点点白色混浊，但是基本上见不到明显的纤维化。

不过，观察图 3b 的切除标本，可以看到中心处还是有发白的瘢痕……

结果，到底是合并了溃疡瘢痕，还是仅为活检的影响，还是搞不清楚。

果然这样的病例，还是应该大家一起讨论啊！

下面请大岛渚导演（译者注：大岛渚有多个身份，其中之一是导演）

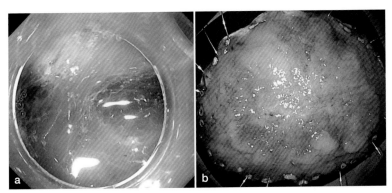

图 3 【病例 1】ESD 手术中、术后切除标本

发表一下观点吧！

市原：我是大岛……哦，不对，我是市原。下面请看病理图（图 4、图 5）。
　　在此之前，看内镜图的印象，我也觉得"像这种程度的黏膜表面缺失，
　　边界清楚的卵圆形凹陷，以及白苔处和病变存在显著的高度差，这不就
　　是 UL1 吗……"

　　　不过看了显微镜下的表现……

　　　野中老师认为"ESD 切除标本发白，并且似乎可以看到纤维性的瘢
　　痕"。

　　　说的很对，中心附近区域确实有大范围的"纤维化"。

　　　只不过……这个纤维化，并不是 UL。

　　　"啊？！不是消化性溃疡？那你刚才说的大范围纤维化又是什么？"
　　你会不会马上产生了这样的疑问呢？

　　　其实，这些纤维化，在黏膜肌下方基本上观察不到。

　　　所以，几乎都是发生于黏膜肌的上方。纤维化没有发生于黏膜下层，
　　黏膜肌也保持完整，这就是非溃疡瘢痕啊（图 4、图 5）。

　　　……这种情况是有可能存在的啊！

　　　以上这样的表现，在上本《秘籍》中颇受争议的"龙骨征"（第 137～139
　　页）部分也做了详细讲解，如果学会了，2 秒内就会马上判断出来吧。

野中：只要 2 秒吗？

市原：这个病变，大概是受了胃窦蠕动的影响（虽然并不能证实），可见黏

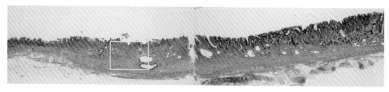

图 4 【病例 1】病理图（光镜图）

黏膜肌虽然增厚，但是黏膜肌的下缘非常光滑……黏膜下层也没有纤维化。
"不是在黏膜肌的下方，而是在上方有纤维化？"这样的说法，也实在不能让人信服。

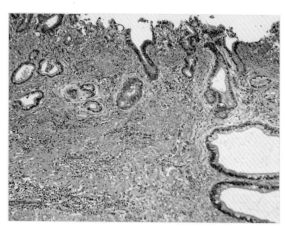

图 5 【病例 1】病理
图（图 4 黄框放
大图）

这就是"龙骨"，在黏
膜肌上方的纤维肌性
组织增生。

膜中纤维肌性组织明显的增生，就像直肠的黏膜脱垂综合征（mucosal prolapse syndrome，MPS）的变化一样。

这种类 MPS 变化（MPS-like change），表现为病变部位的僵硬，黏膜轻度的牵拉，与消化性溃疡中黏膜肌脱落的表现不一样，黏膜下层纤维化也不明显（黏膜肌下端的边缘很光滑），没有"充气观察也不变形的硬度"。

我虽然提出了"龙骨征"的概念，但是刚看到这个病例时竟然还没有察觉到，真是不好意思啊……看来不把这个概念写成论文是不行的啊！还得整个英文名，就叫"steel-frame sign"吧！（笑）

本病例的最终诊断：38mm×33mm，tub1，pT1a（M），Ly0，V0，

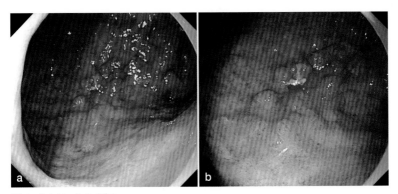

图 6　【病例 2】白光图

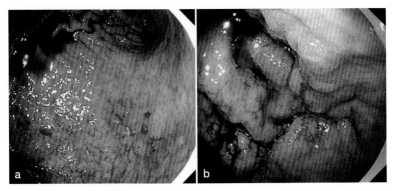

图 7　【病例 2】靛胭脂染色

UL0，pHM0，pVM0。是适合 ESD 的病例。内镜下的根治度为 A，是治愈性切除。

■【病例 2】（图 6~图 12）

　　野中：下面再介绍另一个病例。病变从胃体上部大弯开始一直延续到穹隆后壁，大小约 40mm，大体形态为 0-Ⅱa+Ⅱc（图 6、图 7）。前一次检查时活检提示 tub1，被介绍到我院外科，打算进行外科手术。我院未来想要变酷的内镜医生们给患者进行了内镜精查，当天很不巧，我

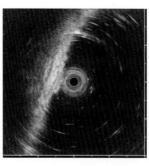

图 8 【病例 2】EUS

因出差不在现场。

首先，虽然有白苔附着，但这好像并不是溃疡（笑）。虽然好像有点偏执，但是这种情况下最好还是将白苔完全清洗掉，明确一下是否还有腺管结构。

一开始，他们打电话到我出差的地方联系我："明天，有个病例想请您看看。"

第二天上班，我们一起进行了病例讨论。

中心部位稍显发红，并没有很硬的感觉，但是吸气后皱襞似乎朝向中心一点被牵拉，而再充气后又马上可以伸展……

实话实说，我一开始真觉得这一定是个 SM 浅层浸润癌。而且，像这种直径超过 30mm 并疑似有溃疡瘢痕的病变，不适合内镜下切除……

发表观点，准备征得大家同意后将患者转回至外科时，做检查的医生又提出了自己的意见：

"请再看一下超声内镜下的表现（图 8），超声内镜能提示黏膜下浸润的任何表现都无法观察到，像这种超声内镜没有明确提示溃疡瘢痕的表现，仅通过一般的观察就能断定是溃疡瘢痕吗？"

"不过既然野中老师那样说了……我的自信……"

大家对自己所做的检查，都还是有自信和自豪感的吧。

的确，如果考虑到超声内镜下的表现，这病变说是黏膜内癌也不矛盾。

经过与外科医生和患者本人充分沟通，最终我们还是选择了 ESD 治疗。

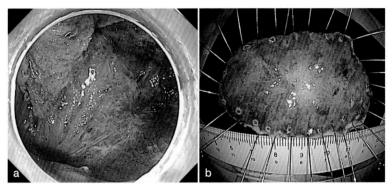

图 9　【病例 2】ESD 过程中、术后切除标本

　　此处想给《秘籍》读者们看的，是 ESD 术后切除标本的照片（图 9）。

　　还是像有溃疡瘢痕的样子……

　　虽然在黏膜下层我们并没看到明确的纤维化，但是标本图上可以看到发白的黏膜被牵拉，还是合并溃疡瘢痕了吧。

　　本来 ESD 就很难做，疲劳无力感瞬间袭来。

　　简单总结一下整个过程。

　　我一眼看上去，觉得疑似 SM 浸润或者合并溃疡瘢痕⇒检查医生认为通过 EUS 可以判断是黏膜内病变，并不一定合并溃疡瘢痕⇒我根据黏膜下剥离时的表现（图 9a），还是觉得只是个黏膜内病变⇒我看到切除标本（图 9b）后，又觉得还是好像合并溃疡瘢痕……

　　到底是合并溃疡瘢痕，还是只是活检的影响，这鉴别也太难了！

　　读者们能感受到一些这种纠结了吗？

　　大岛导演，还是你来结束这痛苦的过程吧！

市原：我是市原，啊！算了，叫我大岛也不要紧啦！下面我们继续讨论吧！

　　首先，我们可以看到，这位患者的黏膜下层分布着大量脂肪。偶尔是有这样的患者的（图 10）。

　　黏膜下层分布大量脂肪这种表现，多在胃体前、后壁的 ESD 切除标本中出现，当然也因人而异。因部位不同而到底有多大的差异我们也还不清楚。

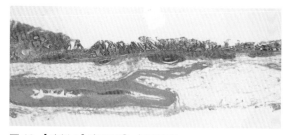

图 10 【病例 2】病理图①（光镜图）
黏膜下层有大量脂肪，癌区域大多比非癌区域薄，所以透过
这些地方看黏膜下层可能就会有发黄的感觉。

　　我们暂且说说估计的情况，可能会让读者们愤怒，如果真是愤怒了，
就让野中老师和我一起谢罪好了……开个玩笑啦！我自己一个人谢罪吧！
　　这个病例切除后标本看上去"有点发白"的地方，其实不是纤维化所
引起，而只是"透过表面看到了下面沉积的脂肪"。
　　请看图 10 的放大图。黏膜的菲薄处，是不是会有"白里透黄的感
觉？"这种色调是与纤维化不相关的。ESD 后让野中老师感到无力的这种
"白"，并不是纤维化所引起。况且，在 ESD 过程中也并没有看到黏膜下
层有明显的纤维化。
　　[说点题外话，病理医生在观察大体标本的色调时，"黄色"是非常重
要的。出现了黄色，会给我们带来很多提示。比如，坏死（由磷脂构成的
细胞膜残骸堆积）看上去发黄，细胞质内有脂肪沉积的肝细胞癌也看上
去发黄。含有脂质并且能够产生激素的肾上腺皮质也是黄色。不过，也要
知道，不是只有存在脂肪才会导致看上去发黄。比如类癌（尤其是 Type
Ⅲ）看上去发黄的理由，我就不是很清楚……]
　　回到正题，标本看上去发白的理由，我们已经解决了。但是判断有无
纤维化，也并非一定看颜色。
　　而实际上，要说"完全没有纤维化？"……也不是，"还是有一点点
的"。
　　啊？！还是有纤维化啊？！我似乎已经听到了这样的声音。不过请先
别急。
　　我觉得这还只是个活检瘢痕，并不是消化性溃疡。

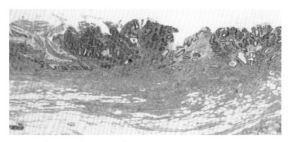

图 11 【病例 2】病理图②
只有黏膜下层比较浅的局部有纤维化（周围的脂肪很明显），黏膜肌还保持完整，考虑是活检瘢痕。因为活检，癌的一部分有所缺失，并且可以看到非肿瘤黏膜的再生。

　　纤维化的范围很小，仅局限在黏膜下层非常浅的地方，而且最重要的是，黏膜肌并没有中断（图 11）。
　　术前内镜下的表现基本上还是反映出了病变的实际情况。并不是完全没有纤维化，而多少还是有一点点牵拉，而送气状态下有良好的伸展性，也是"因为黏膜下层并不是明显的纤维化"。EUS 的表现也证实了这一点。
　　最终诊断：34mm×33mm，pT1a（M），Ly0，V0，UL0（有活检瘢痕），pHM0，pVM0。为适宜 ESD 的病变，内镜根治度 A。
　　不过……
　　回头再看内镜下的图像，这个病变，一眼看上去，颜色多种多样，并且隆起和凹陷都有，整体上呈"坑坑包包"的感觉。因此，正如野中老师说的那样："说是浸润到了 SM 浅层似乎也不算意外。"而病变内部也的确略有模糊不清不均匀的感觉，也似乎有一定的厚度。那么，既然最终结果是 M 癌。那为什么会有这种模糊不清凹凸不平的感觉呢？
　　……可能是因为这样吧（图 12）！
　　病变深部有较多的淋巴滤泡。本病例的黏膜内原本有炎症以及水肿，但是经福尔马林固定后，脱水使得炎症和水肿的影响完全消失。所以，虽然在切片上我们看，并不是一个有明显凹凸不平的病变，但是可以推测在人体内时，应该还是有一定程度的水肿。
　　在水肿影响下的大体表现，能不能作为术前预测的依据咱们姑且不

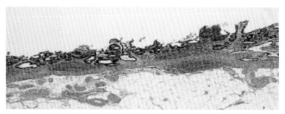

图 12 【病例 2】病理图③
好像淋巴滤泡还是挺明显的啊。福尔马林固定之前，炎症、
水肿等可能还是会对黏膜厚度有一定影响的。

论……

　　但是内镜下判断硬度和厚度时，"送气、吸气后都有什么样的变化"
可是最有用的。"一眼看上去的表现"在有些时候，也可能是有陷阱的。
我这样的总结不知道可不可以。

野中：市原老师，不知不觉又开始讨论了，确实如老师所言，不是单纯的
白色。

　　是"黄中透白"的白色。您这么一说，我才觉得还真的只是看到了
这样的颜色（笑）。

　　在那个位置，还有活检瘢痕的叠加，所以大体标本照片上才会看到
白色的瘢痕吧。

　　太难了……

　　哎呀，野中、市原这么一番对话，又让《秘籍 2》的篇幅增加了不
少，具体的内容，咱们还是以特别附录的形式，在网页上观看吧～（笑）。

■ **文献**

[1] 藤崎順子，山本頼正，山本智理子，他. 内視鏡的 UL（+）早期胃癌と病理学
的 UL（+）早期胃癌の臨床病理学的差異. 胃と腸 48（1）：73-81, 2013.
[2] 長井健悟，竹内洋司，松浦倫子，他. 潰瘍合併早期胃癌の画像診断—潰瘍合
併早期胃癌の内視鏡診断. 胃と腸 48（1）：39-47, 2013.
[3] 日本胃癌学会（編）. 胃癌治療ガイドライン 医師用 2018 年 1 月改訂 第 5 版.
金原出版，2018.

⑭ 酷！分享病例时让会场沸腾的幻灯片制作方法

标本能随意旋转，内镜图片和病理图片能严丝合缝地对应，病理图片能变换自如地出现，请把这样的幻灯制作方法教给我们吧！

野中：在我们年轻的内镜医生心中，说到能在放大内镜研讨会上总是能将一一对照演示做得特别漂亮的老师，首先想到的肯定是《秘籍1》的合著者滨本老师，那么接下来，另一位也即将登场。

滨本老师，不好意思，我……有新欢了……

接下来的这位老师，在那本《教科书上不会出现！我的消化内镜实用技巧》上可以找到。那是一篇名为"不用花多少钱就可以将标本重点部位进行漂亮摄图的方法（名和田义高，仙台厚生病院，消化内科）"的短文。文中对如何拍出漂亮的图片以及一一对照的方法，进行了简单易懂的介绍。

这样的内容，特别想与《秘籍》系列的读者们分享……

那些在放大内镜研讨会或者病例讨论会上被上级医生指派进行病例分享的大夫，想到自己并没有接受过系统指导，还只能算是迷途羔羊，可能会无助地在内镜室哭泣吧。

其实不用太担心，为什么这么说呢？因为上级医生（包括我自己）也不会所谓的系统指导。所以，名和田老师的这部分内容，教学对象可不只是年轻内镜医生，还应该包括我们这些"老家伙"，可以说是"伟大的事业"。

因此，请各位上级医生们也熟读这部分内容，然后拿出以前就知道这些的姿态，今后对年轻内镜医生们进行指导吧。当然，这也是我自己的打算。

下面用一个实例，简单易懂地介绍一下为了准备研讨会或者病例讨论会而用PowerPoint制作幻灯片以及演示的流程。

像标本能随意旋转，内镜图片和病理图片能严丝合缝地一一对应，病理图片能伸缩自如地出现等，类似的幻灯片制作方法也能教给我们。

　　单单是这几页内容，估计你就想偷偷地撕下来拿回家了吧。

　　不过，被发现抓住可不妙，还是整本书买下来，连同其他内容一起读一下吧！一定会让你觉得物有所值的（笑）。

　　下面，就有请名和田老师，将病例分享会和研讨会上最酷的幻灯片制作方法教给我们吧！

名和田：说到病例展示的方法，每个人其实都有自己的喜好。并且随着病例的不同也会有所改变。今天我们只介绍其中的一种展示方法。

　　演示过程中内镜图片与病理图的一一对照最必要的，是漂亮的内镜图片和标本的切片图。没有这两样，后面再怎么努力都是白搭。因此，首先我先说说准备阶段拍摄这些图片时需要注意的事项，最后再讲 PPT 的制作方法。

　　准备方面最重要的，是将整个会场的人最关心的内镜领域进行充分展示，然后再提示该部位的病理图像。

　　内镜图像的拍摄，不应该只是在精查时，应该以 ESD 当天的图像为准。因为一般都会与精查时在形态上有所变化。在拍摄过程中，就要考虑未来将会以什么方向展示大体标本。一般来说，都是以白光最佳图片的朝向展示大体标本，再横行提示标本的切割线。下面这个病例，是胃底穹隆后壁的黄白色小隆起病变（图 1）。

　　接下来是标记（图 2）。也就是打上 ESD 中不会消失的标记点。此时最重要的是双标点。标记后的摄图，可多方向多角度（图 2a），但一定要包含与白光观察最佳图片同方向（图 1b）的图片。

　　打上了双标点，当 ESD 切除标本被拉伸时就不会找不准朝向了。另外，还可以将切除标本的纵横比调整成接近标记点所围成的形状，然后再进行下一步。

　　在标本改刀前，要再一次核对内镜下图片，调整标本的朝向，并且再次明确重点区域。在展示时，尽量将切除标本完整图像放到标记后的内镜图片旁边，这样的讲解更加直观。

　　本病例中，为了让 NBI 放大观察和标本图的朝向一致，我们将标记后的内镜图片进行了旋转调整（图 2a）。

　　对大体标本进行高质量摄影，有非常重要的注意点需要分享给大

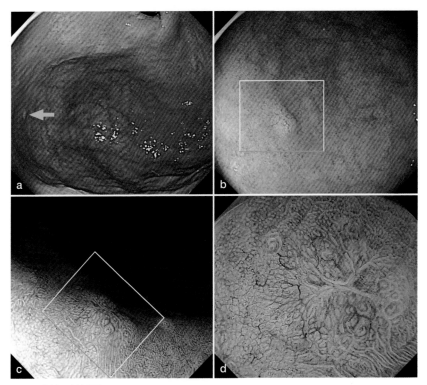

图1　内镜下的摄图

a：白光远景图，病变在穹隆后壁箭头处。
b：白光近景图。
c：NBI 低倍放大图，b 的方框部分。
d：NBI 高倍放大图，c 的方框部分。

家。写《教科书上不会出现！我的消化内镜实用技巧》时，我用的是奥林巴斯的卡片数码相机 TG-3，后来在 2017 年换成了数码单反相机（Nikon D5600），配微距镜头（Nikon AF-S DX Micro NIKKOR 40 mm f/2.8 G）。连相机带镜头虽然不到 10 万日元，但像素极高，很小的病变也只需拍一张图片，之后就可以随意放大缩小调整对比了，非常方便。

　　在拍摄清晰标本图片之外的重点，就是 ESD 全程无出血。当然术前进行放大观察时也尽可能不要出血。

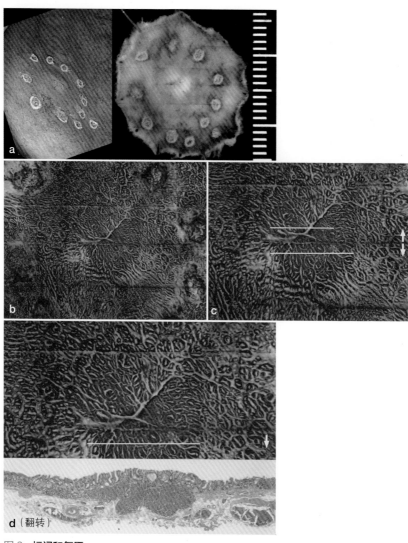

图2 标记和复原

a：标记后的内镜图和改刀后的标本图。
b：结晶紫染色后的病变部分。
c：变换，按黄色箭头朝相反方向折开，制成切片，黄线部分为胃底腺型胃癌。
d：大体标本图和病理图的对应，黄线为胃底腺型胃癌的区域。

如果固定后的 ESD 标本是茶色，想拍出漂亮的放大图片还是会很困难，所以取得没有血迹残留的白色标本非常重要。

多数标本的大体图像在结晶紫染色前是很漂亮的（图 2a）。

切除标本改刀后，在染色之前，还要对标本整体和关注区域再进行一次摄影。然后再进行结晶紫染色。摄影时病变部分要置于中心位置（图 2b）。如前所述，如果是茶色的标本，染色后反倒会显得脏兮兮。所以为了保险起见，改刀后、染色前后都要拍照。

图 2c 的黄线区域可见已经侵犯至黏膜下层深层的胃底腺型胃癌。在展示时，切割线即便不使用虚线标注，也能看清（图 2c）。

病变的复原到底能准确到什么程度，很难评估。在水平方向让大体图和病理图对应的方法主要有以下三种：①用切片整体和大体标本以及病理图的宽度对应。②用标记的宽度对应（标记点在切片的两端的前提下）。③用病变边缘的凹凸对应。为了减少上下方向的偏差，只能通过对比寻找大体标本图和病理图中相同的小沟等方法进行推测。当展示病理图时，可以调整为同样大小排在大体标本图的下方，以便于对比观察（图 2d）。

对比的幻灯片，左上内镜图，右上大体标本图，下方排列病理图（图 3a）。

内镜图要旋转至预定切割线位于水平方向的位置。如果能像本病例那样，即便不旋转，也能保持内镜图和大体标本图的朝向基本一致，那将非常漂亮。

图 3b 展示了应用 PowerPoint 动画制作的范例。图 3b 使用的 PowerPoint 组件可以下载。

请看动画制作的窗口。

①在大体标本图和内镜图中，选择可以对应的小沟或者结构，在若干位置分别添加标记。让每一种标记下的大体图和内镜图都同时出现在界面上。

②沿切片大体图的切割线，用虚线从右向左在界面上描记。

③此时内镜图上，也让从右向左的预定切割线在界面上出现。

④让病理图从左向右也出现在界面上，癌的区域用黄线表示。

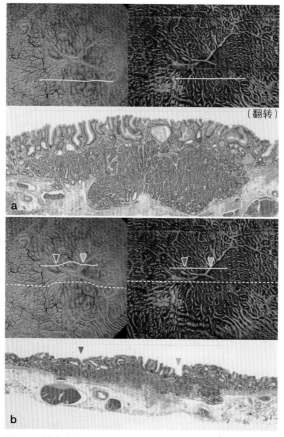

图3 对比的幻灯片

a: 内镜图和病理图的对照,黄线部分是癌的区域。

b: 利用动画制作添加了箭头的切片。

⑤大体标本图和内镜图像上也从左向右出现癌的黄线。

⑥将①中使用的标记在内镜图上淡化,使其消失。

以上是一例实际的操作。对于动画制作的使用方法,每个人都有自己的喜好。重要的病例,即便一下子做成幻灯片,也不见得就能完美呈现。还是在日常的病例中一例一例地精心摄图不断积累才更为关键。

⇒图 3b 使用的 PowerPoint 组件可以从这里下载！

URL https://gastro.igaku-shoin.co.jp/article/category/fukurotoji_2

Ⅰ 上消化道　3. 十二指肠　① 腺瘤和癌

Ⅰ 上消化道　3. 十二指肠　② 布氏腺腺瘤

⇒这些内容请在网页上观看

URL https://gastro.igaku-shoin.co.jp/article/category/fukurotoji_2

不会失败的十二指肠上皮肿瘤内镜下治疗
——必看！最新的内镜下治疗"EMRO"（爱姆烙）

好久不见，我是《秘籍》专栏作者，兼年轻内镜医生田岛知明（埼玉医科大学国际医疗中心 消化内科）。距离上一本《秘籍》最后部分的专栏完成已经有两年多的时间了，那个专栏中我所表达的东西（译者注：提出找早癌像相亲的就是这一位），大家都理解了吗？

本书中需要在网页上观看的内容"十二指肠腺瘤和癌的内镜诊断"是目前内镜医生们热议的话题之一，对于这部分内容，我的老师野中康一教授在学会上或者病例讨论中曾经用幽默的方式新奇的视角做了很多讲解，即便是作为执笔者的我，也是心服口服外带佩服。

不过……到了最后的最后，说到"阿姆烙"和"奥姆烙"（译者注：因为作者用了谐音，就直接对日文单词音译了，具体意思后面会说）这种话题时，关键的地方开了"大洞"，他却不自己封闭，而是甩给徒弟，还不忘丢下一句话"要封闭得漂漂亮亮的啊！"（笑）

现在街头巷尾常说一句话"XXfirst"，野中教授应该也是考虑到"年轻医生 first"，才把这个登场的机会交给我的吧！

这可不能犹犹豫豫，更不能推三阻四，直接"遵命"就是了。

下面就满足大家的期待，让我用本话题最厉害的封闭工具 over-the-scope clip（OTSC；Ovesco Endoscopy AG, Germany）来将这个关键的"大洞"封闭上吧！因为"我！是不会失败的！"（译者注：这是日剧《Doctor X》中技术高超的女主角最常说的台词，前面的"遵命"也是里面常出现的桥段）

前戏到此为止，下面我们进入正题（笑）。

十二指肠腺瘤和癌（此处指的是表浅非乳头肿瘤）的内镜诊断非常困难。目前（2018 年 8 月）处理规范和指南都还没有。因此，对于这个领域的争论也一直存在，以至于也有像"到底应不应该治疗？"这样的疑问。

同时，由于相比其他脏器，十二指肠的内镜下治疗时"出血或者术中穿孔、迟发性穿孔等吓人的并发症"出现的频率非常高。因此对于一些小病变或者高龄患者，可能也更倾向于选择随访观察。

我这两年有幸接触了约 80 例十二指肠上皮性肿瘤的内镜治疗。其中有5mm 的癌，也有 50mm 的低异型度腺瘤。实话说，一眼看上去时真是难以预判结果。

　　所以说"现在看上去好像还不算是很不好的东西，而且还很小，我们就随访观察吧"这种似乎有点冷漠的建议，再让患者长时间地进行随访观察。我觉得从患者的角度来考虑还是欠妥的。

　　不过，如果在随访观察中发现病变"增大倾向""活检相比以前有异型度增高的倾向"而最终选择治疗的话，考虑到趁着病变还小、患者还相对年轻、治疗的环境相对还比较好，此时的切除我还是认可的。

　　当然，现实中长时间一点变化都没有的病变也是存在的，所以进行随访观察也并不是不可以。但如果在考虑患者背景和意向基础上，充分整备环境和设备器械，在能够保障治疗安全（这点最为重要）的前提下，"在病变成长之前就切掉它"也不失为一个极佳的选择。

　　在这些十二指肠内镜治疗中，内镜操作不稳定和管壁菲薄当然是术中穿孔发生的原因，但"术前活检导致黏膜下层纤维化"为内镜治疗困难的最主要原因，也是我的切身体会。

　　实际上，被介绍到我们这的患者，基本上都活检过。其中有的因为随访观察做了十几次活检，一眼看上去都已经是明显瘢痕化且变形的病变了。在提升内镜诊断技术的同时，对于扁平隆起病变或者凹陷性病变，尽量减少不必要的活检，是如今我们最需要的状态，然而，实现这个状态恐怕还要花上不短的时间。

　　经常耳边会有这样的议论。

　　A："如果考虑施行内镜治疗，不做活检也可以，因为活检的准确率也确实不高"。

　　B："可是如果劝患者治疗的话，也需要活检结果啊！没有结果怎么劝呢？患者也不能接受吧！"

　　两种意见我都理解。但是仅从十二指肠内镜治疗的观点来看，我觉得对于扁平病变尽量还是不要进行活检。当然，没有术前活检，不知道病变性质就治疗，这样的操作流程要想让日本消化内科（内镜）医生们打心眼儿里接受，也确实还需要时间。

　　于是我就琢磨了，"如果有一种方法，能够安全地将病变切除，活检也不要紧，有纤维化也不要紧，那不就皆大欢喜了吗？"

　　原本，我在两年前刚开始做十二指肠内镜治疗（EMR 或 ESD）时，经常会用 OTSC 将切除后的创面完全封闭，以防胆汁、胰液作用于创面引发迟发性穿孔。OTSC 是可以将大的穿孔或者瘘进行封闭，或者在止血困难部位对出血灶进行强力止血处置的器械。我们应用它取得了很好的成绩。

其中发生术中穿孔的病例，也多数都是黏膜下层有显著纤维化的病变。

某一天，我突发奇想，"如果在切除之前，就用 OTSC 留置在肿瘤的根部，把肌层以下的部分预先闭合上，无论是抬举征阴性也好，纤维化也好，都不会引发穿孔，那不就是安全地进行了 EMR 的切除吗？"

当然这种手法也有局限性，即病变大小不能超过 OTSC 前端帽能够吸引的范围，也就是 10mm。但因为没有了 EMR 导致大穿孔的风险，所以也就没有中途改成 ESD 的必要了。

最有纪念意义的第一例，是由于显著的纤维化而导致抬举征阴性，来做 ESD 的病变。

跟我预想的一样，不用管抬举征阴性与否，留置 OTSC 后，原本扁平的病变，变成了亚蒂的形态，直接就可以圈套切除。由于有了 OTSC 预防穿孔，在确保收全病灶边缘后直接持续用电切模式（高频）完整切除，也没有任何穿孔发生。另外，因为肌层已经被夹子牢牢抓紧，即便有出血，在电凝止血时也不用担心热传导会导致穿孔。手术时间很短，治疗后三天出院。真正的皆大欢喜。

考虑到这是一种以安全性为重点的十二指肠上皮性肿瘤治疗方法，我将其命名为爱姆烙（即 EMRO，EMR with OTSC，图 1）并做出了报道。后来，针对同样来源于上皮的肿瘤 NET（neuroendocrine tumor），也用同样的手法进行了完整切除，并且没有发生穿孔。

"这也许就是……不用考虑术前活检引发的纤维化影响，能够完整切除，并且理论上能够回避术中、术后穿孔的有效手段吧！"

不过，也并非全都是优点。这种使用 OTSC 的手法，多少也有几项不足。

跟部位或者大小等原因造成的治疗困难相比，在花费上的争论更加激烈。OTSC 装置一套定价为 79800 日元（2008 年 8 月时的价格）。或许也会有"用普通的 EMR 或者 ESD 切除，之后再用普通的夹子封闭创面，不是也可以吗？"这样的意见吧。当然，对此我一点也不反对。因为用普通的夹子完成治疗后封闭，并且最终使得患者顺利痊愈的医生也大有人在。

下面只是我的一种观点，十二指肠这个部位一旦发生穿孔，处置不当的话会给患者带来巨大的痛苦和经济负担。严重的情况可能会需要急诊手术（有时候甚至会胰十二指肠切除）。即便不考虑患者高额的手术花费，那也必须借助外科、麻醉科等各个相关医疗从业者的力量才能完成。

假如切除很顺利，而后用普通的止血夹封闭了创面，因其闭合力量有

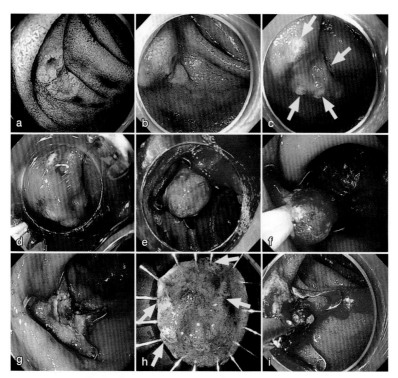

图 1　针对十二指肠上皮性肿瘤施行 EMR with OTSC（EMRO）的病例

a：十二指肠降部可见直径约 10mm 的平坦型上皮性肿瘤，中心处曾做过活检。

b：虽然也做了黏膜下注射，但由于活检所引发的纤维化，中心部位抬举征阴性，很难施行一般的圈套切除。

c：用圈套器头在病变边缘做了 4 点标记（黄色箭头）。

d：充分吸引，将包括所有标记点的病变全部收入 OTSC 前端帽内。

e：在病变根部留置 OTSC 后，病变形态变成了像息肉一样（圈套切除也容易了）。

f：用 10mm 的圈套器在 OTSC 上方进行了圈套切除，不需要多次操作，调成电切模式（高频）直接完整切除。

g：切除后，因为有 OTSC 的预留置，理论上不会发生术中、术后穿孔。

h：包括 4 点标记（黄色箭头）的整块病变一次性完整切除，病理诊断提示高分化腺癌。

i：施行了 EMRO 后的第 2 天常规内镜复查，可见中心处的血管显露且有渗血，又用热凝钳进行了止血。由于有 OTSC 的留置，在出血时使用电凝止血也非常安全。

限，不知道什么时候就会脱落。那么一直有这种担心的手术医生晚上也许就会睡不着吧！这种担心，在让患者术后开始进食时依旧会存在，是不是就会导致患者的住院时间不断地延长呢？

并不是我考虑过度，因为要想规避十二指肠内镜治疗的风险，本身就是要考虑到周围脏器以及可能相关的各种事情的。

如果用一套 OTSC 就可以避免上述的危险，消除上述的担心，那79800 日元也并不算贵吧。OTSC 的价格虽然高，但是作为能让我们睡得着觉的"安眠神器"，那也是值得的。

以上讲了 EMRO（爱姆烙）诞生的过程以及诸多好处，但是这也仅仅是一种手法而已。应该也还有其他出色的切除方法以及并发症预防对策。为了能与其他出色方法比肩，我也会继续不断努力探索完善。

最后，要向我青春时代的歌手阿姆烙（译者注：安室的发音，指安室奈美惠），以及她的制作人考姆烙（译者注：小室的发音，指小室哲哉，安室等多个知名艺人的音乐制作人）致以最高的敬意（恰好在我写完这个专栏时，小室宣布退出演艺圈），每当我碰壁时，听他们的歌曲都会给我带来勇气和力量。可以说他们构筑了演艺界的一个时代。阿姆烙（安室）在红白歌会上演唱的那一曲《Hero》，尤其让人感动。今后，我使用爱姆烙（EMRO）也会更多地进行安全的治疗。期待通过我的努力，也能让爱姆烙（EMRO）构筑起一个新的时代。

最后的最后，这"大洞"即将完美封闭之际，今后的我也还请大家继续多多关照。专栏！结束！（敬礼）

■ 文献

[1] Tashima T, Ohata K, Sakai E, et al. Efficacy of an over-the-scope clip for preventing adverse events after duodenal endoscopic submucosal dissection: a prospective interventional study. Endoscopy 50（5）：487-496, 2018.

[2] Tashima T, Nonaka K, Ryozawa S, et al. EMR with an over-the-scope clip for superficial nonampullary duodenal epithelial tumor with fibrosis. VideoGIE 3（3）：83-84, 2018.

II

下消化道

酷!
下消化道诊断的基础知识

这些最基础的知识可得掌握啊!

消化道是从口腔一直到肛门,所以对于消化内镜医生而言,说到诊断,无论上消化道还是下消化道,就都应该先学会最基础的知识。当然,也有不少医生更加细分为主攻上消化道或者下消化道,但《秘籍》系列的宗旨本身就是让还没有细分主攻方向的年轻内镜医生能做到正确诊断90%的一般病例,成为超酷的内镜医生。

自从 2016 年 11 月上一本《秘籍》在 JDDW(日本消化病学会周)上发售以来,很多医生都在问我"下一本会是下消化道吗?"

和我一起在研讨会上讨论过的不少医生们也会问我"上消化道的那些内容怎么没收录呢?""在研讨会时,下消化道也讨论了,为什么不收录呢?"

于是,我又将我的"秘籍笔记本"和研讨会的资料仔细研究了一遍。将年轻医生应该掌握的最低程度的下消化道诊断基础知识精华重新整理了一下。

太专业的内容,以及目前还无定论的内容,这里都不涉及。基本上都是《胃与肠》上记载过的,以及我觉得很酷,详细记录总结在笔记本上的东西。

然而,在执笔过程中,却经常会感受到"这里还有不足啊……耍酷指数有点低啊……"无论如何自己也难以解决,感叹自己"真是废物"的同时,也急需有名望的老师来作为"超级酷顾问"给予我指导。于是请我的上司良泽昭铭教授引荐,尝试着邀请了一下斋藤丰老师……

没想到……奇迹竟然发生了!斋藤老师爽快地答应了!他将在后半部分隆重登场(笑)。

下面我们还是先将下消化道诊断的基础知识做一下简述。

参照《秘籍 1》第 2~3 页上消化道内镜的诊断程序,下消化道发现

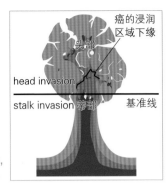

图 1 head invasion, stalk invasion

病变时也要遵循一样的原则。

 ❶ **在什么位置？**

 ❷ **有多大**（尺寸）？

 ❸ **是什么形态**（详细描述）？

 ＊隆起性病变时，要能够判断 Ip，Isp，Is。<u>尤其是 SM 癌，Ip 的形态，癌是仅存在于 head invasion（头浸润），还是已经侵犯到了 stalk invasion（蒂浸润），两者的淋巴结转移风险显著不同</u>，所以，在内镜治疗前先判断出是 Ip 还是 Isp 就尤为关键。

 ＊《秘籍》系列本身就是力求能让年轻内镜医生完全看懂的书，所以，以防万一，我还是将 head invasion 和 stalk invasion 用简单的图示加以说明（图 1）。

 ❹ **有什么可能**（比如：息肉？ SMT？ 等）？

 ❺ **鉴别诊断是什么？ 浸润深度？**

 与胃不一样的是，不需要关于幽门螺杆菌感染状态的背景黏膜解读，所以相对也没那么难（当然 IBD 患者另当别论）。

 先说❶ **在什么位置？** 其实存在部位简单记录就可以。不过，我想指出两个年轻医生们似乎记不太准的部位。

 当问到这个病变的位置时，意外地竟然得到了 Ra（上部直肠）、Rb（下部直肠）、RS（S 形直肠）三个不同的答案。当然，近肛门的位置是 Rb，容易分辨。但是当病变位置比较微妙的时候，大家就懵了。

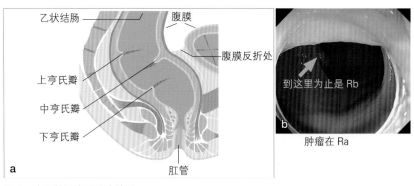

图2　**直肠的示意图和内镜图**

　　其实也并不难，如图2所示，直肠有三个皱襞，从肛门侧开始，依次称为下亨氏瓣、中亨氏瓣、上亨氏瓣。

　　内镜下从肛门开始至第二个皱襞（中亨氏瓣）是Rb，第二个皱襞开始到第三个皱襞是Ra，而第三个皱襞开始到乙状结肠弯曲处是RS（图2）。一般直肠是指距离肛门缘15cm至肛门。

　　还有一点，在退镜观察时，最容易辨识的部位是脾曲。在充分短缩肠管后，退镜时距离肛门40～50cm的部位，弯曲明显且有液体潴留（译者评论：应该是患者保持左侧卧位时）的地方。对！这就是脾曲（图3）。

　　接下来，说❷**有多大**（尺寸）。在《秘籍1》第4～10页中也有提示。与"为了耍酷的肿瘤大小推测法（测量法）"基本一致。详情请参考《秘籍1》。主要有内镜下大钳子推测法、圆头喷洒管（3mm，奥林巴斯公司生产）推测法、活检钳推测法等。如果是直肠病变，还可以翻转后利用镜身的直径对比推测。

　　不过，针对所有的病变都用这些方法去测量那也没必要。还是应该通过经验的积累，"在头脑中形成一定的印象"来直接推测，当然，这需要花些时间。

　　首先，为了能尽快形成"超酷！头脑中的尺寸印象"，我们提供了6mm、10mm、15mm、20mm、30mm、50mm、90mm病变的内镜图和病理标本图（图4）。

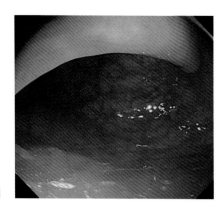

图3　脾曲的内镜观察图

　　很容易对比，请随意取用（当然，贴图的方法多少有些差异，与活体内的状态还是略有不同，这点大家要知道）。

　　在《大肠息肉诊疗指南2014》中，建议5mm以下随访观察，6mm以上内镜下切除。因此，6mm的"头脑中印象"尤为重要。其次是10mm的"头脑中印象"。这是因为很多报道提示，SSA/P（sessile serrated adenoma/polyp）达到10mm以上时，就需要进行治疗。

　　而且，2012年4月开始，日本保险规定直径2~5cm的早期大肠恶性肿瘤才适用于大肠ESD（译者评论：个人认为并不合理，因为超过5cm的结直肠LST也很多，也适用于ESD）。因此，2cm和5cm的"头脑中印象"也很必要。以我个人的经验，超过肠道管腔半周的基本上也就是4~5cm的程度了。

　　继续说❸是什么形态（详细说明）。对于肉眼下的形态分型，《秘籍》这样的书不可能做出详细的讲解，当然我也没有那样的打算……

　　迄今为止，包括很多人，从来没有听过在肉眼形态记载等方面出现很大问题的情况，所以在这里我也就只分享最基础的一些注意点了。

　　《大肠息肉诊疗指南2014》第45页的"CQ3-11 大肠癌的肉眼形态分型是什么？"中记载着"参考日本消化内镜学会的早期胃癌分型，将浅表型大肠肿瘤的肉眼形态分为0-Ⅰ型（隆起型）和0-Ⅱ型（平坦型）"。

　　LST（laterally spreading tumor）并不包括在内镜肉眼形态分型中，而

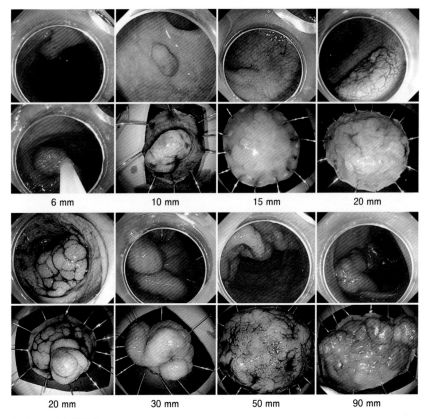

6 mm   10 mm   15 mm   20 mm

20 mm   30 mm   50 mm   90 mm

图 4　头脑中的印象
根据目前为止的经验，超过"两个皱襞"的长度，一般都有 80mm 以上。

是另外命名了含有"表层扩张生长"意思的新名称。另外。腺瘤性病变，在《大肠癌的标准》中记载。（详情可参考第 245 ~ 266 的 LST 专项讲解）。

　　关于❹ 有什么可能和❺ 鉴别诊断是什么？这两点，《秘籍 2》无论从深度还是广度都很难解释清楚，还是请大家参考已经连续出版了十余年的《胃与肠》。

　　而关于❺ 浸润深度？这点，请参考本书下一节（第 233 ~ 239 页）。

　　那么，"下消化道诊断的基础知识"就差不多结束了。与上消化道诊断一样，请大家一定先要形成下消化道诊断的程序。

　　也不知道是不是我的原因，2016 年发行的《秘籍 1》第 3 页说到程序的那个地方，提到了当时的棒球明星五郎丸，当那本书出版后，他很快就为了登上更高的舞台，远赴法兰西。再之后，他的身影就渐渐地消失于媒体了（当然，这和《秘籍 1》的出版全无关联！）

　　这次的《秘籍 2》，我也想将有名的体育明星（如一郎、内村航平、石川辽……）写入其中。不管是哪一位，都是超一流，都是无法超越的存在。

　　然而，却有了"要是《秘籍 2》的出版影响了这些体育明星的职业生涯，那可就麻烦了……"的担心。跟医学书院的编辑（沃利）提出后，他说你少找借口，赶紧快点干吧！（笑）

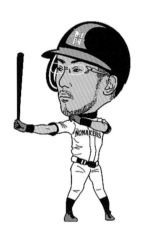

　　当写本书的初稿时，一郎（当时在美国打球的棒球明星）还没有确定要转会的球队，也有传闻说有可能会回到日本。我的内心一直祈祷着他的转会圆满完成（注：2018 年 3 月他和西雅图水手队成功签约）。

■ 文献

[1] 松田尚久，福澤誠克，浦岡俊夫，他．有茎性大腸 SM 癌のリンパ節転移の再発．武藤徹一郎（監修），杉原健一，藤盛孝博，五十嵐正広，他（編）．大腸疾患 NOW 2010．pp 82-89，日本メディカルセンター，2010．

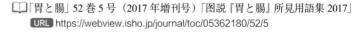

 「胃と腸」52 巻 5 号（2017 年増刊号）「図説『胃と腸』所見用語集 2017」
URL https://webview.isho.jp/journal/toc/05362180/52/5

 「胃と腸」50 巻 5 号（2015 年増刊号）「早期消化管癌の深達度診断 2015」
URL https://webview.isho.jp/journal/toc/05362180/50/5

 「胃と腸」48 巻 8 号（2013 年 7 月号）「非腫瘍性大腸ポリープのすべて」
URL https://webview.isho.jp/journal/toc/05362180/48/8

 「胃と腸」45 巻 6 号（2010 年 5 月号）「側方発育型大腸腫瘍（laterally
spreading tumor；LST）―分類と意義」
URL https://webview.isho.jp/journal/toc/05362180/45/6

 「胃と腸」45 巻 5 号（2010 年増刊号）「早期大腸癌 2010」
URL https://webview.isho.jp/journal/toc/05362180/45/5

文献「医学書院」

工藤進英（編著）. 大腸 pit pattern 診断. 医学書院，2005.

国立がんセンター内視鏡部（編著），藤井隆広（責任編集），下田忠和（病理監修）.
国立がんセンター 大腸内視鏡診断アトラス. 医学書院，2004.

❷ 提示大肠 SM 癌诊断的最基本表现

一般观察下提示大肠 SM 癌诊断的最基本表现
——"酷与不酷"的前提！

在这本《秘籍 2》中，本节是我最想写的题目之一。

大肠的诊断学非常难，虽说 NBI/ 结晶紫染色放大观察也是年轻内镜医生必须要掌握的，但是像 Ⅵ 轻度不规整或者高度不规整，以及 JNET 分型等问题，不是专家也很难弄清楚。

然而，像一般观察下提示大肠癌 SM 浸润的诊断学，却是根据前辈医生们的经验已经完全确定下来的内容。不学习这些内容就从事大肠内镜检查显然是不行的。对于大肠 SM 癌而言，一般观察下判断浸润深度是根本中的根本。

有报道称，在日本，一般观察下就能诊断大肠 SM 癌的 75%。

我自己从十几年前开始，就已经将《胃与肠》中一般观察下 SM 癌诊断的相关内容缩印后贴在了本子上。

参考文献如下：

参考文献

[1] 国立がんセンター内視鏡部（編著），藤井隆広（責任編集），下田忠和（病理監修）.
[2] 国立がんセンター 大腸内視鏡診断アトラス. 医学書院，2004.

从我刚当内镜医生时开始，在大肠的诊断学方面，并没有能系统教授我知识的老师，可以说我的"老师"其实就是《胃与肠》和上述的参考文献。

不夸张地说，真是已经到了"翻烂"的程度，甚至哪一页说了什么都能记清楚。

回过头来看，医学书院还真是出版了很多好书啊！自打遇到了《胃与肠》，我的内镜知识中大概得有 80% 左右都是被医学书院"洗脑"后所得吧（笑）。

我的研讨会上关于下消化道的内容，也基本上都是根据《胃与肠》和这本参考书。

日本消化道病学会的《大肠息肉诊疗指南 2014》第 59 页有 "CQ4-5 大肠 SM 深浸润癌的特征性内镜下表现是什么？"这样的问题，那里的回答如下：

- **隆起型**：紧满感、病变破坏、凹凸不平、溃疡形成、台状抬举、肠壁僵硬。
- **浅表型**：凹陷边界清晰、凹陷处凹凸不平、凹陷内隆起、台状抬举、皱襞纠集等……

既然写了"等"，那就说明还不是全部，那么我就再讲讲应该记住的重要表现。

只用文字说明，头脑中可能不会马上出现是什么样子，所以下面分别提示内镜图像和示意图。

▣ 紧满感

说到紧满感（expanded change），最形象的比喻就是相扑运动员的肚子（图 1）。

不过，同样是肚子，我们说的可不是以前夏威夷出身体重超过 200kg 的大关（相扑竞技级别头衔，仅次于横纲）小锦的那种肥嘟嘟的肚子，而是当时曾经因为啤酒瓶和卡拉 OK 遥控器等被大家议论的横纲 XX 富士（译者注：曾经的来自蒙古国的横纲级选手，体重轻，技术好，后因为酒后在卡拉 OK 用啤酒瓶和遥控器殴打后辈选手而被迫退役）的那种紧绷绷的肚子（好像被紧紧地塞满东西一样）。

病变的表面因为内部紧满性发育，而呈现出过伸展。这种紧满感其实就是因为黏膜或者黏膜下层浸润的癌量较多所导致。

这种表现同时也与分叶沟的消失相关联。

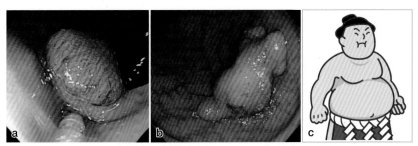

图 1　紧绷饱满感（expanded change）

■ 皱襞纠集

是皱襞纠集还是皱襞牵拉？它们之间有区别？想弄清楚就看看我常读的书和酷文献吧！

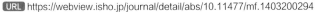
"酷" 文献《胃与肠》

佐野村誠，永田信二，川上 研，他. 早期大腸癌の深達度診断—通常内視鏡診断. 胃と腸 50（5）：664–675, 2015.
URL https://webview.isho.jp/journal/detail/abs/10.11477/mf.1403200294

皱襞纠集是指朝向病变有三条以上的皱襞集中的表现（图 2）。

另外，像溃疡瘢痕等，也能看到朝向中心一点的皱襞集中，但是如果充气肠管管腔充分伸展后消失，就不能判定为皱襞纠集。

这些内容差不多是我的研讨会上最酷的"必杀技"之一（这不是我自己的总结，而是书上所记载的内容）。真的特别酷。

在侧向发育型肿物（LST）的章节（第 243～264 页）也有记载，其中的伪凹陷型（LST–NG–PD），也可能存在周围皱襞的纠集或者牵拉，但是仅有这样的表现并不能说明就是 SM 深部浸润癌。

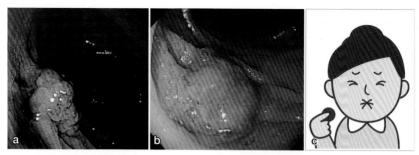

图 2　皱襞纠集、皱襞牵拉

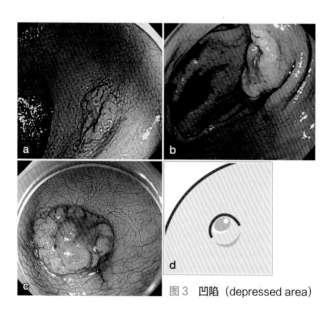

图 3　凹陷（depressed area）

▩ 凹陷内隆起

　　在伴有凹陷表现的癌中，凹陷的深度以及凹陷面的性状是判断浸润深度的重要指标。尤其是边界清晰的深凹陷（depressed area）和凹陷内隆起等表现，是提示 SM 深部浸润的重要指标（图 3）。

　　需要在染色后进行观察。仔细观察凹陷的边缘，确定是否有明确的

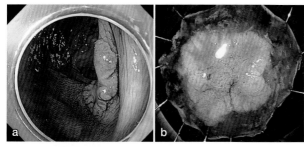

图 4　"仅是黏膜内癌的 LST—NG (PD)

塌陷。如果边缘是正常的 pit，那就要高度怀疑是 NPG type 的 SM 深部浸润癌（关于 PG 与 NPG，请参考第 265~273 页的章节）。

　　总而言之，被记载成 XX+Ⅱc 的病变，基本上都应该怀疑有 SM 深部浸润。

　　学会了这点，你的水平就又提升了一级！

　　也就是说，如果 LST-NG (PD) 的大体形态被记录成了 0-Ⅱa+Ⅱc，此时的这个凹陷就一定包含着可能有 SM 深部浸润的意思，这一点一定不要忽视（要读懂深意）。图 4 的病例"仅是"黏膜内癌。

▣ 台状抬举、壁僵硬

　　台状抬举提示黏膜下层深部浸润的癌，它的形成是由于肿瘤以及周围黏膜被从下方施压，肿瘤和周围整体呈台状被抬举的状态（图 5a）。吸气后，表面依旧是被抬举的状态，即可提示肿瘤有一定的厚度（图 5b）。

　　而壁僵硬是指充气状态下，肠管充分伸展，但肿瘤部位及其周围的伸展性不佳。从侧面看，病变部位表面有直线化的表现。

▣ 凹凸不平

　　关于凹凸不平（irregularity）这个表现，在我的研讨会上曾经用像某著名鼠的嘴巴和耳朵来比喻说明。实际的病例如图 6。

　　分叶消失，有紧绷饱满感，边缘的凸起有韧劲儿，这种凸起的韧劲

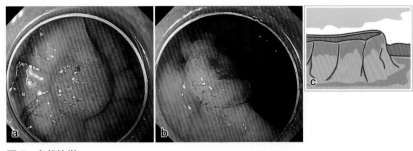

图 5　台状抬举

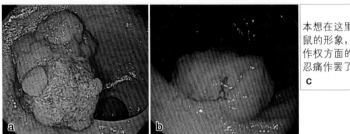

本想在这里画个某著名鼠的形象，但是由于著作权方面的担心，还是忍痛作罢了

c

图 6　凹凸不平（irregularity）

儿，是不是很像某著名鼠的耳朵支棱起来的样子？有画面了吧！

▨ 白斑

接下来说白斑（图 7），经常有误解，认为它是 SM 的指标。

而白斑实际上仅是大肠肿瘤周围正常黏膜上的白色点状表现。

确实，有报道称在较大的隆起型进展期癌中出现的频率较高，但是，在腺瘤病变中也常能看到。图 7 的病例，就是一例"仅是"黏膜内的病变。当然，出现了白斑，确实也感觉看着像恶性或者深浸润。

所以，可能大病变时出现的概率较大，不过，就目前为止的研究，它并不是一个能判断浸润深度的独立指标。

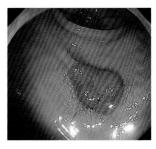

图 7　"仅是"黏膜内病变的白班

"酷"知识点：**白斑的注意点**

• 白斑并不是 SM 癌的指标。

"酷" 文献《胃与肠》

📖 山野泰穗. 白斑（white spots）. 胃と腸 47（5）：708, 2012.

URL https://webview.isho.jp/journal/detail/abs/10.11477/mf.1403113297

　　对于大肠早癌，浸润深度诊断的正确率如果能达到 75% 以上，那就相当酷了。请充分理解本节内容，一定要把每张示意图都记在头脑中。

③ 大肠的凹陷型病变

我可没有要给这些病变弄个"肚脐膨出程度分型"之类的想法啊!

我是肚脐眼儿膨出(脐疝)!这种说法是不是跟夏目漱石的《我是猫》有点类似?实际上全无关联。

俺的膨出肚脐眼儿!这种说法跟那一类餐饮公司名"俺のイタリ某ン"或者"俺のフレ某チ"等"俺的⋯⋯"系列也很相似,但实际上也全无关联。

说上面似乎毫无边际的话,其实也仅因为我觉得大肠早期癌(0-Ⅱa+Ⅱc)的内镜下表现很像是膨出的肚脐眼儿⋯⋯

几年前的《胃与肠》35卷12号(2000年11月号)的座谈会栏目刊载了一篇"期待早期大肠癌大体分型的统一",刚读到那篇文章,马上惊讶到浑身鸡皮疙瘩的样子,现在都历历在目。

即便是制定日本诊断标准的大咖老师们,也在对0-Ⅱc、0-Ⅱc+Ⅱa的判断进行激烈的讨论,从字里行间,读者都能感受到现场的压迫感⋯⋯

仅从这一点,也能看出讨论大肠凹陷性病变有多难。

因此,像我这种年轻一辈,是不可能(没资格,不配)讨论这个"凹陷"的。

对,既然觉得像"膨出的肚脐",那就讨论各种形态的"肚脐"吧!大家要是感觉到"啊?"这种诧异的程度,就可以了。

我调转到现在的医院(埼玉医科大学国际医疗中心)工作已经超过一年,大肠ESD的病例数也增加到了每年250例左右。因为想要录入数据库,所以在值夜班的时候回看整理。

这挺有意思啊!这个"肚脐"只是黏膜内癌,这个"肚脐"是SM浸润癌,这个"肚脐"虽然也是SM浸润癌,但是还比较浅⋯⋯

不过有意思是挺有意思,数据库可是没有办法录入了。

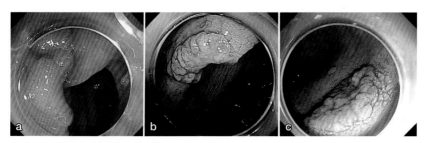

图1　将"肚脐"们并排放到一起
a，b: 腺瘤，c: 黏膜内癌。

（未完待续）

　　把这些"肚脐"（0-Ⅱa、0-Ⅱa+Ⅱc等）都放在一起观察，怎么区分？（图1）

　　格外有趣了吧！

　　当然，虽说在《大肠癌处理规范（第9版）》p34中对SM深部浸润癌有这样的描述"不论大体外观如何，只要能够确认或者推定黏膜肌的走行，就从病变的黏膜肌下缘开始测量，而无法确定或者推定时，则从病变表层开始测量"。但是，这个"确认或者推定"却依旧经常是病理医生们争论的问题……下面我们避开这个问题不谈，既然觉得像"肚脐"，就把类似的病例（"肚脐"们）都放在一起来研究一下。

　　我发誓，我可绝对没有通过"肚脐"外观不同来推算（那简直是掐指算！）SM浸润深度，甚至命名个《肚脐分型》的想法。

　　只是在值班的晚上将"肚脐"们并排放到一起而已。你们要真的看到了《肚脐分型》，那也只是我个人的判断方法。

　　话说回来，本书的受众一直都是想要变"酷"的内镜医生，精通内镜诊断的内镜医生们就请不要看了。

　　这部分内容也不是学术上的讨论，只不过是我自己满足自己的展示欲罢了。也就是展示一下我的"秘籍记录本"上所记录的研讨会的内容。

◪ 绝对凹陷

　　高度比周围正常黏膜低的凹陷，一般记载为0-Ⅱc或者0-Ⅱc+Ⅱa。

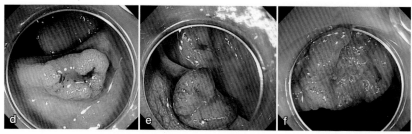

图1　将"肚脐"们并排放到一起（续）
d: 黏膜内癌（浸润至黏膜肌），e: 从黏膜肌开始测量，SM 500μm，f: SM massive。

比如图2的病例。

■相对凹陷

高度比周围正常黏膜高的凹陷，一般记载为 0-Ⅱa+Ⅱc。比如图3的病例。

与胃的病变相比较，大肠病变的凹陷深度以及凹陷面的性状都是判断浸润深度的重要指标。

比如像图4那样胃窦的 0-Ⅱa+Ⅱc 病变。凹陷（+Ⅱc）与 SM 深部浸润就不相关。这样的病变也仅是黏膜内癌。

但是如果是大肠的病变，记录为 0-Ⅱa+Ⅱc，就应该高度怀疑 SM 深部浸润。今后，大家在记录病变大体形态时，应该多留心。

《大肠息肉诊疗指南 2014》第 59 页中"CQ. 4-5 大肠 SM 深部浸润癌的内镜下特征是什么？"的解答，写的是凹陷边界清晰、凹陷深以及凹陷面的凹凸不平、凹陷内隆起等。

如图5的病例，在凹陷性病变的边缘隆起部位可见粗大的血管，这种似乎也不是好现象（即深部浸润）。这方面的特征似乎也可以用于参考。

说了这么多，这节"俺的膨出肚脐眼儿"也该结束了。

现在，也许得有五六个人，撩开自己的衣服确认肚脐眼儿是不是有膨出了吧（笑）。

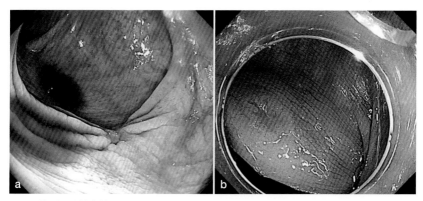

图2　绝对凹陷的内镜图

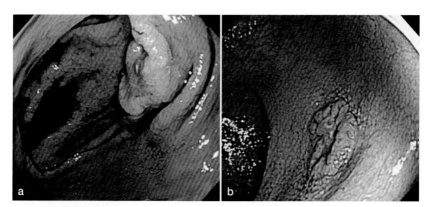

图3　相对凹陷的内镜图

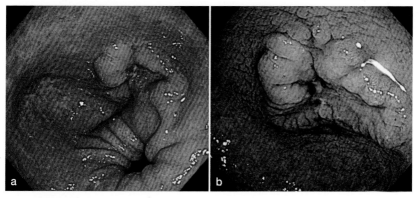

图4　**胃窦小弯的0-Ⅱa+Ⅱc病变**

（转自野中康一等；上消化道内镜诊断秘籍。p135，医学书院，2016）

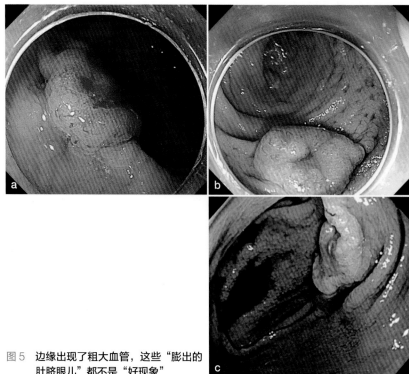

图 5 边缘出现了粗大血管，这些"膨出的肚脐眼儿"都不是"好现象"

"酷"知识点： 大肠凹陷型病变

- 大肠凹陷型病变，凹陷深度以及凹陷面的性状都是判断浸润深度的重要指标。
- 在大肠病变中，只要记录为 0-Ⅱa+Ⅱc 的，应该高度怀疑 SM 深部浸润。

④ LST（laterally spreading tumor）

和"超级酷顾问"聊聊 LST !

野中：在 Yahoo JAPAN 上检索 LST，维基百科上 LST 的页面显示出以下几个：

- 两栖登陆坦克，即 Landing Ship Tank 的缩写。
- 地方标准时间，即 Local Standard Time 的缩写。
- 调度算法的一种，即 Least Slack Time 的缩写。
- 一种光碟，即 Layer Selection Type 的缩写。
- 侧向发育型肿物，即 Laterally Spreading Tumor 的缩写。

　　一般人也许会觉得两栖登陆坦克更重要。

　　不过，对我们内镜医生而言，还是对最后一个感兴趣。

　　在埼玉医科大学国际医疗中心工作时的某一天，给我岳父做了横结肠约 30mm 大小 LST（图 1）的 ESD 手术。

　　跟平时的手术确实有点不同，稍稍有点紧张，以至于手都有点抖。

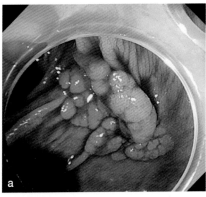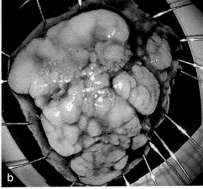

图 1　**岳父的 LST**

确实也想过找技术高超的田岛知明医生（埼玉医科大学国际医疗中心消化内科），最终自家事还是选择了自己担当。

病变的纤维化明显，手术过程很辛苦，好在没有穿孔，最后也完成了手术。

ESD 手术本身没什么，下面的内容才重要。在治疗完成后，我问来我们医院的研修医生们"刚才我岳父的肿瘤，大体形态是什么？"

结果，出现了完全不同的两种答案，分别是 LST-NG（flat-elevated：F type）和 LST-G。

其实，我们日常的工作中，经常会遇到 LST-G 的结节混合型（nodular mixed：M type）和颗粒均一型（homogeneous：H type）难以区分，或者 LST-G 与 LST-NG（F）难以判别的情况，最后，一般也都是记录为Ⅱa，或者只写个 LST-G，草草地"蒙混过关"。

像这样情况的肯定不止我一个人吧！在看这本书的医生中，八成以上难道没有这样的经历吗？

像这样模棱两可的病例，又拿到了学会上发表或者病例讨论会上讨论，然后就导致播音事故现场一般，最终只能丢弃。这种情况恐怕也是会遇到的吧！

如果被我说中这些，也觉得"好像真跟你一样啊！"那就对不起了。

我和大部分年轻内镜医生一样，成为 90% 诊断正确的"超酷内镜医生"是我们的目标。因此，这里我们要抛开羞耻心，以"从没听过 LST"的姿态，一起从我的"秘籍记录本"和高参《胃与肠》中找寻答案吧！

> LST 的定义？与 0-Ⅱa 的区别？亚分型中各自的图像？难以区分亚分型时该怎么办？（是不是漏诊了？）。SSA/P（sessile serrated adenoma/polyp）是不是算作 LST？

……

首先，我们看酷文献。

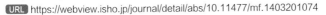

"酷" 文献《胃与肠》

📖 鳴田賢次郎，田中信治. LST（laterally spreading tumor）：顆粒型，非顆粒型〔LST granular type（LST-G），LST non-granular type（LST-NG）〕. 胃と腸 52（5）：746, 2017.
URL https://webview.isho.jp/journal/detail/abs/10.11477/mf.1403201074

📖 工藤進英，須藤晃佑. 側方発育型大腸腫瘍（laterally spreading tumor；LST）. 胃と腸 47（5）：771-772, 2012.
URL https://webview.isho.jp/journal/detail/abs/10.11477/mf.1403113351

📖 岡 志郎，田中信治，大庭さやか，他. 側方発育型腫瘍（LST）とは. 胃と腸 45（5）：619-623, 2010.
URL https://webview.isho.jp/journal/detail/abs/10.11477/mf.1403101911

LST 的定义

野中：LST 的名称，源于工藤教授等的报道。有以下几点：

❶ 以水平侧向发育进展为特征的，直径 10mm 以上的表层扩大型大肠病变的总称。

❷ 不是大体形态分型的用词。

❸ 亚分型分为颗粒型（LST-G）和非颗粒型（LST-NG）。

❹ LST-G 进一步又分为颗粒均一型（Homo：homogeneous type）和结节混合型（Mix：nodular mixed type）。

❺ LST-NG 进一步又分为平坦隆起型（F：flat-elevated type）和伪凹陷型（PD：pseudo-depressed type）。

首先要知道，"横结肠可见一直径约 9mm 的 LST"这种说法是错误的。

虽然觉得似乎不会出现这样的错误，但实际上还真看过很多年轻医生的报告上有类似的记录。

看到这个"9mm 的……"其实我有个疑问，虽然记录的很精确，但是如果稍微往大了看一点点，算作 10mm，这样的错误就不会发生了

表1　与大体形态分型相对应的 LST

	发育形态分型	大体形态分型
LST-G	LST-G (H)	0-Ⅱa
	LST-G (M)	0-Ⅱa,0-Ⅰs+Ⅱa,0-Ⅱa+Ⅰs
LST-NG	LST-NG (F)	0-Ⅱa
	LST-NG (PD)	0-Ⅱa+Ⅱc, 0-Ⅱc+Ⅱa

吧！大家是不是也这么认为呢？

接下来说❷，LST 并不是大体形态分型的用词。也就是说，LST-G (H) 的大体形态分型应该是 0-Ⅱa｛大体分型应记录为：0-Ⅱa［LST-G (H)］｝。

2008 年在京都举办的 "International workshop on nonpolypoid mucosal colorectal neoplasia" 的共识会议上，也确定了 LST 只是发育形态分型的共识。

请参考表1。

0-Ⅰs 和 0-Ⅱa 的区别，是 2.5mm 吗?

野中：不过参考文献中记载着 "Polypoid lesions are elevated more than 2.5mm above the surrounding mucosa. Nonpolypoid lesions are flat, elevated less than 2.5mm, or are depressed less than 2.5mm"。

那么，0-Ⅰs 和 0-Ⅱa 的区别点是 2.5mm 吗？

关于这个不知道啊！（惊）

《秘籍》系列中要是写这些内容有点冒险。这其实也是临床工作中很多年轻医生觉得晕头转向的地方吧！

我们先问问高参《胃与肠》的老师吧！

在文献"二宫悠树，田中信治. 大肠癌の肉眼型分类（classification of gross appearance for colorectal carcinoma）. 胃と肠 52 (5): 732-733, 2017"中有这样的记载"在巴黎分型中，0-Ⅱa 型是指隆起的高度不超过活检钳闭合时直径（2.5mm）的病变，高于这个直径的归为 0-Is，而 0-Isp 由于没有临床意义被省略，包含于 Type 0-Is 之中，这一点与《大肠癌处理规范》不同"。

我自己也有对"表浅型大肠肿瘤项目研究班"上讨论结果的记录，并且还读过文献"多田正大. 早期大腸癌の肉眼分類（1）肉眼型分類の基本. 胃と腸 45（5）：608-612, 2010"。所以记录着"Is 是指呈穹顶形态的病变，而 IIa 型指广基，并且整体形态看上去偏扁平的病变，这是比较含糊的定义""Is 和 Isp 之间的区别，主要在于是否有蒂，然而对于蒂却并没有具体的定义，只是我们平常习惯使用的一种表现描述，关于这点是应该明确地定义，还是维持原来模糊的描述，本研究班并没有能够讨论出一致的结果"。是不是感觉到了成人世界的不确定性……

但是《秘籍》系列可不能撰写不确定的东西，所以还是问问"超级酷顾问"的想法吧！

斋藤：巴黎分型是将食管、胃、大肠综合到一起制定的分型，虽说将 0-Is 和 0-IIa 的区别定为 2.5mm（活检钳直径），但是如果按这个标准，多数的大肠 LST 就都成了 Is。因此，我自己的一票还是给"表浅型大肠肿瘤项目研究班"上讨论的结果"Is 是指呈穹顶形态的病变，而 IIa 型指广基，并且整体形态看上去偏扁平的病变"。

在大肠病变中，如果不是癌，只是腺瘤，也能记录为 0-IIa 或者 0-IIc 吗？

野中：还有一点也想搭个便车，请教一下"超级酷顾问"们。

在早期胃癌中，如果隆起性病变高度在 2mm 左右，大体分型记录为"0-IIa"。但是如果这个病变是腺瘤，就只能记录为"IIa 样病变"。因为 0-IIa 只是早期胃癌的大体分型，而并不是腺瘤的分型。对于这一点，我在投稿论文时经常被审稿人提醒注意。

在这次重读"秘籍记录本"，继续写《秘籍 2》的时间段，又发现了这个问题，直接导致晚上又开始失眠。现在，每天晚上不吃点安眠药根本无法入睡。

　　在前面的论文中，如果是平坦隆起型的 LST，应该记录为 0-IIa，但是病理上不管是癌还是腺瘤，都能直接记录为 0-IIa 吗？

市原：我是病理科的市原。对于野中老师提出的这个问题，我也注意到了。也直接导致了晚睡早醒，最近每天凌晨 4 点半都会醒过来，再度入睡后，最终导致迟到。

　　正如野中老师所说，历史上确实有"不是癌，就不要用癌的大体形态分型！"的说法，还是应该保持严谨。

　　不过，对于临床医生而言，这样就会很不方便。内镜下考虑有癌可能性的病变，在病历上记载为"0-IIa"，ESD 切除后，病理提示"仅到了 hign grade adenoma"，赶紧再改写成"0-IIa like lesion"……对于治疗数量特别多的大肠病例，如果每个都要这样，还是太麻烦了吧！

　　嫌太麻烦这种说法当然也不对，至少是为了减少临床工作中的不必要的混乱，大咖老师们对此也做了深入的讨论。讨论结果就出现在了《大肠息肉诊疗指南 2014》第 45 页的"CQ 3-11 大肠癌的大体形态分型是什么？"中。

　　即"腺瘤性病变也用大肠癌的分型"。

　　这是 CQ 3-11 的最后追加的一句话。明白了吧！老师们也是知道这种争执，所以特意为我们追加了一句说明。有了这句说明，我们处理起来就方便多了。

　　<u>觉得是腺瘤时，记录为 0-IIa 或者 0-IIc 也是可以的。</u>

"非肿瘤性病变"时又如何记录呢？

市原：不过，此刻我关注的是尽管写了"腺瘤性病变也用大肠癌的分型"，那"非肿瘤性病变"又如何记录呢？比如，锯齿状病变的一种，约 6mm 大小的增生性息肉，写成"0-Is"就不可以，这样说对不对？还是应该写成"Is 样"吗？看着像"贵宾一位"的感觉也不要紧呗！（译者注：日本就餐时店铺对只有一位顾客时的敬语说法是"1 样"，文字上跟"Is 样"很像）

斋藤：这一下子戳到了痛处啊！对于 SSA/P 或者增生性息肉、炎症性息肉的大体形态分型似乎是没有啊！也想给它们来一个是吧！

《大肠癌处理规范（第9版）》大体形态分型部分，在注2中有记载"表浅型的大体形态判定应该以内镜下观察作为优先考虑，要把握病变的整体形态。而不应考虑组织学来源、肿瘤或非肿瘤的差别"。

因此，包括SSA/P在内的非肿瘤病变（对于SSA/P到底属于肿瘤还是非肿瘤目前其实也还有争议）采用肿瘤的大体形态分型应该也是可以的（当然这是我个人意见）。

LST-G (H)、LST-G (M) 的区别是什么？

野中：接下来再说说❸~❺的LST进一步分型。

LST-G（H）、LST-G（M）的区别是什么呢？如图2的病例，有聚集到一起的颗粒，也有明确的大结节混于其中，这种病变大家应该都会判定为LST（M）。但如果是模棱两可的病例（图3、图4）呢？

这是不是就得根据结节或者颗粒的大小定义来决定了？

我在高参《胃与肠》关于大肠LST的部分中也仔细检索过，然而依旧是没有答案……

不过，偶然发现：

［味冈洋一，渡辺英伸. 結節集簇様大腸病変—私の意見. 胃と腸 27（4）：428, 1992］

［田中信治，斎藤　豊，河野弘志，他.【座談会】LST細分類の意義と課題. 胃と腸 49（12）：1765-1782, 2014］

文献中记载着直径3~5mm的结节3个以上聚集到一起，就可以确定为LST（H）。

既然制定指南或者诊断标准的高水平中心一般是这样处理，我们这些基层医生当然也应该以此为参考吧。

那么，是不是也可以说，发现了6mm的，就可以判定为LST-G(M)了呢？

所有的颗粒都有用球形喷洒管测量一下的必要吗？

现实一点，用"在均一的小颗粒中可见不均一的大颗粒（结节），

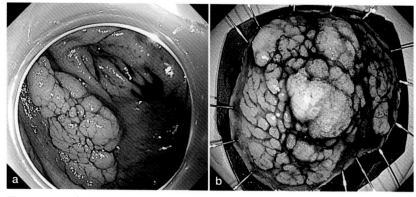

图2 LST-G (M)

就可以认定为 LST-G（M）"来回答是不是也可以呢？当然，我也不否认这存在一定的主观因素。

我自己还是想要一下酷，所以一直还是用前面所说的定义来描述。

既然学了前面的内容，那图 3、图 4 病例的具体分型又应该是什么呢？

对于图 3，我个人从最开始的内镜表现（图 3a）看，觉得只是一个 LST-G（H）。可能稍有点向肿瘤的方向发展（图 3b）。"哎呀！"中间的颗粒似乎有点大啊！不均一的大啊！再看切除后的固定标本（图 3c），中间的颗粒（结节）还是不均一的大，有点想把诊断改为 LST-G（M）了……

对于图 4 的病例，切除前（图 4a）观察也觉得怎么看都只是个 LST-G（H）。然而，再看切除后的标本（图 4b）……又觉得不好说了，哎呀，搞不清楚了，还是问问超级酷顾问吧！

斋藤："直径 3 ~ 5mm 的结节 3 个以上聚集到一起，就可以确定为 LST（H）"这个定义我其实并不清楚（要替我保密啊），实在是有点不好意思！

我们医院目前对于粗大结节的定义是 1cm 以上，我们所撰写的论文中也提示 1cm 以上的粗大结节和 SM 深部浸润有显著的关联。

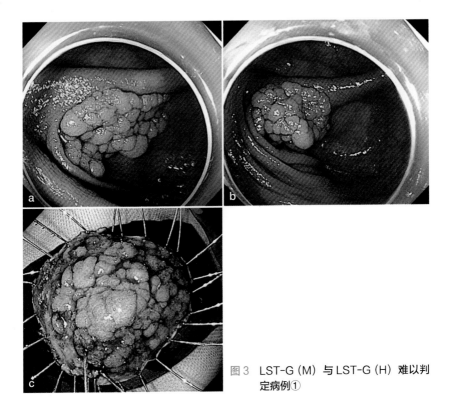

图 3　LST-G (M) 与 LST-G (H) 难以判定病例①

参考文献

Saito Y, Fujii T, Kondo H, et al. Endoscopic treatment for laterally spreading tumors in the colon. Endoscopy 33（8）：682-686, 2001.

　　因此，如果有 1cm 以上的结节，就定义为 LST- G (M)，可能是更适合制定治疗方针的分型方法。

　　图 3 的病例，术后固定标本后，中间的结节是不是有 1cm 了呢?

　　不过，术前内镜下观察时，倒真看不出，如果只看术前的内镜图，我还是觉得应该诊断为 LST-G (H)。

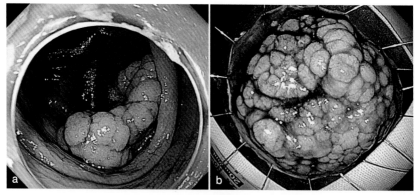

图4 LST-G（M）与LST-G（H）难以判定病例②

这里是 "酷" 知识点： **LST-G 粗大结节的定义**

• 对于粗大结节的定义，并没有明确的规定，但是考虑到 SM 浸润的
风险，还是将 1cm 以上的粗大结节诊断为 LST-G（M），以便于指
导治疗。

　　图4 的病例，应该诊断为 LST-G（M）吧，有明显的隆起，并且图
4a 的结节有融合倾向，超过了 1cm。

野中：还是回到本节的开始部分，那么我岳父的 LST，到底该如何进行
　　分型呢？

　　有 LST-G（H）和 LST-G（F）两种意见。参考前面的酷文献中两
者的鉴别，看到底是颗粒的聚集还是平坦面上的小沟，然而，判断到
底是哪一种，有时候也是很难的（恼火）。

　　此时，主观因素就占了很大比重，而且，凡事都没有百分百的
绝对。

　　在《秘籍 1》中也讲过，当胃腺瘤与高分化腺癌鉴别时，病理医生

之间会存在很大的差异。所以遇到这种事也不必太纠结。

重要的是，如果能做到 90% 病例的诊断意见都能和其他内镜医生一致，那就相当酷了。那 10% 的鉴别困难病例，就直接放弃吧（虽然这么说可能会招致批评……）。

我岳父的病变，我自己觉得是表面有沟的平坦病变，所以诊断为 LST-NG（F）。"超级酷顾问"斋藤老师，您看我这么诊断可以吗（我还真是没什么自信）？

斋藤：首先得承认，LST-G 和 LST-NG 的确是有鉴别困难的病例！这是事实，我们那也有这样的病例。

图 1 的病例，我觉得还是 LST-G（H）。根据田中信治（广岛大学大学院医齿药保健学研究科内镜医学）老师的观点，LST-G（H）和 LST-NG 最根本的区别就在于是结节的聚集，还是表面的沟。这是最关键的鉴别点。当然，本病例也确实是很难分辨出到底是结节的聚集，还是表面的沟……

野中：这种 LST-G 和 LST-NG（F）的鉴别我个人觉得是最困难的。

比如，下面图 5～图 9 的病例，该如何认定 LST 的亚分型呢？

首先，要记录自己是如何考虑亚分型的（这不是假话，我自己在把书籍的原稿和病例资料给斋藤丰老师之前，真的都记录了。所以，以后也许会写一个斋藤老师如何严格诊断、如何严厉批评我的文章……）。

▣ 图 5 的病例

野中：对于图 5，该病例在切除前（图 5a，b）我自己考虑是 LST-G。但是由于似乎可以看到 5mm 大小的结节，应该诊断为 LST-G（H）还是 LST-G（M）？真是难以判定……弄错了就不酷了，于是暂时记录为 LST-G，准备先"让子弹飞一会儿"再说。然而切除后（图 5c），判断起来更难了……难道是边缘 LST-NG（F）中心 LST-G（M）吗？

这样的病例，真是太让人纠结，还不如不存在的好，本想无视它，又觉得不能逃避。讨论实际临床工作中真正给年轻内镜医生带来困扰的病例正是这本《秘籍 2》的精髓，我野中康一是不是很酷并不重要，于是不计羞愧，还是将这个病例提了出来。

斋藤丰老师，这个病例的 LST 亚分型该如何考虑呢？

斋藤：图 5 的病例，还是应该诊断为 LST-G（M）吧。因为还是存在 1cm 以上的粗大结节。大体形态分型是临床（管腔内）内镜诊断，因此可以无视术后的切除标本。根据内镜图像，这毫无疑问应该是 LST-G（M）。

对于 Ip 的诊断也是如此，SM 浸润深度的测定，在诊断 Ip 时应用 Modified Haggit 分型，存在是不是要从头端开始测量的问题。所以，大体形态的诊断非常重要，切除标本在病理诊断时是不能用 Ip 或者非 Ip 去诊断的。

▣ 图 6、图 7 的病例

野中：对于图 6，这个病例该如何考虑呢？

我自己观察切除后标本的靛胭脂染色（图 6b），觉得是平坦面上的沟，而不是颗粒的聚集，所以诊断为 LST-NG（F）。不过……斋藤老师，这个中心好像有"膨出的肚脐眼儿"一样的结节啊（流泪）。这该怎么办啊！图 7 的病例也是这种情况。

这样的病变，年轻内镜医生们也是晕头转向。前些天，"晕过头"的某医生竟然还记录成了 LST-NG（D：肚脐眼儿字头的 D）。对不起，这是假的，是"晕过头"的我杜撰得"过头"了……

斋藤：图 6 的病例，正如野中老师的判断，应该是 LST-NG（F）。您判断的很准确，确实是沟。

不过遗憾的是没有治疗前色素染色的图像。想要仔细观察病变表面的凹凸时，色素染色还是很必要的。

另外，确实中心还有个结节，这应该是个复合型。我们医院的话，应该会记录为，0-IIa+Is［LST-NG（F）］。因为 LST 是发育形态分型，所以先用巴黎分型，再在后面用（　）附加 LST 分型，这样记录就没问题了。

图 7 的病例，应该是 0-Is+IIa［LST-G（M）］，一眼看上去，就不是 NG。

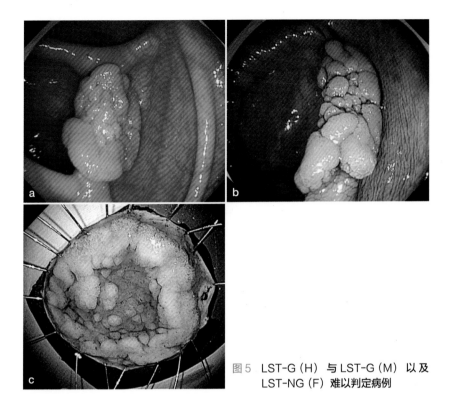

图5 LST-G（H）与 LST-G（M）以及
LST-NG（F）难以判定病例

■ 图 8 的病例

野中：对于图 8，这个病变很简单，只是平坦面上的沟。诊断为 LST-
NG（F）没有问题吧！

斋藤：图 8 病变没有问题，我投 LST-NG（F）一票！

■ 图 9 的病例

野中：对于图 9 的病例，在我的讨论会上，有很大的意见分歧。

有相当多的年轻内镜医生认为是颗粒聚集，所以诊断为 LST-G
（H）。

不过，我自己还是考虑是平坦面上的沟，因此诊断为 LST-NG（F）。

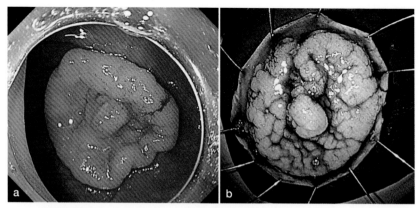

图 6　难以判定是否为 LST-NG（F）的病例①

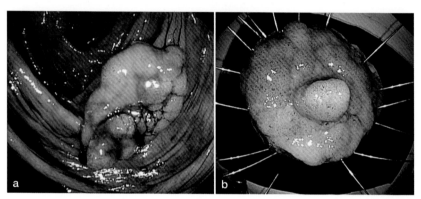

图 7　难以判定是否为 LST-NG（F）的病例②

　　最终也没有讨论出个结果，不确定的东西也不能教给大家，于是就只好转换话题草草收场了。

斋藤：图 9 病变似乎有两种形态，我以前会诊断为 0-Ⅱa［LST-NG（H）］，但是自从在《胃与肠》的座谈会上与田中老师讨论之后，我也有可能会根据具体情况诊断为 0-Ⅱa［LST-NG（F）］。这样的病变应该是处于两者之间。

　　不过，这个病变还是应该诊断为 0-Ⅱa［LST-NG（H）］。治疗方针选择 ESD 就可以了。切除标本上偏右侧有 NG 的形态，偏左侧有接近 G

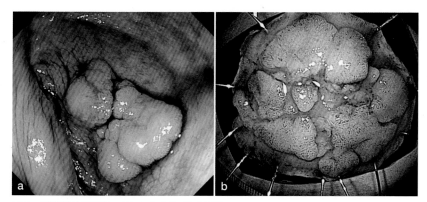

图 8　难以判定是否为 LST-NG（F）的病例③

的感觉。

野中：最后，针对 LST-NG（PD）的内镜诊断要点进行简单说明。

- 呈凹陷样表现（图 10~图 12）。
  - ＊ LST-NG（PD）的凹陷本身与浸润深度并无关联（也就是说容易判断过深！）。
  - 但是，病变自身 SM 浸润的频率较高，并且这个时候有多灶浸润的可能性，应该多加注意。
- 呈伪足样表现（图 10、图 11 的箭头所指）。
- 有时会伴有皱襞纠集。
- 凹陷面的放大观察，密集存在 Ⅲs 型 pit 或者小的 ⅢL 型 pit。

这亚分型乱七八糟的，真是麻烦，以后直接就只记录为 LST-G、LST-NG 避开更细的分型算了！如果真这么想，那你在患者那可就"不酷"（不能被信赖）了。

因为这亚分型的 4 种，在癌变风险以及 SM 浸润风险方面完全不同。

知识点 ： LST 的亚分型和不同大小病变的 SM 浸润率

表2 LST 的亚分型和不同大小病变的 SM 浸润率

	尺寸（mm）				合计
	10～19	20～29	30～39	40～	
颗粒型					
LST-G (H)	0/197 (0%)	1/138 (0.7%)	1/74 (1.4%)	2/92 (2.2%)	4/501 (0.8%)
LST-G (M)	5/44 (11.4%)	16/96 (16.7%)	15/72 (20.8%)	31/135 (23.0%)	67/347 (19.3%)
非颗粒型					
LST-NG (F)	26/441 (5.9%)	28/208 (13.5%)	10/65 (15.4%)	13/41 (31.7%)	77/755 (10.2%)
LT-NG (PD)	28/94 (29.8%)	38/83 (45.8%)	17/25 (68.0%)	4/7 (57.1%)	87/209 (41.6%)

LST-G（H）：homogeneous type, LST-G（M）：nodular mixed type, LST-NG（F）：flat-elevated type, LST-NG（PD）：pseudo-depressed type.
〔和田祥城，他．大腸 LST の NBI 拡大観察．胃と腸 49（12）：1694, 2014 より転載〕

- LST-G (H)：即便肿瘤直径很大，也基本上不会有 SM 癌。
- LST-G (M)：与 LST-G (H) 相比较，SM 癌发生率要高一些，尤其是粗大结节的位置。
- LST-NG (F)：随着肿瘤直径变大，SM 癌也相应增多。
- LST-NG (PD)：这家伙是最坏的。肿瘤直径很小时也有可能 SM 浸润，从这个图表中的数据看，不足 20mm 的有 30%，超过 30mm 有 50% 以上会有 SM 癌，一定要多加注意！另外，有时候还存在多灶的 SM 浸润，甚至进行详细的放大观察也难以判断出 SM 浸润灶的位置。真是难对付的家伙啊！

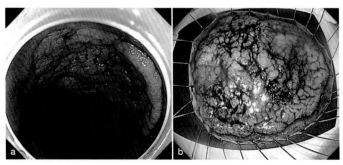

图9 LST-G (H) 与 LST-NG (F) 难以判定病例

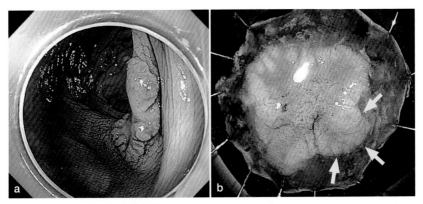

图 10　LST-NG（PD）的病例①

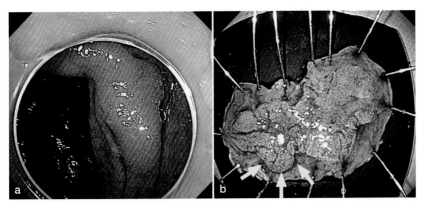

图 11　LST-NG（PD）的病例②

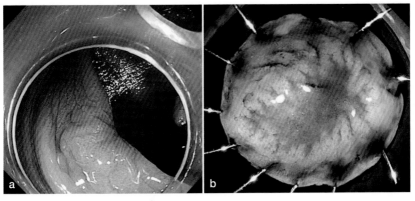

图 12　LST-NG（PD）的病例③

不清楚这些，进一步的治疗方案选择以及跟患者的知情同意谈话当然也无法继续。

SSA/P 可以记录为 Ⅱa (LST) 吗?

野中：最后的最后，针对我自己一直都有一个疑问，至今没问过任何人的问题，请教一下"超级酷顾问"斋藤丰老师。

"SSA/P 可以记录为 Ⅱa (LST) 吗？"（图 13）

这个问题一直都困扰着我，一直想请教别人，今天可能是最后的机会了。

估计赞成我这种说法的老师，得有 38 个人左右吧！

这 38 人有什么特殊含义吗？……实际上并没有。这只是我在星巴克（连锁咖啡店的简称）写本书原稿时心血来潮想到的数字而已。当然，这也不是我的年龄（笑）。

读了我们的"高参"《胃与肠》，发现也是有很多时候将 SSA/P 写成了 LST。

"酷"文献《胃与肠》

田中信治，斋藤 丰，河野弘志，他.【座談会】LST 細分類の意義と課題. 胃と腸 49（12）：1765–1782, 2014.
URL https://webview.isho.jp/journal/detail/abs/10.11477/mf.1403200059

LST 是发育形态的分型，而 SSA/P 不也恰恰是向侧方发育的肿瘤吗？

如果不是向侧方进展的肿瘤的话……想想都挺恐怖……

这完全超出了能够"自问自答"的范畴了。

病理方面想请教一下市原老师，内镜方面也还是请"超级酷顾问"斋藤丰老师来解答吧！

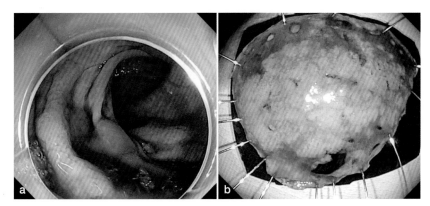

图 13　SSA/P

市原：那我就先说说病理吧！

其实这个问题，在前面解答"腺瘤可以记录为 Ⅱa 吗？"时就想提及了，只不过考虑到"说这个可能会惹祸（让某些人愤怒）吧……"就忍住了没说，没想到最后还是没能躲过去。

看到"这完全超出了能够'自问自答'的范畴了"这句话时，我刚"一口闷"了（译者注：原文中写的"吹"了一杯也很形象，请读者自行脑补画面吧）一杯星巴克咖啡。我今天说的这些内容，估计会导致 22 人的愤怒。这 22 人有什么特殊含义吗？……这是我在早期胃癌研讨会上犯错误时给我说教的病理医生人数。当然这不是真的，实际上只有 5 个人而已。

有一点大家应该知道，至少在日本消化道疾病学会，是有"SSA/P是肿瘤"的立场的。

不过，读了《大肠息肉诊疗指南 2014》后，却根本找不到"SSA/P是肿瘤"的字样，因此对这一点真是所有人都搞不清楚的状态。很多临床医生和病理医生都认为 SSA/P 就是肿瘤，所以对 WHO 蓝皮书上在"sessile serrated adenoma/polyp"这个名称中特意加一个"polyp"的理由无法理解。

实际上，说有基因变异就是肿瘤，这说法也不够严密。比如 PJ 综合征的息肉中也有基因变异。而对于非肿瘤病变，在有基因变异的基础上，再有 BRAF 变异才是算作肿瘤的条件，这个说法也有点极端。同样道理，也不能说有 CpG 岛甲基化就是肿瘤，有微卫星不稳定性（microsatellite instability，MSI）就是肿瘤。

然而，不过……临床上还是暂时算作肿瘤吧！

反正最后似乎指南上也都暂时把 SSA/P 算作了肿瘤。这问题太难，原本打算就这样模棱两可地处理了……

然而，在意外的地方竟然找到了答案。

大家返回指南开头部分，具体位置就在指南 p.xvi 的图"大肠息肉诊断流程图"的左下。"肿瘤"的地方。

首先，跟大家所想的一样，SSA/P 是肿瘤。

虽然有各种观点，但这是指南的意向。为什么这么说，请仔细看指南"CQ 3-11 大肠癌的大体分型是什么？"中的文字。

"表浅型大肠肿瘤的大体形态分型可基于日本消化内镜学会的早期胃癌分型……"

"表浅型大肠肿瘤的……"

"……肿瘤……"

看看，0-Ⅱa 或者Ⅱc 这种大体形态分型的对象，并不仅仅是癌，而是写了"肿瘤"。

SSA/P 也是肿瘤，所以记载成"0-Ⅱa"是没有问题的。

这么麻烦，才让人找到证据，还不如把指南最后"腺瘤性病变也按照癌的标准"直接写成"只要是肿瘤，都按照癌的方式记载"更好一些。

啊！对了，继续解答野中老师的提问。

关于是否可以记载为 0-Ⅱa (LST)，或者直接记载为 LST，也是要解答一下的。

LST 的定义是"最大直径超过 10mm 的表层扩大型大肠肿瘤"。这一点，没有问题吧！

最开始工藤老师等制定了这样的定义后，出现了很多相关的报道，如"LST 是边缘部位在正常腺管的上方覆盖的二层楼结构"，以及"覆盖的部分表面腺管开口也是非肿瘤腺管，所以 pit pattern 也呈肿瘤与非肿瘤混合的形态"等。LST 的"模样"也逐渐地在定植在了临床医生们的印象中。

其实如果从严格的意义上讲，SSA/P 的发育进展与普通的 LST 并不完全一致。不论是增殖带的位置，还是肿瘤腺管的变化，表层扩大型的管状腺瘤和 SSA/P 都不相同。SSA/P 的表层进展，并不是形成二层楼结构（一般管状腺瘤的增殖形成二层楼结构，而 SSA/P 的增殖都只是在一层）。

所以，要是把 SSA/P 放入 LST，我会感觉"啊？"……

从定义看，"只要是表层扩大就可以"，似乎也并不违和。但是为什么一定要放进去呢？

我在不断学习，四处找原因后，算是给这个问题找到了一部分答案。不过还不足以触及问题的核心。还是得问问更厉害的老师。

有谁在吗？星巴克的客人中，有在大肠领域比较厉害的老师在吗？

斋藤：我不在星巴克，也不是什么厉害的老师，但是似乎被点名了，就说说我的观点吧！

其实在非肿瘤病变的地方也有记载，《大肠癌处理规范（第 9 版）》的大体形态分型的部分，注 2 处记载着"表浅型的大体形态分型判定，应该以内镜下表现优先，不用考虑组织学来源或者肿瘤与非肿瘤的差别等，只需要根据病变整体形态判断即可"。

现在，对于非肿瘤、SSA/P 等并没有大体形态分型，包括 SSA/P 在内的非肿瘤性病变（当然 SSA/P 到底是不是肿瘤，还在议论当中），跟肿瘤一样直接记录为 IIa（LST-F）就可以了（这是我个人的意见）。

关于 LST 发育形态分型的讨论，已经非常深入了。而对于大体形态分型来说，一提及马上头脑中就能浮现出病变形态才是最为重要的。

pit 诊断当然也很重要，不仅是白光，还要适当应用 IEE，在病变的描述上，应用大体形态分型或者发育形态分型，能够何种程度接近病变的实际形态才是关键。

读过了本书后，以上问题大家应该就能不纠结了。对于大家判断困难的病例，我们判断起来也一样困难。

■ 文献

[1] Kudo SE, Lambert R, Allen JI, et al. Nonpolypoid neoplastic lesions of the colorectal mucosa. Gastrointest. Endosc 68（4 Suppl）：S3–47, 2008.

[2] 日本消化器病学会（編）. 大腸ポリープ診療ガイドライン 2014. 南江堂，2014.

❺ PG 与 NPG

教给你们 PG 与 NPG 的区分方法!

野中：某一天在我的讨论会上的情景，一直让我印象深刻，当我问"这个 NPG Type 的病变，是癌吗？"时，在场半数以上参会者的目光都开始了闪烁……

　　主要原因是半数以上的年轻内镜医生对 PG、NPG 这两个词汇本身完全不清楚。

　　估计会后他们都会去"谷歌一下"（用 Google 检索）吧！不过，这么简单的东西，"谷歌"（Google）应该也不会教给我们吧！

　　用 Google 检索 NPG，在维基百科的网页上，会出现以下几条：

- 自然出版集团（Nature Publishing Group）。
- 核计划工作组（Nuclear Planning Group）– 北大西洋公约组织机构内的分支委员会。
- 新戊二醇（Neopentyl glycol）。

　　虽然对自然出版集团有点兴趣，但是还是没有我们要的结果，只能再去找找《胃与肠》和我的秘籍记录本。

　　后来，觉得这部分很难用有趣的方式或者很酷的想法来写，迟迟无法下笔（尽管是用电脑打字，并没有笔……）。想把这部分从本书的企画中删掉，又觉得只要提到肠镜检查，这种 PG（polypoid growth）和 NPG（non-polypoid growth）都是年轻医生们必然要知晓的名词，于是就这样写上吧！

　　因为只是想针对年轻医生们"扫盲"，所以，篇幅也不大。

　　PG 与 NPG 是根据早期大肠癌的纵断面的形态判断癌浸润模式的一种分型。正如《大肠息肉诊疗指南 2014》第 38 页中所记载的那样：

- PG type：癌的黏膜部分比边缘正常的黏膜高（图 1）。
- NPG type：癌黏膜部分的厚度与边缘黏膜（多数是增生的黏膜）

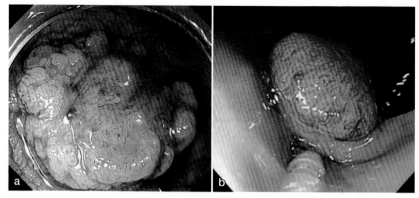

图 1　PG type

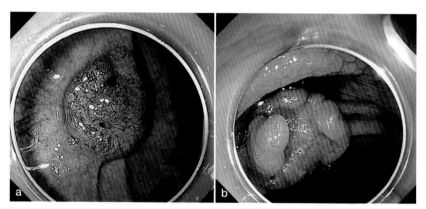

图 2　NPG type

一致，或者比边缘黏膜薄（图 2），或者形成溃疡，导致黏膜内
病变消失。

ᵏᵘ "酷"知识点： PG 和 NPG 的特点

- PG 多伴有腺瘤，而 NPG 一般不伴腺瘤。
- 与 PG 相比较，不管是 M 癌还是 SM 癌，NPG 的小病变都更多。
- 与 PG 相比较，NPG 高 SM 浸润率和 SM 浸润度的病变更多。推测主要是 de novo carcinoma。

　　知道了这些，应该足够了吧！

　　在这里最重要的是内镜下的表现，这样的表现是 NPG type 啊，一看就能马上分辨清楚，还是有一定意义的。

　　同样是 SM 深部浸润癌，也有黏膜内隆起性发育的 PG type 癌，和不呈黏膜内隆起性发育的 NPG type 癌两种。如图 2 所示，NPG type 的癌，一般是隆起的上方再被非肿瘤黏膜覆盖，而隆起自身的主体是由已经浸润到黏膜下层或更深的癌所构成。与图 1 PG type 癌的 SM 深部浸润癌有很大差异。

　　下面内容可能与前面完全无关……对于早期大肠癌中 0-Is 等大体形态分型，已经在 LST 的部分（第 243～264 页）中详细讲解了，大家可以参考，一般而言，如果是胃癌，用 IIa 记录，而如果是腺瘤，就记录为 IIa 样，这样比较严谨。我看了差不多 10 年内的所有《胃与肠》，印象中基本上都是比较严谨地区别记录。

　　这次执笔《秘籍 2》，关于大肠癌的大体分型，我再一次重温了 10 年内的《胃与肠》以及其他一些书籍，结果发现即便是同一本书中，关于早期大肠癌的大体分型记录，也会出现既有 0-IIa，也有单纯 IIa 的情况。并且还不少见。

　　为什么会这样？遇到这样的情况，大家也都会像我一样怀着迷惑且难以平静的心情而不能入眠吧……（流泪）。

　　当然在意的并不是在大肠的各本书籍中，因为著者不同、内容不同而出现的 0-IIa 和 IIa。

　　即便是同一个著者在同一个小章节内，也曾经出现过时而带 "0"

时而不带的情况。似乎没什么大不了的，似乎大肠本该如此随意一般。

我找呀找，挖呀挖，总算是发现了一种可能性（答案？）。

在看了《大肠癌处理规范（第 8 版)》后可能就明白了。

首先是如下记载：

0 型（表浅型）的亚分型

Ⅰ：隆起型

　Ⅰp：有蒂

　Ⅰsp：亚蒂

　Ⅰs：无蒂

这部分内容，后续出现了让人兴奋的事情（改版）。

2018 年 7 月，《大肠癌处理规范（第 9 版)》出版发行。我赶紧看了里面的相关内容。

是如下记载：

0 型（表浅型）的亚分型

　0-Ⅰ：隆起型

　0-Ⅰp：有蒂

　0-Ⅰsp：亚蒂

　0-Ⅰs：无蒂

大家看明白了吗？（笑）

一直到 2018 年 7 月为止，加不加这个"0"，都无所谓，然而最新版《大肠癌处理规范（第 9 版)》中既然已经记载了，这一点大家恐怕就要注意了吧（笑）。

另外，《胃癌处理规范（第 15 版)》中是如下记载：

0 型（表浅型）的亚分型

　0-Ⅰ隆起型：容易被识别，有明确的肿瘤样隆起的病变

　0-Ⅱ浅表型：很难被识别，隆起或者凹陷都比较轻微的病变

　……

看来这次第 9 版大肠癌的记录方式，是选择跟食管、胃一样，都加上"0-"了。

说到这里，大家应该都能理解了吧！（笑）

今后大肠早期癌的报告上都要加上"0-"了。

还有一点，对于一个酷知识点，不对，是模棱两可知识点，应该加以说明。

如果是大肠的腺瘤，是不是也要像胃那样，不可以直接写成Ⅱa，而要记录为Ⅱa样病变呢？

我就简单说明吧！当我拿胃腺瘤相关的文章投稿时，只要写成Ⅱa，基本上百分百会收到"Ⅱa是早期胃癌的分型，如果要讨论胃腺瘤，需要写成Ⅱa样隆起性病变（或者褪色扁平隆起性病变），请马上改正（怒怒怒）"这样的返修意见。

再看看大肠的论文原稿，大肠腺瘤部分的记录还是"Ⅱa"（笑），

把这样的文章拿去投稿，能行吗？有点担心……

如果想把这种模棱两可弄清楚，请尝试理解以下的文章。

在大肠，对于腺瘤，不写成Ⅱa样而直接写Ⅱa也不要紧。这个观点在LST的部分已经由市原老师用《大肠息肉诊疗指南2014》第45页的"CQ 3-11 大肠癌的大体形态分型是什么？"来解释过了。新版的《处理规范》（第9版，2018年7月开始发售）中也是这么记载的。

参考文献
多田正大. 肉眼型分類の基本. 胃と腸 45（5）：608–612, 2010.

而在以上参考文献中，也记载着"对于《大肠癌处理规范（第6版）》所提及的癌以外的腺瘤，需要标注为Ⅰp样或者Ⅱa+Ⅱc样等。不过，当病理组织结论明确之后，临床诊断的名称再次变更会比较麻烦，所以不管是不是癌，都把"样"字去掉，直接用就可以了"。

更有意思的是，仔细翻阅2018年7月新版的《大肠癌处理规范（第9版）》后，发现也有"注3：腺瘤与癌在大体形态上很难鉴别，所以腺瘤性病变的大体形态分型也可以'准用'表浅癌的亚分型"的记载。

读者们，"准用"这两个字，很重要啊！（笑）

《广辞苑》（译者注：这是日本最常用的大词典）对于"准用"的

解释是"对于某事项的法规，其他相似事项在经过必要的修改后也同样适用"。大家看明白了吧！（笑）

有的加那个"0"，有的不加，有的写成Ⅱa样，有的只写Ⅱa，内镜诊断以及表现的记录方法，还是很难啊。不过，也正因为难，才想更深入地学习，才想变得更酷吧！

未来若干年后，可能都是由AI进行诊断进而出报告了吧（笑）！那样的话，像我们现在所讨论的细节问题，是不是谁都不会留意了（流泪）？

对了，前阵子参加某学会时，日本消化内镜学会的田尻主委还跟我说了以下的话。

插一句题外话，我们的《秘籍1》之所以能受到广大内镜医生的好评，也是因为田尻久雄主委为我们写了书评。

"野中大夫，你现在的书虽然大卖……但是不久的将来就是AI的时代了。数年以后估计就酷不起来了吧！还是得尽早写本AI的使用说明书（机器的设定、AI用图的拍摄方法、故障处理、公司的选择等）好一些吧……"

必须马上安排，来年就着手开始！！！

题目嘛……，就叫《酷！AI》（笑）。

那个时候，还请田尻久雄老师为这本书写书评。

书归正传，咱们做个简单的总结。

大肠早期癌的形态分型一般应该记录为"0-"，因为最新版的《大肠癌处理规范（第9版）》中就是这么记录的。

大肠的腺瘤虽然不是癌，但直接写成Ⅱa也不要紧（不用写成Ⅱa样，要是按大肠癌分型写成0-Ⅱa也可以）。

看来对于大肠，还是要求不太严格的。因此，在这本《秘籍2》的下消化道各章节中，我也没有严格要求自己，有的写 Ⅱa，也有的写 0-Ⅱa。也请读者朋友们不要太过在意。

我不说这些，可能有的医生朋友也没注意，我也只是把容易出错的地方和自己的想法写出来而已。

当然，或许像我这样不太明白的年轻人，这是不应该触碰的内容……

如果真是这样，医学书院的出版前会议上会直接删除这部分吧。在某种程度上，我还真有点希望能让这部分消失无踪。

实在是，没有办法写出"好玩儿"的东西……让我这《秘籍》系列的第一作者情何以堪。

我的校友，病理学的指导医生市原 真老师，关于 PG 和 NPG，会不会有让人惊喜的讲解呢？

也许有点强人所难，不过真的想听听他病理学方面的相关答复（如果有的话）……

市原：我是市原。

我试着问了一下我们医院的研修医生（刚开始做内镜的阶段）。"知道 PG 和 NPG 吗？"回答是"没有啊，第一次听说"。这第一次听说真是让我有点惊讶，看来，这个概念确实是年轻人不太清楚的啊！

那么，现如今难道是不需要区分这 PG 和 NPG 的时代了吗？

观察 PG 和 NPG 的差别，真的是"不好玩儿"吗？

在形态学的分型当中，类似于"啊！这个我听说过"这样有知名度的概念，一般都会有一点儿"好玩儿"的东西隐于其中。因此，不管是病理医生还是内镜医生，都可能会把"这个分型挺好玩儿啊！"挂在嘴边，从而使得相应的名词逐渐流传下来。

所以，我认为这 PG 和 NPG 也理应存在"好玩儿"的地方。于是，绞尽了脑汁……

PG 和 NPG"好玩儿"的地方……对了，把两个词分开读，脑海中就可以直接浮现出癌的初期表现了吧！

PG 是指表现为隆起的癌，换句话说是"黏膜内隆起明显的类型"。

也就是"本质是息肉"。由腺瘤开始逐渐变化为癌，这种通过"腺

瘤 - 癌途径"导致的癌基本上都是 PG type。

而与之相对的，NPG 一般都是与边缘非肿瘤黏膜之间无明显高度差的类型。

这就意味着"本质上都是 0-IIb 或者 0-IIc"。正如野中老师所写的那样，这种类型的癌可以推测是通过"*de novo* 途径"（不经过腺瘤阶段，直接就是癌）而来（这么说来，SSA/P 似乎也应该是 NPG 吧，然而 SSA/P 的由来途径却并不是 *de novo*）。

再说，随着大肠癌浸润深度不断增加，周围的形状也会被修饰。因此，PG 和 NPG 也仅限于针对早期癌进行分型。如果是进展期癌，周边有堤状隆起的部分，此时算 PG 还是 NPG 就很难界定了。不过，如果仔细观察，有时在堤状隆起部分也可以看到"PG 的残留形态"。所以我们对于"进展期癌到底是 PG 由来还是 NPG 由来"还是应该具体情况具体分析。

"那这又有什么用呢（笑）"，你可能会觉得可笑……但实际上却是有点意思。

有一年，我们选择医院外科手术切除的进展期大肠癌标本进行了基因变异分析。其中 KRAS 变异的 48 例的大体形态数据如下：

- 边缘有 PG pattern 残留的，在 48 例中有 9 例。
- 其中 7 例（77.8%）是 KRAS 变异。
- 边缘有 NPG pattern 残留的，在 48 例中有 29 例。
- 其中 11 例（37.9%）是 KRAS 变异。

对于早期癌。以前曾有报道提出 PG 和 NPG 之间的 KRAS 突变频率有显著差异。然而，在这篇 review 中也提示"进展期大肠癌的阶段，PG 和 NPG 之间没有明显差别"。可能是因为随着癌的不断发育，黏膜内癌的成分也逐渐变少的缘故吧。

不过，如果仔细观察大体和细节，某些地方还是会存在"PG 的痕迹"或者"NPG 的痕迹"。找到这些仅存的肿瘤隆起性状，再和 KRAS 变异率放在一起综合分析，就会发现有 PG 痕迹残留的进展期大肠癌有大概率是 KRAS 变异。这个结论不具备很高的新颖性，于是我就拿到了"第 60 届北海道农村医学会"上发表。大家可能没听说过这个医学会吧。因为我工作的医院隶属于 JA（译者注：JA 是日本农村协会的简称），这又是内部的学会，所以叫"农村医学会"（笑）。

所以，把 PG 和 NPG 两个词分开读，脑海中就可以直接浮现出癌的初期表现。这个初期表现，不仅能知晓是息肉或是 0-Ⅱc 的大体形态，甚至还可以预测来自哪种基因变异。

这是不是就"好玩儿"了？

……当然可能也不够"好玩儿"，不过如果仔细观察进展期癌，能找到癌初期表现的痕迹的话，对于我们形态诊断团队来说，也应该算是福音了吧！

"酷" 文献《胃与肠》

池上雅博. PG，NPG（polypoid growth，non polypoid growth）. 胃と腸 47
（5）：822, 2012.
URL https://webview.isho.jp/journal/detail/abs/10.11477/mf.1403113393

池上雅博. PG，NPG 分類からみた早期大腸癌の発育様式. 胃と腸 45
（5）：715-719, 2010.
URL https://webview.isho.jp/journal/detail/abs/10.11477/mf.1403101924

■ **文献**

[1] 藤井隆広，加藤茂治. 大腸癌の発生には K-ras 点突然変異がどのようにかかわっているか. 医学のあゆみ 187（7）：674-675, 1998.

⑥ pit pattern 分型

教你 V_i 轻度不规整和高度不规整！

野中：pit pattern 分型，真的是很厉害！

对于大肠的肿瘤与非肿瘤鉴别、腺瘤与癌鉴别、甚至癌的浸润深度诊断，应用它都能得到极高的正确率。这个分型是由日本的工藤进英老师创建，说它是"神的领域"也不为过。

不论画像强调观察如何进步，结晶紫染色后的 pit pattern 诊断的重要性都没有丝毫改变。此外，不论 ESD 技术如何进步，没有 pit pattern 诊断对于浸润深度的正确判断，也无法评价是否真正适合内镜下治疗。

所以，对于这么重要的 pit pattern 分型，我们这本《秘籍 2》要是仅仅简单讨论一番，还是不行的吧，会遭天谴的吧……即便不遭天谴，也会被投诉的吧！

不过，倒是真没想过"把这部分删掉算了"。多多少少，这部分的题目还是会引起一些年轻医生的注意的。

关于 pit pattern 分型的详细内容，以工藤老师为首的各位前辈已经写了很多书籍，大家还是应该多读一读。我自己也是反反复复地翻，以至于书都快被翻烂了。

"酷" 文献《胃与肠》

📖 工藤進英（编著）. 大腸 pit pattern 診斷. 医学書院，2005.

＊幸运的是，2009 年 3 月 5 日，在本书的内页上，我得到了工藤进英老师的亲笔签名。并且还写了寄语"期待野中康一医生发现更多'魔幻之癌'的腺管形态！"让我如获至宝（图 1）。

过于兴奋，都跑题了……

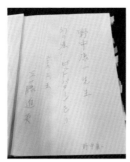

图 1　我的宝书

　　下面，我就和"想要变酷的年轻内镜医生"们一起，再次复习一下今后最应该了解掌握的重点问题V_1轻度不规整和高度不规整的区分。争取达到 90% 的医生都能做出同样判断的目标。

　　其实不久前在学会的研讨会上，刚经历过一场关于是V_1轻度不整还是高度不整的趋于白热化的争论。也许……似乎……即便是 pit pattern 的专家，由于当天的身体状态或者心情的不同，对于判断两者的标准也会有不一样的结果。

　　所以，对于当时那个，我们在这里就不再讨论了（笑）。

　　首先，我们来说说必须要掌握的V_1型pit。

　　在 2004 年 4 月的"箱根 pit pattern 研讨会"上，得出了以下共识。

V型 pit

① 不规整的腺管结构为V_1。

② 有明确的无腺管结构区域为V_N。

③ 作为SM癌的指标，提示深浸润的形态，以及高度不规整的腺管结构等，可以记录为爪痕征。

　　如果有"这怎么都是没见过的词语呢？真不懂啊！"这样的感觉，请先读下面的文献，把基础知识弄懂。

"酷" 文献《胃与肠》

📖 工藤進英，小林泰俊，樫田博史，他. 大腸腫瘍の拡大観察—Ⅴ₁型 pit pattern の分析および診断に関するコンセンサス—工藤班研究成果を踏まえて. 胃と腸 41（13）：1751–1761, 2006.
URL https://webview.isho.jp/journal/detail/abs/10.11477/mf.1403100815

📖 山野泰穂. pit pattern 診断. 胃と腸 47（5）：863–864, 2012.
URL https://webview.isho.jp/journal/detail/abs/10.11477/mf.1403113431

接下来，就是呈 V_I 型表现的病变可以是黏膜内癌，也可以是 SM 深部浸润癌的问题。由于其涵盖太广，故又分成了 V_I 轻度不规整和高度不规整。

目前，V_I 高度不规整已经可以作为 SM 深部浸润癌的指标之一。

《大肠息肉诊疗指南 2014》第 46 页的 "CQ3-12 大肠 pit pattern 分型是什么？" 中也记载着 "发现是 V_I 高度不规整或 V_N 型的 pit pattern，应该选择外科手术"。

V_I 高度不规整具体定义如下：

"酷"知识点： V_I 高度不规整的定义

- 原本的 pit pattern 被破坏或消失，具体如下：
  - pit 的内腔狭小。
  - pit 的边缘不规整。
  - pit 的轮廓不清晰。
  - SA（间质区域）的染色性减少或缺失。
  - 爪痕征。
  其中有一项被确认即可。

只这么说还是难以理解，还是请大家通过图片或者图谱来确认。当然这些都是转载自《胃与肠》。不得不说，在《胃与肠》以及图谱上为我们进行说明讲解的工藤进英老师可真是 "神" 一般的存在啊！

📖 工藤進英，小林泰俊，樫田博史，他．大腸腫瘍の拡大観察—Ⅴ$_I$型 pit pattern の分析および診断に関するコンセンサス—工藤班研究成果を踏まえて．胃と腸 41（13）：1751–1761, 2006.

📖 工藤進英．大腸がんの診断と治療．人間ドック 25（1）：9–20, 2010.

在这些酷文献的图片和图谱中，请一定将内腔狭小（图 2a、b）和边缘不规整（图 2c、d），以及轮廓不清晰这几项的表现刻进我们的意识里。

在理解了这些名词后，看看下面提示的表现，是Ⅴ$_I$轻度不规整还是高度不规整呢？

理解词汇和定义固然重要，但如果和实际的图像不能一一对应，那还是不能解决问题。

比如图 3 中的 pit pattern，是什么呢？

可以看到不规整的腺管结构（异常分支），认定为Ⅴ$_I$轻度不整，目前为止，大体上这种程度的 pit 都会被认为是Ⅴ$_I$轻度不规整。不过，真的是这样吗？

似乎有一部分腺管不太一样啊……有点内腔狭小的感觉呢！

跟工藤老师书中所画的示意图有点类似，难道不应该归入Ⅴ$_I$高度不规整的范畴吗？怎么好像越来越看不明白了呢（流泪）？

斋藤：这个病例还是应该诊断为Ⅴ$_I$高度不规整，当然有人诊断成Ⅴ$_I$轻度不规整倒也不奇怪。

虽然也有①内腔狭小，②边缘不规整，③轮廓不清晰，④ SA（间质区域）的染色性减少或缺失这四种特征。但是因为程度较轻，所以可能会有人诊断为轻度不规整。"箱根 pit pattern 研讨会"上虽然对轻度不规整和高度不规整进行了定义，但是却并未明确画出两者之间的界线。这也是现存的问题。

虽说"Ⅴ$_I$高度不规整是 SM 深部浸润癌的一个提示指标"这句话没有问题，但是"Ⅴ$_I$高度不规整或者Ⅴ$_N$型 pit pattern 基本上只能选择外科手术"这种说法严格意义上讲却并不正确。我想大家应该知道（什么？不知道？），我们医院也使用浸润模式（invasive pattern）这个

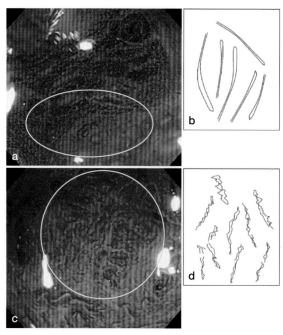

图2 Vi高度不规整

a，b: 内腔狭小

c，d: 边缘不规整

〔转载自工藤进英等文献。大腸腫瘍の拡大観察—Vi型 pit pattern の分析および診断に関するコンセンサス—工藤班研究成果を踏まえて. 胃と腸 41（13）: 1753, 2006〕

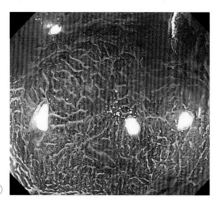

图3 pit pattern 诊断难以判断的表现①

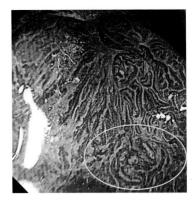

图 4　pit pattern **诊断难以判断的表现**②

指标。一般将 V_I 高度不规整但尚存在 pit 结构，并且具备一定范围（NPG-type 3mm，PG-type 6mm 以上）的，作为认定为浸润模式（invasive pattern）的初始标准。浸润模式（invasive pattern）是提示 SM 深浸润的指标。原来它并不为众人所知，而随着 NBI 观察的 JNET 分型诊断的普及，这种通过范围来判断 SM 深浸润癌的重要指标就逐渐变为常识了。在我们遇到 V_I 型 pit 时，请一定注意不能仅仅注意 V_I 的不规整程度，还要留意范围的变化。

这里是"酷"知识点： **Ⅴⅰ型 pit 诊断的要点**

- 要将 V_I 高度不规整和它的范围结合到一起来判断 SM 深浸润！
- 这个范围计算因 PG 或者 NPG 而异（NPG-type 3mm，PG-type 6mm 以上）。

野中：那么，图 4 的 pit pattern 是什么呢？

一开始，仅能观察到异常的分支，判断为 V_I 轻度不规整。然而，仔细观察黄框的 pit，却有点"锯齿样"的感觉。

如果把这种"锯齿样"算作边缘不规整，那就应该诊断为 V_I 高度

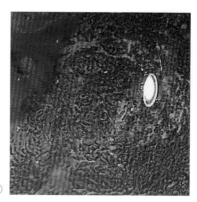

图 5　pit pattern 诊断难以判断的表现 ③

不规整，只是，这个范围太小，这种程度可能还是应该归为 V_I 轻度不规整吧！我最终也诊断了 V_I 轻度不规整。

斋藤老师，您怎么看？

斋藤：先说说刚才的图 3 吧！诊断 V_I 高度不规整的 pit pattern 时，是有必要先判断 PG 还是 NPG 的，因为不同类型的范围标准也不一样。

图 4 的黄框部分，范围并未达到 3mm，此外，放大观察也没有找到能反映出层面高低不同的清晰边界，可以说也不算有明确的"范围"这一说法。

① pit 的内腔狭小，② Pit 的边缘不规整，③ Pit 的轮廓不清晰，④ SA（间质区域）的染色性减少或缺失。在这四条中，没有明确的①，有②，还有③④，如果是我会直接诊断为 V_I 高度不规整。之后再通过范围的判定进一步考虑是否为浸润模式（invasive pattern）。

野中：那么，图 5 的 pit pattern 可以看到内腔狭小，边缘不规整，以及轮廓不清晰，是不是可以认为是纯粹的 V_I 高度不规整呢？

斋藤：图 5 中已经存在接近 V_N 的 pit pattern，更应该诊断为 V_N，即便诊断为 V_I 高度不规整，那也是无限接近 V_N 的 V_I。

野中：再看一例。

前阵子，我在出门诊的时候接到了正在进行肠镜检查的小林正典医生（埼玉医科大学国际医疗中心消化内科）的电话。

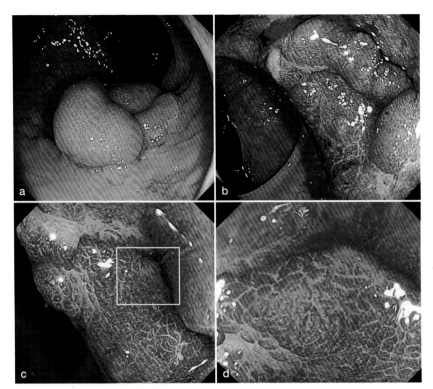

图 6　pit pattern 诊断难以判断的表现④

　　"野中老师，请您看看内镜图片（图 6），这个直肠的病变，貌似得外科手术了，不过做 ESD 行不行呢？虽然中央局部可以诊断为 V_1 高度不规整，但范围比较小，整体上看都是以黏膜内病变为主，直接做外科手术合理吗？"

　　正值周五的门诊，早上开始就有很多的患者，这时候有个总是元气满满的家伙打电话，还真是有点麻烦。

　　不过，他的专业方向虽然是胆胰，但由于对待工作极富热情，在消化道疾病诊断方面也极其精通，我就总能见到他那描述格外详尽的内镜报告。

　　我一边通电话，一边打开图片……

再说一遍，小林医生专业方向是胆胰。

这 pit pattern 放大观察图像拍的极其清晰，并且大量摄图。在忙乱的环境中，他是如何做到站在卧床的患者身旁，一边看图一边笑口常开的呢？真是个不可思议的家伙（医生）（笑）。这个患者，一周后施行了 ESD 治疗。

斋藤老师，怎么看这个放大图像？

图 6d 是图 6c 中白框的最高倍放大。pit pattern 可见内腔狭小和"锯齿样"的感觉（约等于边缘不规整）2 种表现。小林大夫诊断为 V_I 高度不规整，应该没问题吧（我自己也认为是这个诊断）？然而切除后的结果，很遗憾，却是 SM 深浸润……

斋藤： 图 6 中病例首先是 PG-type。大体分型（进展发育分型）应该是 0-IIa+IIc（LST-NG）。并且，在右侧可见黏膜皱襞被牵拉。

虽说整体是 PG，但局部凹陷很明显。放大观察也是以凹陷处为中心进行。确实，小林医生所关注的白框部分的 pit（图 6d）可以诊断为 V_I 高度不规整。但是，边界线（DL）却难以判断，范围看上去也很小（即便超过 3mm，也不足 6mm），不能算作是浸润模式（invasive pattern）。

然而，对于 LST-NG，虽说 pit pattern 分型的诊断精度和特异度都很高，但敏感度却仅有 71%（表 1）。因此，即便 pit 表现并不提示为浸润模式（invasive pattern），实际上也有可能是 SM 深浸润。其他方面，凹陷的敏感度可高达 92%，而特异度只有 73%，并不算高。非颗粒内隆起的特异度更高，可达 96%，可是敏感度却极低，仅有 20%。

所以，pit 提示 V_I（invasive pattern）或者非颗粒内隆起时，考虑 SM 深浸润，但如果不提示，也不能就认为不存在 SM 深浸润。这一点一定要注意。

表 1　LST-NG、LST-G 的 pit pattern 诊断敏感度和特异度

		pit	凹陷	非颗粒内隆起
LST-NG		敏感度　71% 特异度　98%	敏感度　92% 特异度　73%	敏感度　20% 特异度　96%
LST-G		敏感度　52% 特异度　98%	敏感度　32% 特异度　99%	敏感度　87% 特异度　26%

〔Yamada M, et al. Endoscopic predictors of deep submucosal invasion in colorectal laterally spreading tumors. Endoscopy 48（5）：456-464, 2016 转载并部分修改〕

这里是 "酷" 知识点：LST-NG、LST-G pit pattern 诊断的要点

- Pit pattern 的特异度可高达 98%，可是敏感度在 LST-NG 中却仅有 70%，在 LST-G 中更低，仅有 50%。
- 如果能认定是浸润模式（invasive pattern）的，可以诊断为 SM 深浸润，但如果不是浸润模式，也不能排除 SM 的可能。

　　图 6 的病例，在 LST-NG 中有边界清晰的局部凹陷，并且凹陷内存在若干非颗粒内隆起。充气状态（推测）可见周围皱襞被牵拉，所以即便 pit 提示不是浸润模式（invasive pattern），并且仅有一点点 V_I 高度不规整，也要考虑 SM 的可能性，需要采用整体切除的治疗预案。

市原：我是市原，该病例的最终结论是 SM 深浸润。然而，实际上前面所说的"白框中明显不规整的区域"并不是 SM 浸润的区域。

　　真正的 SM 浸润区域是图 7 中"无黏膜肌的区域"。可见病变的中心部分黏膜肌突然消失（图 7 的红线部分）。此处大概位于病变整体的中央。

　　而图 6c 中白框部分，是在边缘隆起的旁边，很容易识别，此处可

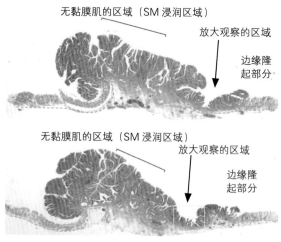

图 7　图 6 **病例的病理图**

见肿瘤还仅存在于黏膜内（图 7 中的黄色框）。

　　下面再分别放大观察一下各个区域，首先从 SM 浸润区域开始⋯⋯

　　图 8a 是 SM 浸润区域的表层部分。腺管致密，总体呈纵向排列，开口处的形状倒是没那么多样化（但是跟腺瘤相比较还是有不一样的感觉）。

　　这个区域是 SM 深浸润（图 8b）。一般来说，如果黏膜肌断裂且 SM 浸润，腺管从站立的"床"上掉落，腺管的头部就会乱七八糟地挤在一起。可是如图 8a，这个病例却并非如此。

　　这是 M 癌，因为癌不是好东西，暂且可以比喻为留着飞机头的小青年（图 9）。飞机头的前端有的朝这边，有的朝那边，但是因为都在黏膜内，换句话说他们站立的"床"（黏膜肌）还存在，所以这帮家伙还都能并排站在床上。

　　如果浸润到了 SM，又会是什么样子呢？一般会导致"床"直接坍塌。大家能否想起来，在搞笑电视节目中，有个叫作"鸵鸟俱乐部"的（是不是太古老了？），他们就弄过突然把床打开，让人掉入下面水池里的节目。所以我们想像留着飞机头的鸵鸟俱乐部成员"扑通"一

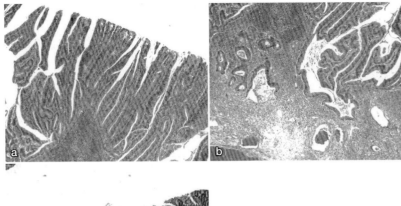

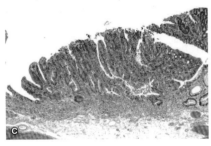

图 8　图 6d 中 SM 浸润区域中倍、高倍放
大图

下掉进水里的场景就可以了（图 10）。

当床一下子塌掉，鸵鸟俱乐部的三个人就站不直了（腺管的形状就变得非常不规整）。飞机头的前端也会朝着不同的方向。而随着浸润程度进一步增加，SM（床下）浸润部分纤维化（desmoplastic reaction，DR）也会露出于表层，这就是V_N形成的相关原因。

然而，本病例……（图 11）。

床虽然塌了，但是仔细看表面，鸵鸟俱乐部尽管仍旧是站在那表现出"对我没影响"的样子，然而这个站立却是其他的艺人们一起合力给他们支撑的结果。实际上腺管的"脚"都是悬空的（图 8a 和图 8b 分别是头和脚）。

因此，pit pattern 并没有立刻消失，DR 也没有露出于表面。本病例大概就是这种浸润区域表层无明显变化（SM 浸润区域的 pit pattern 没有明显的变化）的病例。

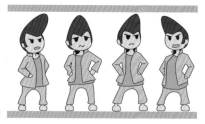

图 9　小青年的飞机头或朝左或朝右，朝向不
　　　一致（M 癌的腺管开口不规整的印象图）

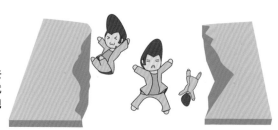

图 10　床坍塌，小青年掉下去
　　　了，飞机头在表层就
　　　看不到了（SM 癌出现
　　　V_N 型 pit 的印象图）

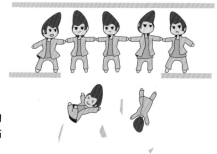

图 11　本病例，虽然床塌了，但是表面的
　　　小青年们努力维持着原来的并排站
　　　立状态，所以飞机头仍旧留在表层

　　另外，大家是不是对内镜下高倍放大图（图 6d）中那部分腺管明
显不规整的狭窄区域也感兴趣呢？现在就再看看那里。

　　病理是在图 8c 的位置。

　　似乎腺管的形态很乱，虽然只是黏膜内的病变，但是结构异型很
明显，比图 8a 更加不规整。

　　总结一下，就是要知道"即便表面结构不是最乱的情况，也有可
能是 SM 深浸润的区域"。即便是别的搞笑艺人做的节目，但这种床突
然坍塌的形式依旧是鸵鸟俱乐部……或许这个比喻并不恰当……

发现V_I高度不规整就判断 SM 癌可能性大，是可以用"飞机头的朝向混乱，是因为床的坍塌导致小青年们无法并排站立"来解释的，尤其是大肠病变，浸润和表面结构的改变还是高度相关。然而，像本病例这样，表面结构紊乱程度和实际浸润深度不相关的情况也是存在的。pit pattern 诊断力虽然很强，但是对"床是什么样的？"这种判断还是有一定困难。请大家一定要有这个意识。这样的病例放回到日常的观察，说难，也确实是太难了……

野中：市原老师发来"我这个病理结果可能并不是野中老师预想的剧本，怎么处理还是请野中老师抉择吧！无论怎么样，我都能接受（笑）"的邮件。

正值我这一小节写了一个月左右的某一天，刚刚结束在岐阜县的演讲回到品川，正在酒店里准备下一个讲演。收到这个邮件所带来的恐惧，让我足足惊呆了 10 分钟。

忐忑不安了好久，才打开了附件，这个附件真是太沉重了……有一种不祥的预感……

"市原老师这个家伙……（流泪）"

这个小节的剧本真是完全"坍塌"了……一时间让我泪流满面（刚刚因为花粉症点了眼药水……）。

原本的设想，是白框区域（图 6d）SM 深浸润。然后说明V_I高度不规整还是挺有用的，然后再噼里啪啦地讲解一番……

然而这白框区域（想要提示V_I高度不规整的部位）竟然只是黏膜内癌吗？那个隆起的V_I轻度不规整的部位，竟然是 SM 深浸润吗？

不过，回头仔细想想，这也并不是市原老师的原因……都是我擅自只凭幻想规划剧本的问题。

随着心情的平复，我开始继续读市原老师的病理结果。

随即笑容逐渐浮现。为什么会这样，我自己也不清楚（笑）。

是因为我过度幻想规划剧本的可笑吗？还是因为鸵鸟俱乐部？（笑）

稍微冷静一下。

"说谎是不对的，在知道了病理结果之后再一脸自信地诊断，我可至始至终都不想成为这样的内镜医生。即便与最终的病理结果不一致，内镜医生在术前是如何诊断的仍旧很重要，我在年轻医生研讨会上也是鼓励医生们不要害羞，要勇于讲出自己的意见……在此，我也不能因为想多卖几本书就违背了自己的初心。毕竟我们的目标都是想成为最酷的医生……"

于是，我回复了以下邮件。

"市原老师，先不管病理结果怎么说，对于白框的部分，我作为内镜医生诊断为V_1高度不规整。给很多想要变酷的内镜医生看图片，大半也都赞同。再给很多相识的下消化道专家看，意见基本上也是如此。所以，即便有点羞耻，我也觉得还是应该把原稿以及病理结果直接转给超级顾问，以寻求指导。要是病理结果提示黏膜内癌，就改成V_1轻度不规整，也很奇怪吧。还是想知道内镜医生们仅从内镜表现自身提出的意见，或者直接认定这样的表现（白色框）绝对不会是V_1高度不规整，或者说算是V_1高度不规整也可以。"

本节的 pit 表现，即便是这个世界上对 pit pattern 比较精通的内镜医生，判断时也会有意见分歧，这就很恐怖了……

原本，《秘籍 2》的下消化道部分，是想介绍最基本的内容，所选择的病例也是想要那种不管是谁看了都没有异议的。然而，实际上年轻内镜医生真正想知道的就只是这些吗？他们应该还想知道一些虽然已经大力宣讲但还没有被众人真正了解的内容吧！

这本《秘籍 2》提出类似这种有意见分歧的病例，好像也不是坏事儿。就像胃腺瘤和癌，病理医生对于两者的判读标准也不一致。十二指肠腺瘤与癌也是如此。

不过，能够让 90% 的内镜医生掌握同样的标准，才是我们为了世界和平所作的努力吧！

最后，本书的超级顾问，前面已经给我们年轻内镜医生做了诸多讲解的斋藤丰老师，从自家医院的典型病例中挑选了 4 例呈现给大家。

这个时候的我们可真是太幸福了（笑）。

看完这烧脑的典型病例，大家今天就好好休息。然后，从明天开始，进行更精细的大肠放大观察吧！

■ 超级顾问（斋藤丰）提供的 4 个病例（图 12～图 15）

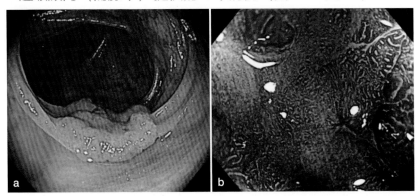

图 12 【病例 1】典型的 V$_i$ 轻度不规整

a：降结肠约 25mm 大小的 0-Ⅱa+Ⅱc（LST-NG PD）病变，可见周围皱襞牵拉。

b：中心伪凹陷（PD）部位的结晶紫染色后 pit pattern，可见Ⅲ$_L$型，Ⅲ$_S$型 pit 不规整排列，诊断为 V$_i$ 轻度不规整（non-invasive），施行 ESD 整块切除。

术后病理提示高分化管状腺癌，癌局限于黏膜内，为治愈性切除。

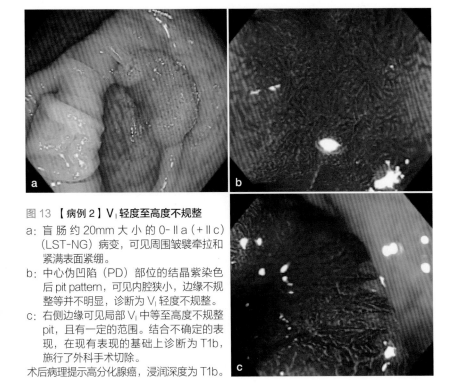

图 13 【病例 2】V$_i$ 轻度至高度不规整

a：盲肠约 20mm 大小的 0-Ⅱa（+Ⅱc）（LST-NG）病变，可见周围皱襞牵拉和紧满表面紧绷。

b：中心伪凹陷（PD）部位的结晶紫染色后 pit pattern，可见内腔狭小，边缘不规整等并不明显，诊断为 V$_i$ 轻度不规整。

c：右侧边缘可见局部 V$_i$ 中等至高度不规整 pit，且有一定的范围。结合不确定的表现，在现有表现的基础上诊断为 T1b，施行了外科手术切除。

术后病理提示高分化腺癌，浸润深度为 T1b。

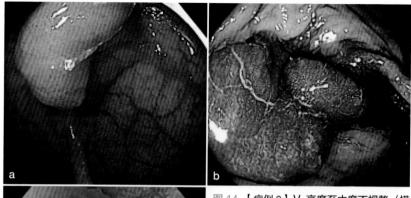

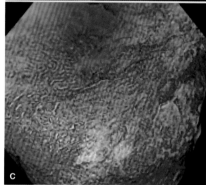

图 14 【病例 3】V$_I$ 高度至中度不规整（模棱两可的病例）

a: 直乙交界的 0-Is+Ⅱa(LST-NG) 病变，可见 Is 处的发红部位局部呈凹陷。

b: 结节和凹陷处的结晶紫染色图。

c: 凹陷处的结晶紫染色后 pit pattern，可见染色较淡，至于内腔狭小，边缘不规整等并不明显，另外凹陷处局部肿瘤边缘区域并无明显边界，那已确定范围，最终诊断为 V$_I$ (non-invasive) 并进行了诊断性 ESD 切除。

术后病理提示高分化管状腺癌，浸润深度为 T1a（875μm）且淋巴管转移，后追加外科手术。

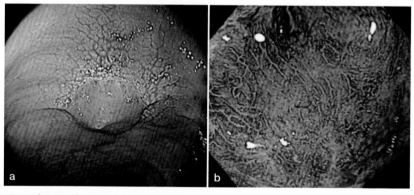

图 15 【病例 4】典型的 V$_I$ 高度不规整

a: 乙状结肠约 10mm 大小的 0-Ⅱa+Ⅱc 病变，明显发红，伴紧绷饱满感，伴周围皱襞牵拉，并见凹陷内隆起。

b: 中心凹陷部位的结晶紫染色后 pit pattern，可见内腔狭小、边缘不规整等典型表现，诊断为 V$_I$ 高度不规整（invasive pattern）。

术后病理提示高至中分化管状腺癌，T1b，ly1，V0，BD1。

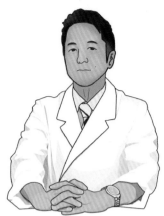

"超级顾问" 斎藤　丰老师

■ 文献

[1] 工藤進英，小林泰俊，樫田博史，他．大腸腫瘍の拡大観察—V i 型 pit pattern の分析および診断に関するコンセンサス—工藤班研究成果を踏まえて．胃と腸 41（13）：1751–1761, 2006.
[2] 日本消化器病学会（編）．大腸ポリープ診療ガイドライン 2014. 南江堂, 2014.
[3] 斎藤 豊，坂本 琢，福永周生，他．治療法選択からみた側方発育型大腸腫瘍（LST）の分類と意義— ESD の立場から．胃と腸 45（6）：1001–1010, 2010.
[4] 斎藤 豊（編）．失敗しない大腸 ESD 治療困難例のスキル & テクニック．医学と看護社 , 2016.
[5] Yamada M, Saito Y, Sakamoto T, et al. Endoscopic predictors of deep submucosal invasion in colorectal laterally spreading tumors. Endoscopy 48（5）：456–464, 2016.

专栏 4

墨汁标记后的病变经 ESD 切除，标本 HE 染色观察是什么样的？黑的吗？

野中：墨汁标记，英语叫 tattoo（日本消化病学会的《消化病词语集》中墨汁标记法翻译为 Indian ink-injection method，日本大肠肛门病学会的《大肠肛门病词语集》中墨汁标记法翻译为 tattooing）。

当发现可疑 SM 深浸润的病变时，一般在病变的对侧行墨汁标记后即终止检查。

参考 文献

渡邊聡明，秋吉高志. いまさら聞けない内視鏡医が知りたい大腸外科 98 の疑問―Q&A. 日本メディカルセンター，2011.

上述文献中也有记载，一般在同心圆上取两个远离点（过圆心直线与圆相交两点）进行墨汁黏膜下注射。

我们医院在进行内外科联合会诊时，外科大夫也有同样的需求，所以我也就开始做这样的工作了。

说句题外话，这个参考文献并不是医学书院所发行。我也曾经想过将这部分可能惹麻烦的内容删掉，但是想想对于我这个内镜医生而言，就非常喜欢读这种刊载着罕见内容的读物（笑），要是删了大家就读不到了……

不过，无法进行墨汁标记的情况也是存在的（笑）。一般来说对于那种延伸半环周的 LST，就很难在同心圆上取两个远离点进行墨汁标记，这是因为"过圆心直线"根本就难以确定（笑）。当然，大家都是成年人了，这种情况，我们随机应变也就可以了。

有经验的医生应该知道，对于这样进行了墨汁标记的病变施行 ESD，难度会显著增加，比那种仅由活检导致纤维化病例的难度还要高出不知道多少倍。

这是因为黏膜下层和固有肌层都变得一片漆黑，根本不清楚应该在哪里剥离。一般情况下，用混有靛胭脂的液体黏膜下注射，可以清晰看到白色的固有肌层和蓝色的黏膜下层。但如果是墨汁标记过的病变，就

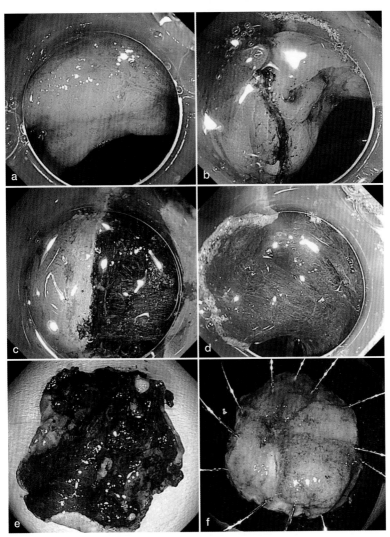

图1　对病变施行了墨汁标记的病例

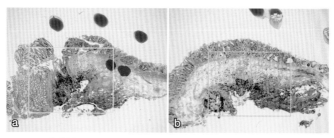

图 2　对病变施行了墨汁标记病例的病理图（光镜图）

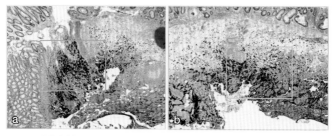

图 3　对病变施行了墨汁标记病例的病理图（低倍放大图）

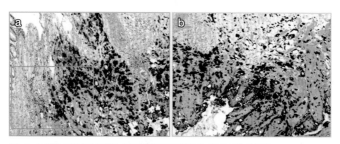

图 4　对病变施行了墨汁标记病例的病理图（高倍放大图）

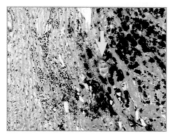

图 5　对病变施行了墨汁标记病例的
　　　病理图（最高倍放大图）
黄箭头：小神经节细胞。

完全看不清层次。不管是黏膜下层还是固有肌层，全是一片黑（图 1）。

几乎就是"盲切"。更何况还有引起纤维化从而导致难以抬举的可能。到目前为止，虽然还有好运眷顾都顺利完成手术未曾穿孔，但不知道什么时候就会出现吧……每次这样的手术时我都是如履薄冰。

另外，我还一直有一些疑问，对于这种全黑的病变，术后病理标本会是什么样子的呢？ HE 染色后也还是这么黑吗？腺瘤和癌能鉴别吗？浸润深度能判断出来吗？是不是也有其他医生会存在跟我一样的疑问呢？

该不会只有我一个人这么想吧！一定会有别的医生也注意到了这一点。正好前段时间用 ESD 切了一个做过墨汁标记的病变，既然想到这了，就干脆给市原老师看看吧。

市原老师，您看看是全黑吗？

市原：那我们就看看吧！（图 2）

野中：噢……黏膜下层，是挺黑的啊！（图 3）

市原：墨汁标记所使用的印度墨汁，是用水稀释的状态，当细胞与细胞之间疏松时，就会被灌入（图 4）。

多数在黏膜下层比较粗糙的地方散在地分布，同时在固有肌层的浅层（大概是稍稍切深了一点点），也就是平滑肌间隙，也有网格样的分布。这样的病变，在手术时难以区分黏膜下层和固有肌层，也就可以解释了……

野中：等，等一下，市原老师……标本上竟然有固有肌层啊！那不就是穿孔了吗？？

市原：不是这样的，仅是固有肌层的表层被削掉了一层，还没到穿孔的程度。这方面可能平时大家谈及不多，其实在观察显著纤维化的 ESD 术后标本时，时不时就可以看到深部有少许的固有肌层。当然，这种情况虽然不是直接穿孔，但也提示穿孔的风险增加……所以染墨汁后变得全黑，导致固有肌层也被削掉一层，还是危险的。

此外，癌细胞浸润至黏膜下层，周围会发生 DR（desmoplastic reaction，促纤维结缔组织反应，即浸润区域纤维化），墨汁在这个地方不能染色，因此，如果是那种多个小灶 SM 深浸润的病例，就有可能会觉察不到……实际上有了墨汁的存在，诊断时会变得很不一样，<u>墨汁与墨汁之间的区域，如果不是特别仔细地观察，会漏诊很多东西</u>。比如 SM 少量浸润、4 型胃癌的浸润前锋处癌细胞散在分布等情况。事实上，今天这个病例，我也有一些发现（图 5）。

　　看这里（图5黄色箭头）！虽然不是癌细胞，只是小的神经节细胞，但是在墨汁之间的间隙散乱地存在，一眼看上去还是吓了一跳。箭头左侧还有淋巴细胞，但因为与墨汁混在了一起，已经看不太清楚。

　　如果这是个低分化腺癌……

　　墨汁还是太恐怖了。另外，它还有可能是标记周围少许纤维化，导致病变硬度和厚度增加的原因之一。幸好我们这个病例顺利地完成了ESD治疗。

野中：大家看看ESD切除后标本背面的直接观察图（图1e），真是黑啊！但是我看HE标本（图2~图5），怎么觉得似乎没那么黑呢？真是让我惊讶！这么点儿墨汁就导致这么棘手，还真是让我对自己的ESD技术又开始有了怀疑啊！（市原注释：标记用的墨汁是用水来稀释的，在标本处理的过程中经过脱水处理后，估计大部分都被"洗掉"了。脱水、石蜡包埋、再脱蜡……经过了这么多化学处理的工序，才残留下来这些墨汁，标本送来之前，一定会比现在多很多，一定是的）。

　　算了，也不想那么多了，这个专栏的"酷知识点"，市原老师已经告诉我们了。

　　"墨汁与墨汁之间的区域，如果不仔细观察，一定会漏掉很多东西。比如SM少量浸润、4型胃癌的浸润前锋处癌细胞散在分布等情况"。

　　确实，SM浸润有无的病理学评价，对于患者而言，可以说是能够改变其人生也不为过。墨汁标记不是非做不可，但有时候没有它也不行。当我们为准备做外科腹腔镜手术的患者施行墨汁标记时，一定要仔细思考标记的程度以及位置，注意别将墨汁注入病变之中。

活检

大家做的不是"不酷的活检"吧?

在理想与现实的夹缝中

野中：这部分内容带有我的主观想法（当然也是熟读了指南之后才写的……）。

大家就当作是专栏来读吧！赞同的地方您就采纳，不赞同的地方您直接"意识删减"掉就可以了。

这部分内容的副标题就是"在理想与现实的夹缝中"。

再问一次"谷歌"这句话，检索结果之一提示"这是表达理想与现实不符，含有很难将理想变为现实的意思"。

这部分也似乎是"作为内镜医生已经说了最有道理的事儿，但实际上却很难得以实现"的内容（笑）。

> **在食管中的"不酷的活检"是什么呢？超酷患者情况介绍信的写法又是什么样的呢？**

野中：首先，我想说说食管的活检。

在一般的私立医院，如果在 NBI 检查时发现了 BA（brownish area），大概会"既然考虑大概率是肿瘤，一定会进行内科或者外科治疗，干脆不活检，直接就近介绍到大学附属医院算了！"

当然也有可能施行卢戈氏碘染色，发现食管的某处边界清晰的不染区域后，不活检直接介绍到大学附属医院。

或者，大部分医生干脆就不介绍（不能介绍）。

因为，很多人不知道该如何向患者说明。

介绍到大学附属医院，在那进行精查（包括活检）。万一不是癌，回头再次返回介绍的医生这里，该如何接待，如何面对呢？

真这样，还是很尴尬吧！

其实，我倒是觉得，作为高水平诊疗中心的一方，我们要面对的问题更多。

因为我们的义务就是"努力让介绍患者过来的医生和患者之间比介绍之前形成更加良好的关系"。

以上这些都是来自我的老师大圃研的教导。

大圃老师的门诊患者一般都是由全国各地医生介绍而来（看来老师可不仅是擅长手术这么简单）。

总之，对于介绍来之前是否做过活检。与其花时间讨论来讨论去，我倒是可以给出确定的答案，只要能掌握不在意活检后纤维化的 ESD 技术就可以了。

实际上，我已经做了数百例食管 ESD，没有一例是因为受活检影响而导致无法切除的。甚至几乎都察觉不到活检的影响（《秘籍》原本定位为"诊断的书"，这里也算是为 ESD 割爱的部分治疗相关篇幅吧）。

差不多平均每年会有 1 例类似于"颈段食管 NBI 观察见 BA，疑似为癌，但活检未提示，请进一步精查"这样的患者被介绍而来。

很多时候，即便是异位胃黏膜，我们医院也会很仔细地进行 NBI 放大观察。

接下来，对能观察到的腺结构拍摄清晰图片（图 1、图 2）。

然后，告诉患者："通过鼻胃镜能看到这个位置有茶色改变，再让你来我们这儿精查的医生，是一位检查很仔细的医生。很多大夫在检查时估计就忽视这样的病变直接撤镜了。这样的医生是值得信赖的医生，请您每年的定期内镜检查还继续找这位医生做吧！"

然后再回复介绍患者过来的医生"您发现的 BA 区域，放大观察下可见清晰的腺管结构，考虑是异位胃黏膜。已经跟患者交代清楚让患者放心了。同时我也告诉患者，异位胃黏膜也会有极少的发生腺癌的概率（图 2），今后每年都还要去您的诊所再随访复查一次"，完美地构建起"介绍患者过来的医生—患者之间的良好关系"。

这是对介绍患者过来的医生们的礼节，我也都会给年轻医生做相应指导。

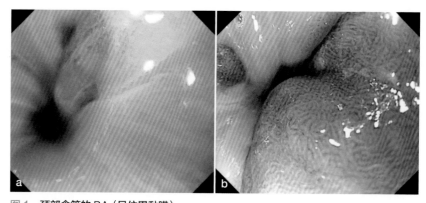

图1　颈部食管的BA（异位胃黏膜）

放大观察很容易看到腺管结构。

〔野中康一等，上部消化管内視鏡診断マル秘ノート．p.24，医学書院，2016转载〕

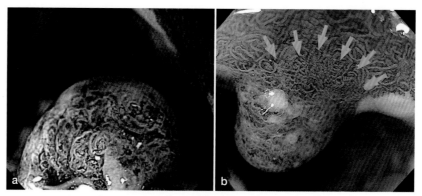

图2　胸部上部食管的异位胃黏膜基础上发生的早癌

〔Nonaka K, et al. Narrow band imaging of adenocarcinoma arising from ectopic gastric mucosa in the upper esophagus. Endoscopy 45（S02）：E112-E113, 2013转载且有部分改动〕

> 禁忌　当然,也可能有另外一个"啥也不是"(不酷)的版本。
>
> 　　告诉患者:"这可不是癌啊!像这种为什么要介绍过来呢?这不是让您又白遭罪做了一次胃镜吗?今后也没必要再来我们医院了,还是回原来那个小医院定期复查就行了……"
>
> 　　然后再回复介绍患者的医生:"虽然做了活检,但不是癌,已经告诉患者以后去贵院定期复查内镜了……"

真会这样吗?可能很多医生会有疑问。如果觉得"我可不会这么写啊",那还好,可如果有"哎呀!我好像刚写过类似的内容……"的情况,那可就太糟糕了。

要真这么写,那患者估计再也不会去原来那家医院了。而且,介绍患者过来的医生,估计也不会再为"高贵的您"介绍患者了吧!

如果我的部下这么写,明天开始我就绝交!

回到本节的主题,我们以健康体检为目的所进行的上消化道内镜检查,如果发现了可疑食管表浅癌,乱糟糟地多处活检,真的好吗?

这时候可能一般的否定都不能表达我无语的心情(笑)。

首先,请打开上一本《秘籍》的第23~34页。

内镜检查 NBI 下发现食管 BA 时,可能是 4 种情况:

❶ 表浅癌。

❷ 炎症。

❸ 异位胃黏膜。

❹ 局部黏膜菲薄(尤其是这项,还纳入了酷知识点!)

如果检查时所在医院有放大内镜,一定要做个放大观察。如《秘籍》中说明的那样,判断是否为癌很容易。

会判断扩张、扭曲、粗细不均匀、形状不一致这 4 个特征就可以。

然而,对大多数的健康体检设施而言,日常进行放大观察还是很困难。

所以,又回到了本节标题所提到的内容,为了"避免不酷的活检",在我们医院,如果是进行食管活检,都会要求"用小活检钳在病变的肛侧只做一点活检"。

这么做的原因，主要是考虑"假如在口侧活检引起了纤维化，<u>可能会导致 ESD 时难以钻入黏膜下层</u>"。

如果活检在肛侧，ESD 钻入黏膜下层的阶段已经完成，即便此时有点纤维化，也不会有什么麻烦。

市原：又到我出场了。

正当我调整另一份书稿篇幅的时候，这部分内容的初稿到了我手里。因为另一份书稿总体内容有点多，所以正在犹豫要不要删减一些。在这个时候，读了这份初稿……

真的让我惊呆了……

于是马上给野中老师回复邮件，"这部分真是太棒了，一定不要删减啊！"相信正在阅读的各位中也一定有人会跟我有相同的感受！篇幅过多？我可不觉得还有这样的事儿，医学书院，篇幅这事儿你们想办法吧！

尤其令我感动的事，是与患者的沟通，以及对介绍患者过来的医生的回复。临床医生真是厉害！既让患者放心，又让患者对介绍其过来的医生有了最高的信任感。而对介绍患者过来的医生，也既表达了对于介绍本身的感谢，又将诊断的详细情况以及后续定期观察的方案全都"润物细无声"地传递了回去……

真是太酷了！也让我学习了！感动之余，作为病理医生，也让我学着做点儿类似的回复吧！首先，是关于食管的活检。

在食管，活检的良恶性判断非常难，典型病变当然还好，"跨界"的病例就格外不好判断了。

<u>因此，内镜检查时如果觉得"很难确定良恶性啊！"那就请直接在病理申请单上注明。病理医生也会格外重视，仔细地作出诊断。</u>

其实，也就是想请各位在病理申请书上写的尽量"完整"。像刚才野中老师对患者和介绍患者过来的医生所做的说明那样程度的 1%，用于面向我们病理医生就够用了。

比如："食管下段发现约 8mm 大小的茶色区域，NBI 放大观察，病变的中心位置可见 IPCL 血管的扩张、扭曲、粗细不均、形状不一致等 4 个特征，疑为鳞癌。为行 ESD 治疗而介绍至贵院，于病变肛侧边缘附近活检一小块"。

如果看到这样的病理申请书，那病理医生也一定会把详细的诊断写清楚，比如："活检组织为鳞状上皮，可见伴有核肿大的异型鳞状上皮，组织小，难以判断，但如果病变中央有明确的异型区域，本活检组织符合鳞状细胞癌边缘的表现。请结合临床。诊断：indefinite for neoplasia, suspected of squamous cell carcinoma involvement"。

当然，这样的病理报告也有些"狡猾"，意思也是不能断定为恶性，有可能就不再怀疑为癌了。

但如果，病理医生是消化专科，再次深切或者自己仔细又看了内镜图像之后，也许就可以进一步作出诊断了吧！尽管并不是所有病理医生都擅长消化，但如果是对活检所做病理的判断，这样的内容也应该足够了。

因为已经可以确定治疗方针了，大医院医生就可以这样下决心："介绍患者过来的医生建议做 ESD，这小块活检不会对手术有影响，而病理判断也不能确定。但是，既然也还是发现了异型的鳞状上皮细胞，我的内镜精查 NBI 观察也能判断是癌，那就做 ESD 吧！"

同时，介绍患者的医生也可以跟患者这样说明："这原本就是个比较小的病变，很难确定是癌，病理医生也这么认为。不过，不论是我，还是病理医生，这一眼看上去，都怀疑是癌，那么，最好还是在能够做内镜治疗的医院再进一步诊治吧！"

反过来，如果在病理申请书上只写个"于病变肛侧小块活检"，那病理的报告上估计也就像下面这么写了：

"食管活检 1 块，组织小，可见异型鳞状上皮，量小，无法断定为恶性，请再活检。"

这就麻烦了吧！

是去大医院活检，还是在这边活检之后再介绍到大医院，跟患者也不好说明。

"真是对不起了，我活检取的太小导致病理诊断不出来……要不您再做一次胃镜吧"。

虽说前因后果倒也没错，可是，这也太"炎凉"了吧！

为了避免"不酷的活检"，尤其是"实际上活检与否对治疗方针的制定都没有影响，但为了与大医院或者患者的沟通交流，必须要活检的病变"，与病理医生的沟通交流也是很重要的。

在大肠中的"不酷的活检"是什么呢？

野中：接下来，是对于大肠活检的处理方法。

请看下面的 2 个病例（图 3）。

大家认为该怎么治疗呢？

如果不考虑具体术式是做 EMR 还是 ESD，恐怕不论活检结果如何，都会选择内镜治疗吧！

大肠和食管一样，按照我老师曾经给我的教导，不管介绍患者过来的医生是否做了活检，与其嘟囔埋怨，还不如把所有精力都放在努力提升自己的技术上。

如果真有因为活检导致不能切除的情况发生，那估计也是到该退居二线的时候了……

算了，不说这些极端的话了。我们还是打开《大肠息肉诊疗指南 2014》吧！在第 90 页"CQ5-10 决定大肠肿瘤治疗方针必须要活检吗？"中，写着"根据病变的性质，不通过活检确定治疗方针也可以（确定提案）"，并且"推荐强度（赞同率）：2（100%），证据级别：C"。

当然，对于 SM 深部浸润癌有必要进行外科手术时还是必须活检。

这是因为，不确定是癌就让患者去做外科手术，没法跟患者交待。

像图 4 的病例，不管是谁看都会觉得是癌，并且无疑是一个深浸润的病变。这样的病变，就直接活检并且墨汁标记吧。

对于能确定是腺瘤，或者能确定是黏膜内癌等适合内镜下治疗的病变，活检就没有必要了吧。因为不管结果如何，最终都会采用内镜下切除。

有点难办（相当难办）的是那些怀疑 SM 浸润，但严重到何种程度难以判断的病例。当然这些病例用放大观察或者 EUS 等辅助手段进

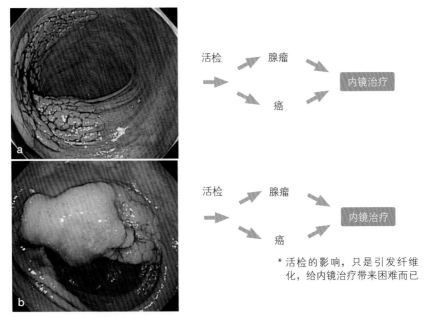

活检 → 腺瘤 → 内镜治疗
　　　→ 癌

活检 → 腺瘤 → 内镜治疗
　　　→ 癌

* 活检的影响，只是引发纤维化，给内镜治疗带来困难而已

图3　对大肠黏膜内病变行活检后的策略

行综合判断，依旧难以断定其严重程度。

　　这就需要跟各种其他复杂的因素联系到一起了……

　　比如，我所在的（我自己也不知道还能在这个医院待多久）埼玉医科大学国际医疗中心的消化外科（下消化道外科）的山口茂树教授的腹腔镜手术非常厉害，那到底是做 3 小时的 ESD 后再中断转外科手术，或者做 5 小时 ESD 切下病灶，之后再追加外科手术合理，还是从一开始就由厉害的外科医生们直接通过腹腔镜手术解决问题更佳呢？我有时也是难以抉择。当然还要考虑病变部位等其他多方面的条件。

　　然而，如果选择进行外科手术，还是需要有活检结果，假如还有 ESD 的可能性，那就最好先不要去活检。

　　这样的局面，才是最让人头痛的。

　　图 5 的黄色框部位疑似 SM 浸润，但要是被问到是不是能百分百确认是深浸润，那还不够自信……另外，位于盲肠，从位置上还不能

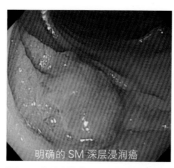

活检

➡ 向患者说明，征得同意行外科手术

确诊为癌

明确的 SM 深层浸润癌

图 4 对明确的大肠 SM 深层浸润癌行活检后的策略

说是特别简单的地方，很难轻易地做出诊断性 ESD 切除的决定。

要是在怀疑 SM 浸润的地方活检，再经内外科会诊讨论，然后再确定手术方法，那就简单了。当然，活检结果得能报出癌才行。

然而，假如出现最坏的结果，活检后仍难以确定 SM 深浸润，那就只能在会诊讨论时说"患者对于先做 ESD 有很强的意愿，我们就先做 ESD 吧！"这样的话了。

这个时候，对于已经在最为麻烦的部位取了活检（导致了纤维化）的自己，可能自扇耳光的心都有……

因此，用小活检钳在不重要的似乎是腺瘤的位置，小小地咬一块，然后"这是腺瘤，所以先做 ESD 吧"，似乎就简单了。

这个病例最终因为讨论会上也难以断定有 SM 深浸润的依据，于是跟患者充分沟通，选择了 ESD 治疗。

术后病理提示黄框的部位是 pT1a。

图 6 是类似于 pure Ⅱc 的病变（为什么用"类似于"……是因为前次检查提供的图片有限，难以给出更详尽的诊断）。做了活检，诊断为 Group 5。是癌，病变平坦且存在纤维化，黏膜下注射后抬举征阴性，用圈套器套不住，于是考虑手术，介绍给了我们医院的山口茂树教授。

山口教授的电话打到了我的院内小灵通："野中老师，做 ESD 行不行？"

我回答："那就让我做 ESD 试试吧！"最终施行了 ESD，术后病

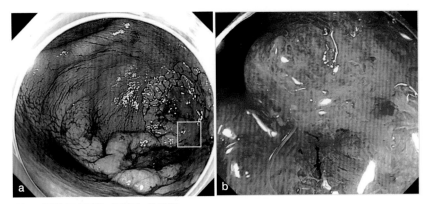

图 5　疑似 SM 浸润（黄框）的病例

理结果为黏膜内癌，为治愈性切除。患者也健康地出院了。

　　那么，活检后导致的纤维化对 ESD 手术到底是有影响？还是没有影响？实际上的确是"有影响"。咱不能说假话……

　　不过，迄今为止我已经做了数百例大肠 ESD，因为活检影响导致内镜下无法切除的案例，我还真没有遇到过。

　　本节的副标题是"理想与现实的夹缝中"，跟食管和胃相比较，大肠的确容易受到活检的影响，通常是导致纤维化后抬举征阴性，使得 EMR 的难度加大。因此，如前所述，假如活检并不能改变内镜下治疗这一方针，那就不如不去活检。

　　另外，随着目前 ESD 技术的发展，以及各种操作器械的开发，即便稍有点纤维化的情况也都能做到一次性整体切除。

　　所以，作为结论，"如果是想成为比较酷的介绍医生，当发现有可能采用内镜下治疗的病变，或者准备进行内镜下切除时，请尽量不要活检，直接介绍过来。而对于接受介绍患者的一方，我们也不要总是纠结于是否做了活检，真正地提升自己的 ESD 技术，什么时候都能一次性整块切除，才是我们应该追求的目标"（笑）。

市原：接下来，是我对于大肠活检病理的想法。

　　在大肠中，通过活检证实的 desmoplastic reaction（DR，促纤维结缔组织反应，即浸润区域纤维化），确实可以高度预测 SM 深浸润。

　　不过，临床上对于已经确认 SM 深浸润（或者进展期癌）的病例，非要通过活检去证实 DR 的做法也大可不必。临床上常规只要告诉介绍患者前往的上级医院"这病变是癌"就足够了。

　　然而对于在哪儿活检都不要紧的话题……当然，十有八九的情况，确实在哪儿活检都不要紧，但如果是（假设）中心部位已经演变成进展期癌的 LST（laterally spreading tumor），在边缘部分残存腺瘤成分区域的情况也还是可能有的。

　　此时如果只是在边缘小小地活检一下，原本预测一定是 Group 5 的

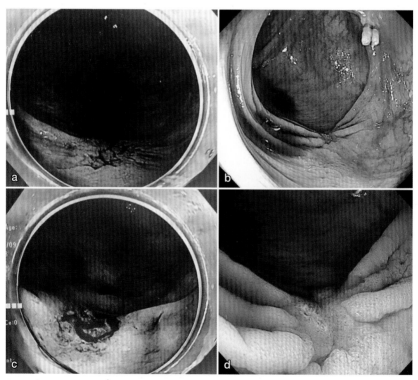

图 6　似乎是 pure Ⅱc 的病变，活检诊断为 Group 5，被介绍过来的病例
a，c: 初次内镜图，b，d: 活检后。

病变，也可能意外地退步成了 Group 3 或者 Group 4，这个时候，准备介绍患者去上级医院的医生如何写这封介绍信，可就有点难办了。

所以最好还是在最容易检出癌的位置取活检。

其结果就是……最好避开癌周黏膜隆起的外侧，尽量在其内侧活检。

而在溃疡底部中心位置活检，通常会只能取到渗出物或者肉芽组织，所以尽量还是在溃疡底部和周围黏膜隆起的交界处取更好一些……

这讲的过于细微，似乎也不酷了吧！

总之对于"似乎有 SM 浸润，但难以断定是否深浸润时所作的活检"，我完全赞成野中老师的意见。

对了……活检标本太小时，病理大夫会觉得"什么嘛！这么小一块，能诊断出啥嘛！"（虽然不见得说出来，但估计心里会这么想）。

不过，要是在病理申请书上写上一句"担心引发纤维化，一旦决定施行 ESD 时会导致操作困难，所以只是小小地取了一块活检，非常抱歉，在诊断时还请多多关照！"对我而言，可能就会马上打起精神，尝试通过深切等办法，尽可能增加一点点诊断依据，想方设法做出诊断。

你敬我一尺我还你一丈嘛！

在十二指肠中的"不酷的活检"是什么呢？差不多都是不可以活检的吗？

野中：十二指肠中又是什么情况呢？

对于十二指肠，请一定先读一下田岛知明医生所写的专栏（第218～223页）。

当前通常的认知是"在十二指肠最好不要活检"。为什么这样？当然还是纤维化的问题，容易给后续的内镜下治疗增加难度。

不过，原因也不是仅此一个。在十二指肠的章节其实也曾经讲过，内镜下对于上皮性肿瘤的鉴别（包括活检）仅能达到 5 ~ 7 成（截至 2018 年 6 月）。很多时候诊断不出来。

这么来看，十二指肠的活检也就没什么意义了（笑）。

市原：对于十二指肠，我和野中老师的意见一致。关于其病理诊断方面，我是一直指望着 AI（人工智能），因为人类同行的一致率实在是太低了。

除了家族性息肉病等特殊的病理之外，能够通过活检就明确诊断（且有充分证据）的病理报告少之又少。这就是十二指肠，实在是让人伤心。

十二指肠肿瘤性病变的病理诊断为什么这么难呢？首先，是结构异型的判定很难。或许是因为呈绒毛状的原因，有时即便仅是腺瘤，也会有"起伏"的感觉。

而且，即便从细胞异型方面判断"这是个癌"的病变，将来是否真的会对生命造成威胁，也是没有人能说清楚的。虽然相对较少，十二指肠也会出现进展期癌。因此，相应地也一定会有早期癌，然而，关于细胞异型性较低的癌与腺瘤的鉴别，就病理医生而言一致率却格外地低下，不知道是什么原因。

于是，有困难，找《胃与肠》，终于在第 51 卷 12 号（2016 年 11 月号），找到了二村 聪老师撰写的综述。

 "酷" 文献《胃与肠》

📖 二村 聪，石橋英樹，船越禎広，他. 十二指腸上皮性腫瘍の病理組織学的特徴. 胃と腸 51（12）：1519-1528，2016.
URL https://webview.isho.jp/journal/detail/abs/10.11477/mf.1403200762

二村老师都写了什么呢……

（病理组织学诊断）"殚精竭虑""烦恼不断"。

……

确实，需要注意 Vater 乳头，这里是肿瘤容易出现的十字路口，但是如果每年都在这 Vater 乳头活检，这样的随访观察又能有什么意义呢？对这个问题的思考，让我彻"年夜"不眠（一直持续到了"CDTV

特别节目！跨年直播晚会"结束）。

　　说起来，作为一家积极施行十二指肠内镜下治疗的医院，诊断上难以确定的，倒不见得都是腺瘤与癌。应该还有异位胃黏膜和布氏腺增生（图7）吧（当然这只是我个人的想法）。换句话说，对于非肿瘤病变进行活检的病例也确实不少。

　　如果不熟悉这些病变，一下子看到，哎呀，这鼓鼓囊囊的是个啥？这样的心情是完全可以体会的。

　　接下来"一看吓一跳，先活检一下吧"也没问题，但是，活检标本太小而且还只取了绒毛的表面部分……对于布氏腺增生，如果不看到黏膜下方深部的情况，是没法判断的。所以，这样的活检，做了也白做……

　　如果有"这虽然是非肿瘤黏膜，但我想知道是啥"的想法，那就标本取大些。不管是怀疑炎症、恶性淋巴瘤亦或 NET（类癌）。

　　标本取小了诊断不出来，取大了又会导致纤维化……

　　所以直到现在（2018 年 6 月）也还是没有个定论。左右都为难。还有待于进一步的研究。

　　所以，对于十二指肠，还是尽量避免不必要的活检吧！如果能 EMR，那就直接 EMR 吧！

■ 文献

[1] Okamoto Y, Fujimori T, Ohkura Y, et al. Histological assessment of intra- and inter-institutional reliabilities in detection of desmoplastic reaction in biopsy specimens of early colorectal carcinomas. Pathol Int 63（11）：539-545, 2013.

[2] 秋元直彦，三富弘之，岡本陽祐，他. 大腸 T1（SM）深部浸潤癌に対する内視鏡治療適応拡大における病理学の問題点―特に非連続脈管侵襲について. 胃と腸 49（7）：973-977, 2014.

[3] Goda K, Kikuchi D, Yamamoto Y, et al. Endoscopic diagnosis of superficial non-ampullary duodenal epithelial tumors in Japan：Multicenter case series. Dig Endosc 26（Suppl 2）：23-29, 2014.

[4] Kakushima N, Kanemoto H, Sasaki K, et al. Endoscopic and biopsy diagnoses of superficial, nonampullary, duodenal adenocarcinomas. World J Gastroenterol 21（18）：5560-5567, 2015.

[5] Kinoshita S, Nishizawa T, Ochiai Y, et al. Accuracy of biopsy for the preoperative diagnosis of superficial nonampullary duodenal adenocarcinoma. Gastrointest Endosc 86（2）：329-332, 2017.

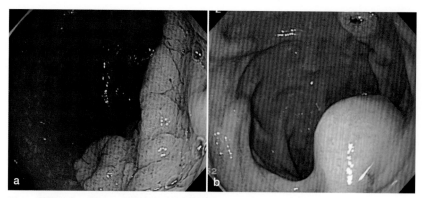

图7 需要与十二指肠上皮性肿瘤相鉴别的病变
a：异位胃黏膜，b：布氏腺增生。
（a由田岛知明医生提供）

[6] Tashima T, Ohata K, Sakai E, et al. Efficacy of an over-the-scope clip for preventing adverse events after duodenal endoscopic submucosal dissection: a prospective interventional study. Endoscopy 50（5）：487-496, 2018.

"酷"知识点大集合

· 下咽部没有黏膜肌层，由上皮和上皮下层构成。
· 下咽部的浸润深度诊断，并不是像食管一样基于"层"去判断，而是使用"癌 的 最深 浸润 部位 到 表面 的 距离，也就是 肿瘤 的 厚度（tumor thickness）"。
  ＊肿瘤的厚度如果超过 1000μm，则血管浸润的风险增高。
· 下咽部、喉部的浅表癌定义为"癌细胞浸润至上皮下层，未达固有肌层"，且"不论是否有淋巴结转移"。
· 浅表型的肉眼分型与《食管癌处理规范（第 11 版）》一致。即 0-Ⅰ型（0-Ⅰp，0-Ⅰs），0-Ⅱ型（0-Ⅱa，0-Ⅱb，0-Ⅱc），0-Ⅲ型。
· 下咽部早癌的好发部位为梨状隐窝（约 70%）。

· 简单来说，增生性息肉一般都是表面结构类似于草莓的发红隆起。NBI 放大观察倒不是必须的，因为表面结构和微血管都很容易观察。如果用 NBI 放大观察，可以看到白色区域（小凹边缘上皮）间隔变大也就是小凹间区增宽（图 1a）。
· 肿瘤性病变（0-Ⅰ型早期胃癌）时，就可以观察到图 1b 那样的腺管结构密集的区域。

· 为了明确胃角和贲门间的位置关系，要在胃体小弯反复多张摄图！

· 背景黏膜是胃底腺黏膜（非萎缩）。
· 黏膜下肿瘤样的病变。
· 褪色。
· 树枝状的扩张血管。
……

抗体	构成细胞	胃底腺型胃癌	胃底腺黏膜型胃癌
MUC5AC	小凹上皮细胞	−	+
MUC6	颈黏液细胞 （部分主细胞）	+	+
pepsinogen- I	主细胞	+（or−）*	+（or−）*
H+/K+-ATPase	壁细胞	+ or −	+ or −
＊（or−）仅限于 H+/K+-ATPase 阳性时			

1. 黏膜下肿瘤（SMT）样的隆起性病变。
2. 褪色或发白。
3. 扩张的树枝样血管。
4. 背景黏膜无萎缩变化。

1. 没有明确的 DL（demarcation line）。
2. 腺管开口（crypt opening，CO）的扩张。
3. 小凹间区（intervening part，IP）增宽。
4. 极少量不规整（irregularity）的微血管。

1. 褪色隆起型。
2. 褪色平坦（凹陷）型。
3. 发红隆起型。
4. 发红平坦（凹陷）型。

· 肿瘤小。
· 多为黏膜内癌。
· 大体形态多为平坦型。
· 多为印戒细胞癌。
· 与 *H.pylori* 感染胃癌相比多位于肛侧胃。
· 白光观察呈褪色表现。
· NBI 放大内镜观察多出现小凹间区增宽。
· 青壮年重度嗜烟者高风险。
· 因为存在进展期癌，需要早诊早治。

LST-G 粗大结节的定义 ···252

· 对于粗大结节的定义，并没有明确的规定，但是考虑到 SM 浸润的风险，还是将 1cm 以上的粗大结节诊断为 LST-G (M)，以便于指导治疗。

LST 的亚分型和不同大小病变的 SM 浸润率 ··············258

· LST-G (H)：即便肿瘤直径很大，也基本上不会有 SM 癌。

· LST-G (M)：与 LST-G (H) 相比较，SM 癌发生率要高一些，尤其是粗大结节的位置。

· LST-NG (F)：随着肿瘤直径变大，SM 癌也相应增多。

· LST-NG (PD)：这家伙是最坏的。肿瘤直径很小时也有可能 SM 浸润，从这个图表中的数据看，不足 20mm 的有 30%，超过 30mm 有 50% 以上会有 SM 癌，一定要多加注意！另外，有时候还存在多灶的 SM 浸润，甚至进行详细的放大观察也难以判断出 SM 浸润灶的位置。真是难对付的家伙啊！

PG 和 NPG 的特点 ···267

· PG 多伴有腺瘤，而 NPG 一般不伴腺瘤。

· 与 PG 相比较，不管是 M 癌还是 SM 癌，NPG 的小病变都更多。

· 与 PG 相比较，NPG 高 SM 浸润率和 SM 浸润度的病变更多。推测主要是 de novo carcinoma。

VI 高度不规整的定义 ···276

· 原本的 pit pattern 被破坏或消失，具体如下：

　　· pit 的内腔狭小。

　　· pit 的边缘不规整。

　　· pit 的轮廓不清晰。

　　· SA (间质区域) 的染色性减少或缺失。

　　· 爪痕征。

　　其中有一项被确认即可。

VI 型 pit 诊断的要点 ···279

· 要将 VI 高度不规整和它的范围结合到一起来判断 SM 深浸润！

· 这个范围计算因 PG 或者 NPG 而异（NPG-type 3mm，PG-type 6mm 以上）。

LST-NG、LST-G pit pattern 诊断的要点 ··············283

· Pit pattern 的特异度可高达 98%，可是敏感度在 LST-NG 中却仅有 70%，在 LST-G 中更低，仅有 50%。

· 如果能认定是浸润模式（invasive pattern）的，可以诊断为 SM 深浸润，但如果不是浸润模式，也不能排除 SM 的可能。